Ursula Geisler & Jutta Muttenhammer

# Achtsamkeitsübungen mit Kindern und Jugendlichen in der Psychotherapie

www.junfermann.de

blogweise.junfermann.de

www.facebook.com/junfermann

twitter.com/junfermann

www.youtube.com/user/Junfermann

www.instagram.com/junfermannverlag

URSULA GEISLER & JUTTA MUTTENHAMMER

# ACHTSAMKEITSÜBUNGEN MIT KINDERN UND JUGENDLICHEN IN DER PSYCHOTHERAPIE

Junfermann Verlag
Paderborn
2016

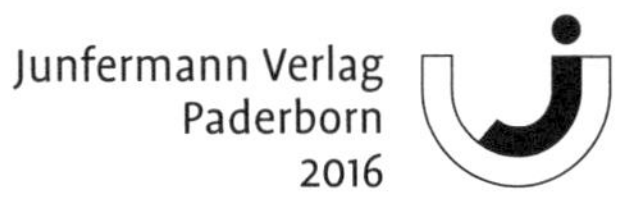

Coverfoto © coldwaterman – Fotolia

Covergestaltung / Reihenentwurf JUNFERMANN Druck & Service GmbH & Co. KG, Paderborn

Satz JUNFERMANN Druck & Service, Paderborn



Bibliografische Information der Deutschen Nationalbibliothek

Die Deutsche Nationalbibliothek verzeichnet diese Publikation in der Deutschen Nationalbibliografie; detaillierte bibliografische Daten sind im Internet über http://dnb.ddb.de abrufbar.

ISBN 978-3-95571-442-0
*Dieses Buch erscheint parallel als E-Book.*
*ISBN 978-3-95571-443-7 (EPUB), 978-3-95571-445-1 (PDF), 978-3-95571-444-4 (MOBI).*

Für Hannah, Teresa, Matthias

und alle anderen Kinder und Jugendlichen,

mit denen wir arbeiten durften und dürfen

# Inhalt

# Grußwort von Günter Hudasch

Die Zeit ist reif, Achtsamkeit als Basiskompetenz nicht nur für Erwachsene, sondern auch für Kinder und Jugendliche zu begreifen. Dass Achtsamkeit aber darüber hinaus auch bei vielen Störungsbildern in der Psychotherapie ausgesprochen hilfreich sein kann, zeigen Dr. Ursula Geisler und Dr. Jutta Muttenhammer überzeugend und sehr pragmatisch in diesem Buch. Auch wenn die Messung von Achtsamkeitsprozessen gerade bei Kindern und Jugendlichen noch in den Kinderschuhen steckt, schafft doch die Erfahrung großes Vertrauen in die Wirksamkeit. Neben den theoretischen Grundlagen der Achtsamkeit, auch im psychotherapeutischen Kontext bei Kindern und Jugendlichen, sind die pragmatischen Beschreibungen der Übungen und der Einsatz bei verschiedenen Störungsbildern für Kinder und Jugendliche von sechs bis 18 Jahren sehr klar und hilfreich. Die Einbeziehung des Therapeuten und der Eltern in die Betrachtung rundet das Buch ab.

Als MBSR-MBCT Verband e.V. und AKiJu e.V. (Achtsamkeit für Kinder und Jugendliche) begleiten wir die Ausbreitung von Achtsamkeit in der Gesellschaft als Basiskompetenz in der Überzeugung, dass alle Kinder und Jugendlichen in Schule und Ausbildung sie kennenlernen sollten. Wir wissen heute um die Plastizität des Gehirns, also sollten wir dieses Wissen auf eine Weise nutzen, die Kindern und Jugendlichen hilft, zu selbstbewussten, gelassenen und mitfühlenden Erwachsenen heranzuwachsen.

Deshalb freue ich mich, dass nun dieses Fach- und Praxisbuch vorliegt und hoffentlich mit der Fülle der Übungen viele Leserinnen und Leser in der Therapie von Kindern und Jugendlichen in der Praxis unterstützt.

Günter Hudasch

1. Vorsitzender MBSR-MBCT Verband e.V. und AKiJu e.V.

# Vorwort von Ulrike Anderssen-Reuster

*„Vom Geiste gehen die Dinge aus,*
*sind geistgeboren, geistgeführt …“*

Diese Anfangszeilen aus dem Dhammapada verweisen auf die fundamentale Bedeutung unseres Geistes und dessen Verfassung. Es sind die wechselnden geistigen Zustände, die die jeweilige Wahrnehmung der Welt und von uns selbst beeinflussen und steuern. Der selbstreflexive Blick auf die eigene mentale Verfassung mit wechselnden Erregungen, Stimmungen, Sorgen und Erwartungen ist für eine kluge und verantwortliche Umgangsweise mit den Zumutungen des Lebens unabdingbar. Die Förderung dieses metakognitiven (Selbst-)Bewusstseins ist der Kern und der Zweck der Achtsamkeitspraxis.

In der Psychotherapie Erwachsener wurde seit den 90er-Jahren des letzten Jahrhunderts die Achtsamkeitspraxis (mindfulness) mit viel Erfolg in verschiedene Formen der Psychotherapie integriert. Unterschiedliche Therapiemanuale wurden entwickelt, die eine spezifische Anwendung im säkularen Kontext auf eine effektive Weise möglich machen. Es ist unterdessen eine Selbstverständlichkeit in der Psychotherapie, dass das Training von Konzentration, Bewusstheit, Präsenz und Wahrnehmung wichtig ist und gefördert, vermittelt und geübt werden muss.

Was ist aber mit den Kindern?

In unserer rastlosen Gesellschaft sind Hyperaktivitätssyndrome die häufigste psychische Diagnose im Kinder- und Jugendalter. Natürlich sind diese Übererregungssymptome im Zusammenhang mit den Lebensbedingungen unserer Zeit zu sehen. In einer Gesellschaft, in welcher der „Tun-Modus“ (nach Kabat-Zinn) so dominant ist und der „Seins-Modus“, in welchem nichts erreicht werden muss, so wenig selbstverständlich ist, zeigen viele Kinder schon Stress-Phänomene und stresskorrelierte Erkrankungen. Wenn Leistungsdruck nicht nur in der Schule, sondern auch in der Freizeit und im Elternhaus vorherrscht, hält nicht jedes Kind stand.

Eigentlich wissen Kinder durchaus, wie sie für Ausgleich sorgen können. Sie ziehen sich zurück, träumen, treffen sich mit Freunden und spielen. Durch Computerspiele und soziale Medien werden diese Bedürfnisse aber immer mehr in virtuelle Bahnen gelenkt. Somit finden immer weniger Erfahrungen in der konkreten Natur und mit realen Freunden statt. Dies bleibt nicht ohne Folgen. Bewegung und sinnliche Wahrnehmung, Abenteuer und Grenzerfahrungen, Langeweile und eigene Kreativität haben weniger Raum, da die virtuellen Welten ungeheuer reizvoll sind und zudem oft spannender als das, was einem vielleicht selbst einfällt. Die Folge ist, dass die Erfahrung eigener Vitalität, Selbstwirksamkeit und Kompetenz nicht mehr so selbstverständlich ist und dass das selbst entwickelte Spiel seinen Reiz verliert.

Hier setzt nun die Achtsamkeit für Kinder an.

Wenn man davon ausgeht, dass jedes Kind von Natur aus achtsam ist bzw. sein kann, so ist das Ziel der Achtsamkeitspraxis mit Kindern, diese natürliche Fähigkeit des kindlichen Geistes zu fördern und zu nutzen. Da Achtsamkeit per se unmittelbar, direkt und konkret ist, sind Kinder eigentlich die geborenen Achtsamkeitsexperten. Ihre Offenheit und Neugierde, ihr noch begrenztes Abstraktionsvermögen und die verminderte Tendenz, sich in Konzepten und Vorannahmen zu verstricken, machen die Arbeit für alle Beteiligten spannend, kreativ und heilsam.

Die Autorinnen Ursula Geisler und Jutta Muttenhammer sind erfahrene Psychotherapeutinnen, die zudem über medizinische, psychologische und pädagogische Kompetenzen verfügen. Ursula Geisler hat als Verhaltenstherapeutin in der Kinder- und Jugendpsychiatrie gearbeitet und in ihrer Praxistätigkeit einen Schwerpunkt auf die Behandlung der ADHS sowie von Traumafolgestörungen gelegt. Jutta Muttenhammer ist Fachärztin für Psychosomatische Medizin und Psychoanalyse, sowohl von Erwachsenen als auch von Kindern, zudem ist sie MBSR-Lehrerin. Beiden Autorinnen ist die Achtsamkeitspraxis ein Herzensanliegen, was man in jeder Zeile des Buches spüren kann.

Den Leser erwartet zunächst eine profunde Einführung in das Konzept der Achtsamkeit. Ein Überblick über den buddhistischen Hintergrund dieses Konzeptes wird vermittelt, bevor differenziert und kenntnisreich der aktuelle wissenschaftliche Stand zu achtsamkeitsbasierten und achtsamkeitsintegrierenden Therapieansätzen dargestellt wird. Schließlich wird der Fokus auf die Integration der Achtsamkeitspraxis in die Kinder- und Jugendpsychotherapie gelegt.

Eine Fülle an Übungen und Spielen wird uns nun vermittelt, die sich zwar an den bewährten Achtsamkeitsübungen des MBSR-Kurses orientieren, aber leichter, spielerischer und vielleicht etwas weniger normiert bzw. pädagogisch imponieren. Zudem werden die Basisübungen wie z.B. die sinnesbezogenen Seh-, Hör-, Riech-, Schmeck- und Tastübungen in eine große Fülle unterschiedlicher Übungen aufgefächert, die die Arbeit somit variantenreicher und interessanter machen. Immer wird dabei aber auf Genauigkeit, Differenziertheit und Authentizität geachtet. Man kann sich vorstellen, dass diese Grundübungen nicht nur in psychotherapeutischen Praxen sinnvoll angewendet werden können, sondern auch in Kindergärten, Grundschulen, in der Jugendhilfe und auch im familiären Kontext.

Bei den Achtsamkeitsübungen für Jugendliche wird es notwendig, mehr zu erklären, um die Jugendlichen ins Boot zu holen. Die Achtsamkeitspraxis – jetzt mit Meditation – wird als Methode vermittelt, um mit Unsicherheiten, Entfremdungserfahrungen, Stimmungsschwankungen, schulischem Druck und psychischen Beeinträchtigungen besser umzugehen. Sie werden sukzessive an eine selbstreflektierende und selbstfürsorgliche Haltung herangeführt, die ein Mehr an Selbstvertrauen und Selbstverantwortung mit sich bringt. Die Autorinnen integrieren in diese Ansätze moderne Techniken wie z. B. Smartphones und Apps, um die Jugendlichen in ihrer Sprache und ihrer Welt zu erreichen.

Schließlich vermitteln die Autorinnen ganz konkret, wie Achtsamkeitsübungen bei verschiedenen psychischen Erkrankungen in bewährte psychotherapeutische Strategien integriert werden können. Sie zeigen zudem, wie die Haltung der Achtsamkeit nicht nur den jungen Patienten helfen kann, sondern auch für deren Eltern und Therapeuten unterstützend sein kann.

Das vorliegende Buch ist ein Schatzkästchen. Nicht nur werden eine Fülle an Methoden und Techniken der Achtsamkeit für Kinder und Jugendliche vermittelt, sondern insbesondere eine Haltung von freundlicher Akzeptanz und spielerischer Offenheit, die Lust macht, das Vermittelte anzuwenden und auszuprobieren. Ich hoffe, dass das Buch viele Leser findet, die erkennen, dass Achtsamkeit Freude macht und nicht nur den Patienten hilft, sondern auch den Therapeuten wohltut und die Arbeit leichter macht.

Ulrike Anderssen-Reuster

Dr. med. Ulrike Anderssen-Reuster ist Fachärztin für Psychosomatische Medizin, Psychiatrie, Psychotherapie und Psychoanalyse und als Chefärztin der Klinik für Psychosomatik und Psychotherapie am Städt. Krankenhaus Dresden-Neustadt (Akademisches Lehrkrankenhaus der Technischen Universität Dresden) tätig. Sie integriert seit vielen Jahren sehr erfolgreich achtsamkeitsbasierte Verfahren in die klinische Arbeit. Darüber hinaus ist sie Lehrerin für MBSR/MBCT (Stressbewältigung durch Achtsamkeit), Autorin zahlreicher Veröffentlichungen sowie Referentin zum Thema Achtsamkeit.

# Vorwort von Nils Altner

Mit jedem Kind wird die Hoffnung auf ein gelingendes und erfülltes Leben neu geboren. Doch Entwicklung ist oft auch mit Schatten, Unfällen, Verletzungen und Erkrankungen verbunden. An diesen Herausforderungen können unsere Fähigkeiten wachsen oder wir können daran scheitern. Neben der noch recht jungen Resilienzforschung gehört es zu den unschätzbaren Errungenschaften unserer Kultur, dass wir seit 70 Jahren in Frieden leben und dass wir uns ein Sozial- und Gesundheitssystem geschaffen haben, das für so weite Teile der Bevölkerung Unterstützungen bei der Bewältigung ihrer Herausforderungen bereitstellt wie nie zuvor. Achtsamkeitsbasierte Therapieangebote gehören seit einigen Jahren auch in Deutschland dazu. Ursula Geisler und Jutta Muttenhammer geben erstmals einen Überblick über solche Angebote für Kinder und Jugendliche und stellen eine Vielzahl von Achtsamkeitsübungen vor.

Das vorliegende Buch lässt sich als Sammlung wertvoller Anregungen für die Erweiterung des therapeutischen Handlungsspektrums lesen. Achtsamkeit ist en vogue, und es gehört mittlerweile fast zum guten Ton, Achtsamkeitsaspekte in die Therapien einzubeziehen. Dabei lässt sich leicht übersehen, dass damit ein Aspekt der therapeutischen Haltung zum Klingen kommen kann, der in die gegenwärtige Kulturentwicklung des Strebens nach immer effizienterem Handeln eine andere Qualität einbringt. Es geht dabei weniger um das Tun, sondern ums Sein. Achtsam-Sein ermöglicht ein Innehalten, ein Atemschöpfen und Zu-sich-Kommen. Die Agenda dabei ist, unsere Agenda für eine Weile sein zu lassen, um im Moment einfach bewusst und wach da zu sein.

Die Autorinnen zeigen Bezüge dieser achtsamen Haltung zur Psychoanalyse sowie zu verhaltenstherapeutischen Ansätzen und Programmen auf. In der seinsbezogenen Haltung der Achtsamkeit eröffnen sich dabei potenzielle Begegnungsräume für Vertreter beider Schulen. Die Orientierung der Aufmerksamkeit auf körperliche Empfindungen und Wahrnehmungen legt weitere Bezüge zu gestalt-, körper- und integrativtherapeutischen Schulen nahe. Es gehört zu den Verdiensten der Achtsamkeitsforschung, dass die Wirkungen und Wirkprinzipien der Achtsamkeitspraxis vor allem stress- und hirnphysiologisch zunehmend gut und plausibel erhellt und dargestellt werden. Im Buch finden sich immer wieder wertvolle Hinweise darauf.

Kleine Kinder sind von Natur aus achtsam im Sinne von gegenwärtig sinnlich präsent. Maria Montessori hat diese Präsenz als „Polarisation der Aufmerksamkeit" bezeichnet und ins Zentrum ihrer Pädagogik gestellt. Therapeutische Interventionen ermöglichen Kindern und Jugendlichen, in eine gegenwärtige Präsenz einzutreten, in der ihre Aufmerksamkeit ganz von der momentanen sinnlichen Wahrnehmung erfüllt ist. Mit diesem Präsent-Sein im Moment geht eine wohltuende mentale und emotionale Ruhe einher, die heilsam und nährend wirkt. Im therapeutischen Prozess gilt es dann, aus der Wiederholung dieser Erfahrungen heraus, die Klient/inn/en und Patient/inn/en zu befähigen, in ihrem Alltag eigenständig und regelmäßig in diesen Zustand der wachen heilsamen Ruhe einzutreten. Voraussetzung dafür, dass das gelingen kann, ist die Verkörperung dieser Qualitäten durch die Therapeutin oder den Therapeuten. Das eigene Achtsam-Sein bildet die unverzichtbare Basis dafür. In der Selbstfürsorge und der achtsamen Beziehungsgestaltung zu den Klient/inn/en und ihren Eltern wirken diese Qualitäten mindestens so eindrücklich wie durch angeleitete Übungen. Eine Einbeziehung der Eltern in achtsamkeitsbasierte Entwicklungsangebote wie z. B. durch einen MBSR-Kurs wird in vielen Fällen sicherlich der Entwicklung des Kindes sehr zugute kommen. Die gesetzlichen Krankenkassen erstatten die Teilnahmegebühren bei zertifizierten Anbietern anteilig als Präventionsleistung.

Welche heilsamen Fähigkeiten zum Umgang mit Störungen den Kindern und Jugendlichen aus achtsamkeitsbasierten Therapien erwachsen können, zeigen die Autorinnen in diesem Buch anschaulich und praktisch. Wie wir als Gesellschaft und Menschheit mit unseren großen gemeinsamen Herausforderungen umgehen könnten, wenn Innehalten, Körperwahrnehmen, Atemspüren und ein immer wieder bewusst Dasein alltäglich würden, bleibt herauszufinden. Uns allen viel Freude dabei!

Duisburg, im Sommer 2015
Nils Altner

Dr. phil., Nils Altner, forscht und unterrichtet zu Achtsamkeit, Gesundheit und Persönlichkeitsentwicklung u. a. am Stiftungslehrstuhl für Naturheilkunde und Integrative Medizin der Universität Duisburg-Essen. Weitere Informationen erhalten Sie unter ↗http://www.achtsamkeit.com.

# Einführung

Was ist das Anliegen dieses Buches? Es will Ihnen als Leserin und Leser einen praxisorientierten Leitfaden dafür bieten, wie Sie das bewährte Repertoire psychotherapeutischer Methoden in der Behandlung von Kindern und Jugendlichen um achtsamkeitsbasierte Interventionen ergänzen können.

Dass Achtsamkeits-Training bei vielen psychischen Störungen eine heilsame Wirkung hat, gilt mittlerweile als gesichert. So postulieren etwa Husmann und Nass (2015) in einem aktuellen Übersichtsartikel: „Spannungsregulation und Achtsamkeitsförderung sind zentrale psychotherapeutische Kompetenzen". Beides sind „key skills", deren hohe salutogene Potenz „in Therapie, Prävention und Rehabilitation überzeugend nachgewiesen ist" (ebd.).

Als wichtige Effekte von entspannungs- und achtsamkeitsbasierten Verfahren nennen die Autoren die Förderung von

- Spannungsregulation / Entspannungsfähigkeit (körperlich, emotional, geistig)
- achtsamer Konzentrationsfähigkeit (Aufmerksamkeitsteilung, Fokussierung, Kontemplation, Zentrierung
  **(kurz- und mittelfristig)**

sowie

- Verminderung der sympathoadrenergen Erregungsbereitschaft sowie der Reflextätigkeit; Resonanzdämpfung, Erhöhung von Stressresistenz, Stressresilienz
- Ökonomisierung des körperlich-seelischen Krafteinsatzes bei Alltagsaufgaben
- Selbstberuhigung, Affektregulation, Depolarisation
- verbesserter Selbst- / Fremdwahrnehmung, Introspektion, Gewahrsein
- Gegenwärtigkeit
- Akzeptanz
- Abgrenzungs- / Distanzierungsfähigkeit, Dis-Identifikation, Nicht-Verhaftung
  **(mittel- und längerfristig)**

- Regenerationsfähigkeit
- Gesundheitsförderung / -erhaltung, Salutogenese
- Selbstfürsorge
- Selbstmanagement
- Selbstwirksamkeitserleben, Selbstkontrolle
- Bewusstheit, „metacognitive awareness"
- Eigenverantwortlichkeit, Selbstreferenz
- Ausgeglichenheit, Gelassenheit, Entschleunigung
  **(langfristig)**

Die Forschungsaktivität im Bereich der Effekte achtsamkeitsbasierter Verfahren ist hoch, die Ergebnisse hinsichtlich der klinischen Wirksamkeit sind sehr vielversprechend. Husmann et al. (2015) bilanzieren demgemäß: „Spannungsregulation und Achtsamkeitsförderung sind zentrale und komplexe, bei sehr vielen Indikationsgebieten hochwirksame und empirisch gut erforschte psychotherapeutische Kompetenzen, die sich wechselseitig bedingen und durchdringen."

Dass dies zutrifft, haben wir als Autorinnen dieses Buches in jahrelanger therapeutischer Praxis selbst feststellen können. Dennoch – viele Fachkolleg/inn/en wenden kaum Interventionen aus dem Bereich der Achtsamkeitsförderung an, wie wir in Qualitätszirkeln, Intervision und bei Fortbildungen immer wieder feststellen. Die Frage von Husmann et al. (2015) scheint also durchaus berechtigt zu sein: „Hohe Bekanntheit, gute Wirksamkeit und trotzdem Schattendasein?"

Damit die therapeutische Anwendung der vielfältigen achtsamkeitsbasierten Interventionen noch einen weiteren Schritt aus diesem Schatten heraustritt, haben wir dieses Buch geschrieben. Es ist schulenübergreifend, ebenso wie wir als Autorinnen-Team (eine Verhaltens- und eine analytische Psychotherapeutin) unsere tägliche Arbeit verstehen.

Um Ihnen als Praktiker/innen eine rasche Orientierung zu ermöglichen, haben wir eine alters- und störungsspezifische Struktur gewählt. Wir sind uns jedoch bewusst, dass diese Gliederung eine artifizielle ist. Die Grenzen sind gerade bei altersbezogenen Angaben fließend und auch die Basis-Übungen der Achtsamkeit (wie etwa der Body-Scan) sind bei vielen Störungsbildern hilfreich. Die in diesem Buch vorgestellten Übungen sind zum einen Teil bekannte und bewährte Interventionen aus vielfältigen, jeweils genannten Quellen, zum anderen Teil wurden sie von den Autorinnen selbst kreiert oder auch modifiziert.

In der Therapie von Erwachsenen haben Achtsamkeitsübungen seit den MBSR-/MBCT-Programmen guten Eingang gefunden, in der Kinder- und Jugendlichenpsychotherapie ging dieser Prozess langsamer vonstatten. Dass jedoch bereits Kinder ab ca. drei bis fünf Jahren von achtsamkeitsbasierten Interventionen profitieren können, ist bei Hoppe (1995, S. 19 ff.) und Snel (2013, S. 20 ff.) überzeugend begründet und durch zahlreiche heilsame Wirkungen in der therapeutischen Praxis belegt. Auch Hayes und Greco (2011) postulieren: „Akzeptanz und Achtsamkeit für Jugendliche: Die Zeit ist reif" und beschreiben in ihrem Überblicksartikel den besonderen Nutzen, aber auch die spezifischen Herausforderungen bei der altersgerecht angepassten Anwendung von Achtsamkeitsübungen in der Kinder- und Jugendlichen-Psychotherapie (ebd. S. 16 ff.).

## Zur Arbeitsweise mit diesem Buch

Der theoretische Teil dieses Buches umfasst eine Beschreibung des Konstrukts „Achtsamkeit“ (Kapitel 1) sowie einen Überblick, wie dieses Konzept Eingang in die psychotherapeutische Praxis gefunden hat (Kapitel 2). Schließlich werden die Besonderheiten bei der Arbeit mit Kindern und Jugendlichen benannt (Kapitel 3).

Wir empfehlen, diesen Theorieteil vor der Anwendung einzelner Übungen zu lesen.

Im Praxis-Teil werden zunächst allgemein wirksame, unspezifische Achtsamkeitsübungen für Kinder von ca. sechs bis zwölf Jahren vorgestellt (Kapitel 4), danach folgen Übungen für Jugendliche von ca. zwölf bis 18 Jahren (Kapitel 5). Viele dieser Übungen unterscheiden sich kaum von den gängigen Achtsamkeits-Interventionen in der Therapie Erwachsener – der Kern ist derselbe, nur die Instruktion muss altersgerecht gewählt werden. Im darauf Folgenden werden die Achtsamkeitsübungen störungsspezifisch gegliedert. Sie können so gezielt Interventionen zu Angststörungen, Zwangsstörungen, Depressionen, Aufmerksamkeitsstörungen, PTBS, Essstörungen, Borderline-Störungen oder Problemen bei chronischen Schmerzen bei Kindern und Jugendlichen suchen, was Ihnen den Einsatz in der therapeutischen Praxis hoffentlich erleichtert. Basierend auf den jeweiligen Störungsmodellen werden hierzu jeweils die Ansatzpunkte und spezifischen Wirkfaktoren der Achtsamkeitsübungen beschrieben (Kapitel 6).

Es ist nicht erforderlich, den Praxisteil von Beginn bis zum Schluss durchzuarbeiten, sondern auch das Auswählen einzelner gezielter Übungen ist möglich. Da viele der Übungen bei mehreren Störungsbildern hilfreich sind, können Sie als Therapeut/in die störungsspezifischen Interventionen durch die Übungen für die jeweilige Altersgruppe (Kapitel 4 bzw. 5) ergänzen.

In Kapitel 7 geht es um Ihre Haltung als Therapeutin und Therapeut und die Ressourcen, die sich daraus ergeben. Für Ihren therapeutischen Alltag finden Sie Übungen zur eigenen Stabilisierung.

Das Kapitel 8 gibt Anregungen zur Elternarbeit (mit Übungen) und lädt Sie ein, die Eltern auf den achtsamen Pfad der elterlichen Erziehungsverantwortung zu begleiten.

Im Anhang des Buches findet sich eine Auflistung der Übungen als praktische Orientierungshilfe. Sie können so bequem die passenden Übungen zu den jeweiligen Symptomen und Störungsbildern finden.

## Was Sie beachten sollten, wenn Sie mit Achtsamkeitsübungen arbeiten

Generell sollten Achtsamkeitsübungen erst in der Therapie eingesetzt werden, wenn sich Therapeutin und Kind / Jugendlicher bereits vertraut geworden sind. Außerdem soll man das Kind immer „dort abholen, wo es gerade steht“: Manchmal braucht es zuerst ein Bewegungsspiel, damit nicht zu viel motorische Unruhe der Achtsamkeit im Wege steht. Und in manchen Therapiestunden passt vielleicht eine Achtsamkeitsübung gerade nicht, obwohl man sie geplant hatte, da das Kind ganz aktuell mit einem anderen Problem beschäftigt ist.

Wichtig ist immer auch die eigene Befindlichkeit als Therapeut, denn: Die Achtsamkeit des Kindes beginnt mit der Achtsamkeit des Therapeuten. Kinder sind sehr empfänglich dafür und spiegeln oft das wider, was sie spüren. Sind Sie gerade selbst unruhig, unkonzentriert oder reden Sie vielleicht zu schnell, werden Sie auch das Kind kaum zu achtsamer Wahrnehmung führen können. Selbst kleine Zeichen werden vom Kind sofort aufgenommen: Ist die Stimme des Therapeuten ruhig? Sprechen wir klar und in sparsamen Worten? Sprechen auch unsere Augen mit dem Kind? Nehmen wir gerade sowohl uns selbst als auch das Kind achtsam wahr? Bewegen wir uns ohne Hast durch den Raum und sind wir ganz Ohr, wenn das Kind etwas sagt?

Es ist auch darauf zu achten, dass die räumlichen Gegebenheiten passend sind. Ist der Raum hell, gut gelüftet, ausreichend warm? Für manche Übungen sollten für das Kind eine Decke und / oder ein Kissen verfügbar sein. Der Raum sollte so gestaltet sein, dass das Kind sich darin wohlfühlt, sollte nicht zu viele ablenkende Angebote enthalten, aber auch nicht kahl wirken. Günstig ist eine ruhige Umgebung – wenngleich es eine vollständige Ruhe nie geben kann. Für viele Übungen ist es günstig, sie mit dem Klang einer Meditationsglocke oder einer Klangschale einzuleiten. Sehr bald ist dies für Kinder dann ein vertrautes Signal und erleichtert das ruhige Ankommen bei sich selbst. Bei den meisten Übungen empfiehlt sich eine Nachbesprechung, in der das Kind oder der Jugendliche beschreiben kann, wie es / er die Übung empfunden hat. Wenn ein Kind eine bestimmte Übung nicht (mehr) machen möchte, ist dies unbedingt zu akzeptieren, denn der Charakter der Freiwilligkeit ist hier eine conditio sine qua non.

# Teil I

## Theoretische Grundlagen

# 1. Das Konzept „Achtsamkeit“

Seit etwa 20 Jahren erfreut sich das Konzept Achtsamkeit immer größerer Beachtung in Therapie und Forschung. Ursprünglich stammt dieses Konstrukt aus der Lehre des Buddhismus; die Verwendung im psychotherapeutischen Kontext hat es jedoch aus den religiösen und spirituellen Bezügen herausgelöst. Den Buddhisten gilt Achtsamkeit als ein Mittel, um Leid und Begierde zu überwinden, und wird in regelmäßigen meditativen Übungen entwickelt und gepflegt.

In den Lehrreden Buddhas, vor allem im Anapanasati Sutta und im Satipatthana Sutta, sind die Grundlagen der Achtsamkeit beschrieben als

1. die Achtsamkeit auf den Körper,
2. die Achtsamkeit auf die Gefühle / Empfindungen,
3. die Achtsamkeit auf den Geist,
4. die Achtsamkeit auf alle äußeren und inneren Objekte, die im Moment wahrgenommen werden.

An der Verbreitung des Achtsamkeits-Konzepts im Westen hat der vietnamesische Mönch Thich Nhat Hanh (geb. 1926) großen Anteil. Er ist neben dem Dalai-Lama einer der weltweit bekanntesten zeitgenössischen Meister der buddhistischen Lehre und hat zahlreiche Bücher veröffentlicht (siehe eine Auswahl im Anhang), in denen er seine Gedanken und Konzepte über Achtsamkeit und über einen „engagierten Buddhismus“ darlegt. Er beschreibt Achtsamkeit als die Kunst, in jedem Moment geistig präsent zu sein und somit voll und ganz in der Gegenwart zu leben. Dazu ist ein stetiges aktives Bemühen erforderlich, jeden einzelnen Augenblick in gleichbleibend hoher Wachheit bewusst wahrzunehmen. Besonders herausfordernd ist dabei die Achtsamkeit in Bezug auf die eigenen Emotionen, vor allem, wenn diese aversiv sind, wie Ärger, Traurigkeit oder Angst. Wenn es jedoch gelingt, gefühlsmäßige Reaktionen aller Art in Achtsamkeit zu registrieren und anzunehmen, wird die Fähigkeit zur Selbstregulation wesentlich erhöht. Darüber hinaus können negative Kognitionen oder Reaktionen somit eine heilsame Transformation erfahren. Weil regelmäßige Achtsamkeitsübungen auch ein allmähliches Erfassen der Essenz der Dinge bewirken, ist eine tief greifende Einsicht und damit Haltungsänderung möglich.

Für Thich Nhat Hanh sind sämtliche Alltagsaktivitäten, vor allem regelmäßig wiederholte Routinetätigkeiten wie Telefonieren, Essen, Geschirrspülen etc., gute Gelegenheiten, um Achtsamkeit im Alltag zu üben und nicht nur in einem formalen Akt wie bei einer Sitz- oder Gehmeditation:

„Wir können jede Tätigkeit unseres Lebens in Meditation verwandeln. Wenn Sie Ihre Teetasse aufnehmen, dann können Sie das achtsam tun. […] Sie richten Ihre ganze Aufmerksamkeit auf den Tee und auf die Tatsache, dass Sie den Tee jetzt trinken. Ihr Geist wandert dabei nicht in die Vergangenheit oder in die Zukunft, sondern er ist ganz und gar auf den Tee konzentriert, den Sie in diesem Moment trinken. Das ist es, was wir achtsames Trinken nennen" (2013).

Übergreifend hat Thich Nhat Hanh (2013) fünf konkrete Achtsamkeitsrichtlinien formuliert:

- Achtung vor dem Leben von Menschen, Tieren, Pflanzen und Mineralien, Gewaltfreiheit
- Großzügigkeit: Nicht-Stehlen, Genügsamkeit, Solidarität und soziales Bewusstsein; die eigene Zeit, Energie und materiellen Mittel teilen
- Respekt und Liebe, Schutz vor Missbrauch, sexuelle Verantwortung zum Schutz der Integrität von Individuen, Paaren, Familien und Gesellschaft
- Aufmerksames Zuhören und mitfühlendes, liebevolles Sprechen, keine Gerüchte verbreiten oder Zwietracht säen
- Achtsamer Konsum: auf geistige und körperliche Gesundheit achten, verzichten auf Schädliches wie Alkohol, Rauschmittel, aber auch auf ungeeignete Fernsehsendungen, Bücher, Filme; maßvolle Lebensweise

Im westlichen Kontext gibt es für Achtsamkeit (bzw. *mindfulness*) etliche Definitionen; eine häufig verwendete stammt von Kabat-Zinn. Danach ist Achtsamkeit eine Form der Aufmerksamkeit, die

- bewusst,
- im gegenwärtigen Augenblick (statt auf die Vergangenheit oder die Zukunft gerichtet) und
- nicht urteilend oder wertend ist.

Der Achtsamkeitsbegriff nach Brown und Ryan (2003) fokussiert vorwiegend den Aufmerksamkeitsaspekt in den Komponenten von rezeptiver Aufmerksamkeit und Bewusstheit von momentanen Vorgängen und Empfindungen. Bei Bishop et al. (2004) werden als Komponenten der Achtsamkeit genannt: die Selbstregulation der Aufmerksamkeit (auf das unmittelbare Erleben gerichtet, ohne abzuschweifen) sowie eine Orientierung auf das gegenwärtige Erleben mit Offenheit und Akzeptanz.

Manchen erscheint das Konzept Achtsamkeit nicht trennscharf abgegrenzt von dem Begriff Konzentration. Der Unterschied besteht jedoch eindeutig in der Qualität der Fokussierung: In der Übung der Konzentration richtet man die ganze Aufmerksamkeit auf einen exakt begrenzten Bereich der Wahrnehmung; in der Achtsamkeit hingegen wird der Aufmerksamkeits-Fokus nicht gezielt eingeengt, sondern bewusst weit gestellt, um eine umfassende Offenheit für die gegenwärtige Fülle der Wahrnehmung zu erlangen – im Idealfall eine hellwache Präsenz und Geistesgegenwärtigkeit.

Wenn man die umfangreiche Literatur zur Achtsamkeit zusammenträgt, findet man folgende Qualitäten beschrieben:

| | |
|---|---|
| Nicht-Werten: | den Augenblick wahrnehmen, ohne kategorisieren oder urteilen |
| Anfängergeist: | die Dinge wie zum ersten Mal sehen |
| Nicht-Streben: | nicht auf Ziele oder Ergebnisse gerichtet sein |
| Vertrauen: | seinen Gefühlen, seinem Körper, sich selbst und dem Leben vertrauen |
| Geduld: | sich selbst, anderen Menschen und Entwicklungen Geduld entgegenbringen |
| Akzeptanz: | Empfindungen und Objekte so anerkennen, wie sie gerade im Moment sind. |
| Loslassen: | nicht anhaften; Gedanken oder Gefühle nicht festhalten wollen |
| freundliche Zugewandtheit: | liebevolle Güte, Mitgefühl, Vergeben |
| Sanftmut: | sich selbst, anderen und Objekten weich und freundlich begegnen |
| Dankbarkeit: | Wertschätzung für den Moment und dessen Wahrnehmung |
| Offenheit: | Aufgeschlossenheit für das gesamte Spektrum menschlicher Erfahrung |

Nach Siegel (2007) fördert achtsames Gewahrsein die Kohärenz des Geistes und das allgemeine Wohlbefinden, eine effektive Selbstregulation, eine entspannte Leistungsfähigkeit sowie die Fähigkeit, sich selbst und andere zu lieben. Sie ist erlernbar und übbar.

# 2. Achtsamkeit im psychotherapeutischen Kontext

In nahezu alle psychotherapeutischen Schulen haben Aspekte des Achtsamkeits-Konzepts Eingang gefunden. So postuliert etwa Rogers in der Klientenzentrierten Psychotherapie bedingungsfreie Akzeptanz als grundlegende Therapeutenhaltung; in der Gestalttherapie nach Perls finden sich das „Hier und Jetzt" und das „Gewahrsein" als zentrale Elemente.

## 2.1 Der Stellenwert der Achtsamkeit in verschiedenen psychotherapeutischen Ansätzen

### 2.1.1 *Psychoanalyse und tiefenpsychologische Verfahren*

#### 2.1.1.1 Psychoanalyse

In der historischen Entwicklung der Psychoanalyse finden wir die ersten Hinweise auf eine achtsame Haltung des Therapeuten bei Sigmund Freud. In seinen Hinweisen auf die analytischen Behandlungstechniken deutete er auf zwei Gesichtspunkte hin, die wir, in unserem heutigen Verständnis von Achtsamkeit, diesen gleichsetzen können. Zum einen geht es um Achtsamkeit aufseiten des Patienten in der *freien Assoziation,* dem *kritiklosen Selbstbeobachten* und aufseiten des Therapeuten in der *gleichschwebenden Aufmerksamkeit.*

Bei Freuds Formulierung der *kritiklosen Selbstbeobachtung* handelt es sich um eine nicht wertende Haltung, eine Haltung, die die Widerstandsarbeit in der Psychoanalyse ermöglicht. Im Sinne der Achtsamkeit geht es hier um die Akzeptanz dessen, was gerade von Moment zu Moment auftaucht, also um den Zustand im „Jetzt". Die Selbstbeobachtung des Patienten ist auf die Einfälle gerichtet, die auftauchen.

Freud hat den Prozess in folgender Weise beschrieben: „Sie werden beobachten, dass Ihnen während Ihrer Erzählung verschiedene Gedanken kommen, welche Sie mit gewissen kritischen Einwendungen zurückweisen möchten. Sie werden versucht sein, sich zu sagen: Dies oder jenes gehört nicht hierher, oder es ist ganz unwichtig, oder es ist unsinnig, man braucht es darum nicht zu sagen. Geben Sie dieser Kritik niemals nach und sagen Sie es trotzdem, ja gerade darum, weil Sie eine Abneigung dagegen verspüren. Den Grund für diese Vorschrift – eigentlich die einzige, die Sie befolgen sollen – werden Sie später erfahren und einsehen lernen. Sagen Sie also alles, was Ihnen durch den Sinn geht. Benehmen Sie sich so wie zum Beispiel ein Reisender, der am Fensterplatz des Eisenbahnwagens sitzt und dem im Inneren Untergebrachten beschreibt, wie sich vor seinen Blicken die Aussicht verändert. Endlich vergessen Sie nie, daran zu denken, dass Sie volle Aufrichtigkeit versprochen haben, und gehen Sie nie über etwas hinweg, weil Ihnen dessen Mitteilung aus irgendeinem Grunde unangenehm ist" (Freud 1913, S. 453 ff.). Durch die *kritiklose Selbstbeobachtung* kommt der Patient in eine meditative Haltung, die eine Identifikation mit den Gedanken ausschließt.

Die *gleichschwebende Aufmerksamkeit* als Achtsamkeit für den Therapeuten drückte Freud wie folgt aus: „Man halte alle bewussten Einwirkungen von seiner Merkfähigkeit fern und überlasse sich völlig seinem ‚unbewussten Gedächtnisse', oder rein technisch ausgedrückt: man höre zu und kümmere sich nicht darum, ob man sich etwas merke" (Michal 2004, S. 377).

Freuds Grundhaltung differenzierte sich durch die Jahrzehnte hindurch weiter aus und wurde durch Analytiker bereichert, die mit Erwachsenen, Kindern und Jugendlichen arbeiteten. Die Geschichte der Psychoanalyse ist insofern mit der Geschichte der Kinderanalyse verbunden und von ihr beeinflusst. Wichtige Ideen und Schwerpunkte setzten Winnicott und Bion, beide Vertreter der Objektbeziehungstheorie. Winnicott, selbst Kinderarzt und Psychoanalytiker, postulierte unter anderem in seiner Theorie die Begriffe der „hinreichend guten Mutter" und das „Holding", Begriffe, die in unserer Zeit von Psychoanalytikern, die sich mit Buddhismus und Psychoanalyse beschäftigen, wie z. B. Epstein, aufgegriffen wurden. Neben Winnicott hat auch Bion, ein indisch-britischer Psychoanalytiker, die moderne Psychoanalyse mit seinem Denken beeinflusst und mit seinen theoretischen Überlegungen Wege geebnet, die auf ein achtsames Verständnis und eine achtsame Haltung des Therapeuten in der Psychoanalyse hindeuten. In seinem „no memory, no desire, no understanding" wird dies verdeutlicht. Der Therapeut befindet sich im gleichschwebenden Zustand, ist also ohne Erinnerung, Wunsch und Verständnis. Es geht hier, wie Grabska formuliert, „weder um das, was geschehen ist oder geschehen wird, sondern um das tatsächliche Geschehen" (Michal 2004, S. 386 ff.).

Was heißt das konkret? Die Therapeutin „verdaut" die Körperzustände und die undifferenzierten Gefühle des Patienten und bringt sie im Sinne des „Containment", des „Haltens und Aufbewahrens", in den Raum der Offenheit und des Nicht-Wissens. Auf nicht-abwehrende Weise verarbeitet sie die Emotionen, die der Patient in ihr auslöst, und wandelt diese dann zusammen mit ihm in aushaltbare Zustände um. Der Patient kommt so in Kontakt mit seinem differenzierten Erleben und wird von diesem nicht überrollt.

In den letzten Jahren haben sich, auch angeregt durch die Pionierarbeit von Kabat-Zinn, weitere namhafte Analytiker mit dem Zusammenhang von Psychoanalyse und Achtsamkeit beschäftigt. Neben Epstein hat sich auch Jeremy D. Safran mit buddhistischem Gedankengut und Psychoanalyse beschäftigt. Achtsamkeit im therapeutischen Kontext versteht er als den Prozess, der die Bewusstheit auf den gegenwärtigen Moment der therapeutischen Beziehungsentfaltung legt. In diesem Prozess, der zu einer De-Automatisierung gewohnter Denk- und Verhaltensmuster führt, nimmt der Therapeut sich an und bewertet nicht. Safran führt hier den Begriff der „therapeutischen Metakommunikation" ein (vgl. Safran 2010, S. 179 ff.). Für Welwood, einen weiteren amerikanischen Psychotherapeuten der Moderne, ist der Raum des therapeutischen „Anfängergeistes", der Raum des Nichtwissens, ein offener Raum, „unverstellt, allgegenwärtig, unparteiisch, unermesslich, formlos, rein, stabil, jenseits von Existenz, jenseits von Nichtexistenz und unangreifbar" (Welwood 2010, S. 114).

Im deutschsprachigen Raum hat der Psychoanalytiker Ralf Zwiebel diese methodische Auseinandersetzung aufgegriffen. Für die neutrale Haltung des Therapeuten, also für die Haltung des Nichtwissens, gebraucht er die Begriffe des „großen" und „kleinen" Selbst. Modifiziert ausgedrückt schwebt der Therapeut in der Balance von gleichschwebender Aufmerksamkeit und verstehendem Denken. Es kommt dabei zum spielerischen Oszillieren zwischen Expertengeist und Anfängergeist (vgl. Zwiebel 2013).

Ein weiterer Entwicklungsschritt sind die Arbeiten von Daniel Stern, einem Analytiker und Säuglingsforscher. Er hat mit seinen Konzepten nicht nur die analytischen Betrachtungen bei Erwachsenen beeinflusst, sondern auch die psychodynamische Arbeit mit Kindern und Jugendlichen. Bei näherer Betrachtung haben auch seine Überlegungen einen Bezug zu den achtsamkeitsorientierten Ansätzen.

## *Besonderheiten in der Arbeit mit Kindern und Jugendlichen*

In der Arbeit mit Kindern und Jugendlichen liegt die Bedeutung auf dem Hier und Jetzt, dem „Gegenwartsmoment", auf der momentan gelebten Erfahrung, denn Kinder und Jugendliche leben noch nicht so sehr im Vergangenen oder Zukünftigen. Stern bringt das „Jetzt" mit dem griechischen Begriff „Kairos" in Verbindung. Dieser ist als der vorübergehende Augenblick zu verstehen, in dem etwas geschieht, während sich die Zeit entfaltet (vgl. Stern 2005, S. 25). Der Gegenwartsmoment an sich ist „die gefühlte Erinnerung des Erlebens, welches sich in einer kurzen Zeitspanne ereignet. Dazu braucht es Gewahrsein … Der Gegenwartsmoment ist eine gelebte Erfahrung und keine verbale Schilderung einer Erfahrung. Der Moment dauert nicht lange, er ist kurz. Die gefühlte Erfahrung des Gegenwartsmomentes ist all das, dessen ich mir jetzt, während ich den Moment lebe, gewahr bin“ (Stern 2005, S. 50 ff.).

Für Sie als Kinder- und Jugendlichentherapeut darf Ihr Anfängergeist stärker ausgeprägt sein, als er es in der Therapie mit Erwachsenen sein müsste; außerdem brauchen Sie ein fundiertes Wissen um die eigene therapeutische innere Haltung der Achtsamkeit. Die Spielsequenzen sind bei Kindern noch ausgeprägter und verlaufen wenig verbal und strukturiert. Von außen, also aus Ihrer Sicht als Therapeut betrachtet, scheinen die Sequenzen dem scheinbar gleichen Ablauf zu folgen, und doch verändern sie sich. Dies bedeutet, die gegenwärtige Erfahrung bewusst und im Sinne des Anfängergeistes wahrzunehmen, ohne diese verändern zu wollen und ohne Anhaftung und Bewertung. Die Haltung drückt Neugier und Offenheit aus, gepaart mit freundlicher Teilnahme und Akzeptanz der Geschehnisse, der Handlungen, so wie sie eben sind (vgl. Anderssen-Reuster 2013, S. 179 ff.).

#### 2.1.1.2 Psychodynamisch imaginative Traumatherapie (PITT)

Die PITT nach Luise Reddemann (2005) ist eine tiefenpsychologisch-psychodynamische Kurzzeitpsychotherapie, die überwiegend im stationären Setting bei der Arbeit mit traumatisierten Patienten eingesetzt wird. Sie setzt bei den Ressourcen der Patienten an und nutzt die gesteuerte Spaltung (Dissoziation) als therapeutisches Instrument. Entsprechend der psychodynamischen Provenienz basiert die PITT auf den Konzepten der Ich-Psychologie sowie der Objektbeziehungstheorie und nutzt das Konzept der Ego States. Die erlebten traumatischen Erfahrungen manifestieren sich in einer Gedächtnisspur. Überwältigende Gefühle werden abgespalten, frühe Beziehungsmuster werden verinnerlicht (Introjektion) und in aktuellen Beziehungen wiedererlebt.

In der PITT geht es vorrangig um das Stärken der Ressourcen, weniger um Deutung und Konfrontation. Der Patient wird angeleitet, sich durch Techniken der Selbstregulation vor negativen Affekten und Affektüberflutung zu schützen. Das Ich wird betrachtet als „inneres Team“ verschiedener Persönlichkeitsanteile, vergleichbar mit dem Konzept der Ego States. Angewendet wird die PITT in der Psychotraumatologie bei Posttraumatischer Belastungsstörung, komplexer Posttraumatischer Belastungsstörung und bei der Borderline-Persönlichkeitsstörung.

Die Therapie gliedert sich in drei Phasen:

1. **Stabilisierung:** Eine innere Stabilisierung der Patienten wird durch die gezielte Spaltung (Dissoziation) von belastenden Gefühlen einerseits und die Entwicklung von inneren „Kraftquellen" andererseits angeregt. Methodisch eingeführt werden hilfreiche Imaginationen: Belastende Gefühle werden z. B. vorerst in einen imaginierten „inneren Tresor" gesperrt. Zur Bewältigung plötzlich auftauchender überwältigender Gefühle werden weitere Imaginationen geübt: ein „innerer sicherer Ort", an den man vor jeder Gefahr sicher ist, ein „innerer Helfer" (eine Gestalt, die einen beschützt), der „innere Heiler" und innere Kraftquellen. Ein Achtsamkeitstraining fördert die gelenkte Wahrnehmung von Körperempfindungen im Hier und Jetzt. Der Patient erstellt eine Liste mit den eigenen Fähigkeiten (Ressourcen), später wird ein sogenannter Notfallkoffer (Selbsthilfestrategien) erarbeitet.
2. **Traumabearbeitung:** Mit den bekannten Distanzierungstechniken (wie etwa Bildschirm-, Leinwand- oder Hubschrauber-Technik) wird eine behutsame schrittweise Annäherung an die traumatischen Gefühle ermöglicht.
3. **Integration:** Die abschließende Phase soll posttraumatisches Wachstum (posttraumatic growth) und Aussöhnung fördern. Eingesetzt werden Techniken wie Imagination, Rituale (z. B. Briefe schreiben und verbrennen), narrative Methoden (erzählen und szenisch spielen), Kunst- und Gestaltungstherapie. Eine Kombination mit anderen Therapieformen ist möglich, etwa mit EMDR (Eye Movement Desensitization and Reprocessing).

Die achtsamkeitsbasierten Elemente fokussieren sich in der PITT meist auf Körperempfindungen. So ist die Ebene der Imagination gut geeignet, den Körper in die therapeutische Arbeit mit einzubeziehen, ohne ihn selbst zu berühren, was ja bei Traumata durch zwischenmenschliche Beziehungen oft problematisch ist. Andererseits ist der Körper häufig Teil der Traumatisierung, weshalb es in allen Therapiephasen wesentlich ist, ihn wahrzunehmen, genauso wie Körperbedürfnisse. Die Auswirkungen von Kognitionen und Imaginationen auf den Körper und sein Befinden sind unmittelbar wahrnehmbar und helfen den Patienten, sich bewusst und aktiv auf funktionalere und heilsamere Vorstellungen einzulassen.

In der PITT wird viel Wahrnehmungsarbeit geübt, mit dem Ziel, „ohne zu urteilen" wahrzunehmen, d.h. rein zu beobachten, ohne Gefühle. Nach Reddemann ist dies eine Art des bewussten und aktiven Dissoziierens bzw. ein dem Mechanismus der Dissoziation verwandtes Handeln. Die aktiv betriebene Distanzierung führt im günstigen Fall dazu, Kontrolle zu erleben, die Angst vor Gefühlsüberflutung zu vermindern und dadurch mehr emotionale Breite und Tiefe tolerieren zu können.

#### *Psychodynamisch Imaginative Traumatherapie für Kinder und Jugendliche: PITT-KID*

Die Prinzipien der PITT wurden von Krüger (2007) für die Behandlung traumatisierter Kinder und Jugendlicher adaptiert. In der sogenannten PITT-KID werden besonders die Entwicklungsphasen des jungen Menschen berücksichtigt und die Betonung liegt auf altersspezifischen Fähigkeiten. Eine systemische Perspektive nutzt zudem die Ressourcen der sozialen Umgebung des Kindes.

### 2.1.2 *Verhaltenstherapeutische Ansätze*

Die Verhaltenstherapie hat seit den Arbeiten von Kabat-Zinn die achtsamkeits- und akzeptanzbasierten Interventionen in ihr Rational aufgenommen. Nach der ersten Welle einer fundamental behavioristischen Verhaltenstherapie in den 1950er- und 1960er-Jahren erfolgte in den 1970er-Jahren die sogenannte Kognitive Wende, verbunden mit einer Öffnung für innere psychische Prozesse. Mit der Integration des Achtsamkeits-Konzepts in den 1990er-Jahren kann man deshalb von der dritten Welle der Verhaltenstherapie sprechen.

Zunächst fand das Achtsamkeitsprinzip Eingang in die Therapie der Depression (Rückfallprophylaxe), der Abhängigkeitserkrankungen sowie der Borderline-Persönlichkeitsstörung. In den letzten Jahren ist eine zunehmende Anwendung auch in anderen Störungsbildern zu beobachten. In verschiedenen Therapieansätzen kommt dem Achtsamkeitsprinzip eine tragende Rolle zu:

#### 2.1.2.1 Mindfulness-Based Stress Reduction (MBSR)

Dieses von Kabat-Zinn (1990, 2009) entwickelte achtwöchige Gruppenprogramm zur Stressbewältigung ist ein Präventionsprogramm und keine Richtlinientherapie; es enthält folgende Themenbereiche:

- Einführung des Konzepts Achtsamkeit
- Wie nehmen wir die Welt wahr?
- Achtsame Körperarbeit, angenehme Erlebnisse wahrnehmen
- Stress und Stressreaktionen, Umgang mit unangenehmen Erlebnissen
- Erlernen von Stressbewältigung und Umgang mit schwierigen Emotionen
- Achtsames Kommunizieren
- Selbstfürsorge, Ernährung, Achtsamkeit im Alltag
- Ausblick, eine individuelle Achtsamkeitspraxis finden

Durch tägliche Hausaufgaben (Meditationsübungen, Body-Scan) soll die Integration in den Alltag des Gruppenteilnehmers gefördert werden.

### *MBSR für Kinder*

Von Saltzman und Goldin (2011) wurde eine Anpassung der MBSR für Kinder vorgenommen. Dabei gingen die Autoren folgenden Fragestellungen nach:

- Profitieren Kinder in messbarer, bedeutsamer Weise von Achtsamkeitsübungen?
- Wie lässt sich Achtsamkeit bei Kindern am besten vermitteln?
- Welche Settings eignen sich für Kinder am besten, um Achtsamkeitsfertigkeiten zu erlernen?

Am Kurs können entweder die Kinder allein teilnehmen oder auch die Eltern und Kinder gemeinsam, die Gruppengröße liegt bei 8 bis 30 Teilnehmern. Das Programm umfasst acht Sitzungen von 40 bis 90 Minuten, je nach Gruppengröße. Es beinhaltet festgelegte Übungen wie Body-Scan, Sitzmeditation, Ess- und Geh-Meditation und formlose Übungen wie die Aufmerksamkeit konzentrieren, auf den gegenwärtigen Augenblick achten, Verhaltensoptionen für alltägliche Ereignisse entwickeln.

Zusätzlich zu den wöchentlichen Gruppensitzungen werden die Teilnehmer ermuntert, zu Hause zu üben, um das Gelernte zu vertiefen; dabei unterstützen ein Kursbuch, eine CD und Kontrollbögen. Eine detaillierte Übersicht findet sich bei Saltzman und Goldin (2011, S. 159 ff.).

### 2.1.2.2 Mindfulness Based Cognitive Therapy (MBCT)

Dieses Programm ist ebenfalls keine Richtlinientherapie in Deutschland; es wurde in den 1990er-Jahren von Segal, Williams und Teasdale (2008) als Weiterentwicklung des MBSR-Programmes erarbeitet, mit dem Ziel der Rückfallprophylaxe für depressive Patienten. Es umfasst ebenfalls acht wöchentliche Gruppensitzungen sowie nach ungefähr einem Vierteljahr zwei weitere Sitzungen von je 150 Minuten. Die Inhalte umfassen:

- Aussteigen aus dem Modus des „Autopiloten“
- Umgang mit Hindernissen
- Achtsames Atmen
- Verweilen im gegenwärtigen Augenblick
- Zulassen und Akzeptieren
- Gedanken sind nicht gleich Tatsachen
- Ein Tag in Stille zur Vertiefung
- Selbstfürsorge erlernen
- Einsetzen des Gelernten bei zukünftigen Stimmungstiefs

Im Training werden verschiedene achtsamkeitsbezogene Übungen (angelehnt an MBSR) vermittelt, z. B. Body-Scan, Atemmeditation, Achtsamkeitsmeditation, Gehmeditation, Yoga-Übungen. Flankierend werden klassisch kognitiv-verhaltenstherapeutische Interventionen durchgeführt, z. B. Psychoedukation zur Depression, Identifizierung von und Umgang mit automatischen Gedanken, Aufbau angenehmer Aktivitäten. Das tägliche Üben als Hausaufgabe (mit CDs und Protokollbögen) ist auch im MBCT ein zentraler Baustein.

Die Wirksamkeit wurde in zwei randomisierten kontrollierten Studien aus den Jahren 2000 (Teasdale et al.) und 2004 (Ma & Teasdale 2004) überprüft: Bei Patienten, die bereits drei oder mehr depressive Episoden erlebt hatten, reduzierte MBCT (im Vergleich zu einer Standardbehandlung) signifikant das Rückfallrisiko. Dieser Effekt beruht wohl darauf, dass passives Grübeln und die rasche Aktivierbarkeit negativer Überzeugungen, also häufige Ursachen für Rezidive, durch die in der MBCT geübte Distanzierung von Bewertungen besser kontrolliert und reguliert werden können. Automatisierte Bewertungsprozesse können damit vermieden werden, der Aufbau funktionaler Kognitionen wird begünstigt.

#### *Mindfulness Based Cognitive Therapy for Children (MBCT-C)*

Die MBCT-C basiert auf der MBCT und ist eine aus zwölf Sitzungen von je 90 Minuten Dauer bestehende Gruppenpsychotherapie, die für Kinder (von ca. neun bis 13 Jahren) mit Angststörungen entwickelt wurde (vgl. Semple & Lee 2011). In einer Reihe von multisensorischen Übungen werden Kinder darin geschult, ihre Umwelt über Sehen, Hören, Fühlen, Riechen, Schmecken und Kinästhetik achtsam wahrzunehmen. Das Konzept bindet auch die Eltern mit ein. Hauptziel des Trainings ist es, Kinder darin zu schulen, ihre Gedanken, Gefühle und Körperempfindungen bewusster wahrzunehmen und den Zusammenhang dieser Phänomene mit ihren Interpretationen von gegenwärtigen Ereignissen zu verstehen. Darüber hinaus will es die Kinder dabei unterstützen, zu erkennen, wann ihr Denken auf die Vergangenheit oder die Zukunft gerichtet ist. Kinder mit depressiven oder ängstlichen Schemata lernen dabei, ihre Aufmerksamkeit von vergangenheits- oder zukunftsorientiertem Denken umzulenken und im gegenwärtigen Moment präsent zu sein.

### 2.1.2.3 Acceptance and Commitment Therapy (ACT)

Die Akzeptanz- und Commitment-Therapie ist ein Ansatz, bei dem klassische verhaltenstherapeutische Techniken mit achtsamkeits- und akzeptanzbasierten Strategien und mit Interventionen zur Werteklärung kombiniert werden (ebenfalls keine

Richtlinientherapie). Das ACT-Training (Hayes, Strosahl & Wilson 1999) fördert Akzeptanz und Achtsamkeit gegenüber Gedanken und Gefühlen und das Entwickeln eigener Lebensziele. Es geht darum, die psychische Flexibilität zu erhöhen, die für ein Leben unter ständig wechselnden inneren und äußeren Lebensbedingungen erforderlich ist. Mit dem Patienten werden Lebensziele erarbeitet, die die Motivation dafür liefern, das emotionale Vermeidungsverhalten aufzugeben.

Die therapeutische Arbeit umfasst in der ACT sechs Dimensionen:

1. *Akzeptanz* bedeutet hier, unangenehme und schmerzliche innere Erlebnisse anzunehmen und nicht gegen sie anzukämpfen.
2. *Kognitive Defusion:* Unsere Kognitionen neigen dazu, sich in komplexen Netzwerken zu organisieren; in diese können wir uns so verstricken, dass sie unser Erleben / Verhalten stärker beeinflussen als unsere unmittelbaren Erfahrungen. Dies wird als kognitive Fusion (kognitive Verstrickung oder Verschmelzung) bezeichnet. Sichtbar wird dieses Konzept etwa in Form von Vorurteilen, die uns daran hindern können, eine Person so zu sehen, wie sie sich zeigt. Die Übung der kognitiven Defusion soll Patienten wieder für das öffnen, was ihnen unmittelbar begegnet.
3. *Achtsamkeit* befähigt dazu, die Welt wieder in einer direkteren Weise erfahren zu können und dadurch an Handlungsflexibilität zu gewinnen.
4. *Selbst als Kontext:* Stabile Annahmen über uns selbst und einengende Selbstkonzepte können im Negativfall zur Erstarrung unseres Verhaltens und der persönlichen Entwicklung führen. Der bewusste Perspektivenwechsel zwischen dem unmittelbaren eigenen Erleben und dem Beobachten des eigenen Erlebens ermöglicht es, dass diese Selbstkonzepte ihre Bedeutung verlieren. Damit entsteht ein neuer Freiraum für das eigene Verhalten.
5. *Werteklärung:* Unter Werten bzw. Richtungszielen versteht die ACT Formulierungen darüber, wie wir leben und wie wir die Rollen, die uns wichtig sind, ausfüllen wollen. Häufig sind diese nicht genuin unsere eigenen, sondern durch Aspekte der sozialen Erwünschtheit beeinflusst oder als Rationalisierungen, um unangenehme Gefühle zu vermeiden.
6. *Engagiertes Handeln (Commitment):* Um die formulierten Werte im täglichen Alltag tatkräftig zu leben, werden konkrete und erreichbare Ziele vereinbart.

Bisher wurde ACT bei diversen Störungsbildern eingesetzt, etwa bei Depressionen, Angststörungen, Zwangserkrankungen, chronischen Schmerzen, Suchterkrankungen oder Burnout.

#### 2.1.2.4 Dialektisch-Behaviorale Therapie (DBT), DBT-PTSD, DBT-A

Das Konzept der DBT wurde in den 1990er-Jahren von Marsha Linehan (1996) entwickelt, als Programm zur Behandlung der Borderline-Persönlichkeitsstörung (BPS) in Einzel- und Gruppentherapie. Das „dialektische" Prinzip zeigt sich hier in der Aufgabe des Therapeuten, eine Balance zu finden zwischen dem Verstehen und Respektieren eines Problems und dessen Veränderung. Die DBT betrachtet „dialektisch" scheinbare Gegensätze in der Welt des Patienten, um diese aufzulösen und schrittweise zu integrieren. In der Einzeltherapie werden die Problembereiche hierarchisch geordnet und bearbeitet. Vorrangig sind suizidales und parasuizidales Verhalten, gefolgt von therapiegefährdendem Verhalten, Beeinträchtigungen der Lebensqualität und mangelnden Verhaltensfertigkeiten.

Eine tragfähige therapeutische Beziehung ist besonders wichtig bei der Behandlung von BPS-Patienten, da diese zu voreiligen Therapieabbrüchen, schwierigem Agieren, extremen Negativismus usw. neigen. Die Patienten verpflichten sich in einem „Commitment"-Vertrag zur Mitarbeit und Einhaltung von Regeln und Abmachungen, der Therapeut verpflichtet sich zur bestmöglichen Hilfestellung. Die Patienten führen eine Tagebuchkarte und sollen durch anschließende Verhaltensanalysen Einsicht in den individuellen Spannungsaufbau erhalten und lernen, das im Fertigkeiten-Training Gelernte in Handlungspläne umzusetzen. In der Gruppentherapie werden Fertigkeiten trainiert, bestehend aus den fünf Modulen:

- Innere Achtsamkeit
- Zwischenmenschliche Fertigkeiten
- Umgang mit Gefühlen
- Stresstoleranz und
- Selbstwert bzw. Selbstakzeptanz

Mit dem Modul der **Achtsamkeit** werden dem Patienten Techniken vermittelt, wie er sich selbst besser spüren und auch seiner Wahrnehmung vertrauen kann. Ziel ist es, sich in einer Situation sicher fühlen zu können, ohne sie zu bewerten oder entwerten zu müssen, und das rechte Maß zu finden für Teilnahme an einer Situation oder Distanz zu ihr zu bewahren. Der Patient übt dabei, mehr Bewusstheit im Alltag zu gewinnen, mehr Steuerungsmöglichkeiten über sich selbst zu bekommen und Emotionen und Kognitionen in Einklang zu bringen. Im Einzelnen werden Fertigkeiten trainiert wie Beobachten, Beschreiben und Verstehen von Gefühlen, Verwundbarkeit verringern, Schritte in Richtung angenehmer Gefühle tun und emotionales Leiden loslassen.

Beim Üben der **Stresstoleranz** ist der erste Schritt das Akzeptieren der Tatsache, dass aktueller Stress vorhanden ist. Der Patient erfährt die Möglichkeiten des Abstandnehmens (innerlich einen Schritt zurücktreten), das Denken auf das Jetzt und die nächsten Minuten zu beschränken; den Einfluss eines starken Sinnesreizes, um die Situation durchzustehen, das Akzeptieren der Realität, Atemübungen, „leichtes Lächeln“ und verschiedene Achtsamkeitsübungen.

Mit der **DBT-PTSD** (vgl. Steil et al. 2016) wurde ein Behandlungsverfahren entwickelt, das die Besonderheiten von Patienten mit PTBS und zusätzlicher schwerer Störung im Bereich der Emotionsregulation ausreichend berücksichtigt. Ziel war es, Interventionen zum Umgang mit Störungen der Emotionsregulation mit einer Standardtherapie der PTBS zu kombinieren und an die Besonderheiten der speziellen Patientengruppe anzupassen. Dies wurde durch die Kombination der DBT mit der traumafokussierenden kognitiv-behavioralen Therapie erreicht. In das Konzept, das im stationären Setting angewendet wird, ist ein fünfmal wöchentlich stattfindendes Achtsamkeitstraining integriert.

Die **Dialektisch-Behaviorale Therapie für Adoleszente (DBT-A)** ist eine Adaption der DBT für Jugendliche, die selbstverletzende oder parasuizidale Verhaltensmuster oder Symptome einer beginnenden Borderline-Störung zeigen. Neben dem Jugendlichen selbst sollte möglichst mindestens ein Elternteil in die Therapie eingebunden werden und an den Gruppensitzungen teilnehmen. Auch die DBT-A besteht aus einer Kombination von Einzel- und Gruppentherapie, die Inhalte sind dem Konzept der DBT vergleichbar.

In der DBT-Konzeption wird von einem multifaktoriellen Modell ausgegangen, wobei die Kombination aus erhöhter Sensibilität der Person in Kombination mit leichter Erregbarkeit (Impulsivität) und einer erschwerten Selbstregulation zusammen mit wenig validierenden Erfahrungen oder abwertenden Erlebnissen zu impulsiven Handlungen führt. Hierzu zählen Selbstverletzung, parasuizidale Handlungen, Alkohol- und Drogenmissbrauch oder riskante sexuelle Praktiken. Entsprechend dem Erklärungsmodell sollen Fertigkeiten vermittelt werden, um eine Erhöhung der Stresstoleranz, eine Verbesserung der Emotionsregelung und einen Abbau des „Alles-oder-Nichts“-Denkens zu bewirken. Achtsamkeitsbasierte Interventionen fördern dies und sind daher ein wesentliches Therapiemodul.

## 2.2 Was bewirken Achtsamkeitsübungen bzw. achtsamkeitsbasierte Methoden?

### 2.2.1 *Achtsamkeit und Neuroplastizität*

Achtsamkeitsbasierte Übungen verändern die Struktur und Funktion des menschlichen Gehirns, dessen Plastizität sich bei Kindern und Jugendlichen in einem rascheren Veränderungsprozess befindet. D.h., die Netzwerke des heranwachsenden Gehirns bauen synaptische Verbindungen schneller auf und auch wieder ab und infolgedessen verläuft der Vernetzungsprozess schneller als bei einem Erwachsenen. Körper, Geist und Emotionen werden durch achtsamkeitsbasierte Übungen transformiert und somit beide Hemisphären positiv beeinflusst. Die *linke Hemisphäre,* die für logisches und analytisches Denken sowie die Sprache zuständig ist, wird verbunden mit der *rechten Hemisphäre,* die für nonverbale Verarbeitung, wie Beziehungserfahrung, Körperbewegungen, visuelle Reize, Gefühle, Verarbeitung von Gesichtsausdrücken und soziales und emotionales Selbstbild, steht. Die anatomische Verbindung der Hemisphären ist der Hirnbalken (Corpus callosum), der für die Verarbeitung der „Informationen" sorgt.

Das Gehirn nimmt ständig mit der Umwelt und den Personen, mit denen wir in Verbindung stehen, Kontakt auf. Bei Heranwachsenden reagiert es schneller, das „fire and wire" erfolgt in rascherer Folge als bei Erwachsenen. Die „Kontakterfahrungen" sind für das Nervensystem ein Stimulus zur Aktivierung des neuronalen Feuerns und zur Vernetzung und Vermehrung der Neuronen. Bekannte und oft benutzte Vernetzungspfade werden, je nach Benutzung, breiter, wieder andere können schwinden. Hirnareale verändern sich, neue Pfade entstehen. Bis zum Tod ist das Gehirn laufend Veränderungen unterworfen, auch wenn diese beim Älterwerden langsamer verlaufen.

Achtsamkeitsbasierte Übungen führen zu Veränderungen der Hirnstruktur und -funktion. Einige Beispiele der Neuroplastizität seien hier erwähnt (vgl. Ott 2010, S. 178 ff.):

- *Rechter vorderer Inselcortex (Inselrinde):* In diesem Bereich wird die Metarepräsentation des gefühlten Leibes gebildet. Durch den Body-Scan und die Atemmeditation wird die achtsame Wahrnehmung körperlicher Empfindungen geübt.
- *Orbitofrontaler Cortex:* Dieser Bereich ist an der Emotionsregulation beteiligt, insbesondere am Neuerlernen von Reaktionen auf unangenehme Reize.
- *Rechter Hippocampus:* Der Hippocampus ist Teil des limbischen Systems und für die emotionale Bewertung von Situationen zuständig sowie für die Regulation der Erregung. Er bewirkt wache Aufmerksamkeit bzw. körperliche Entspannung und in der Folge kommt es auch zu einer Veränderung des Stressempfindens.

- *Hirnstamm:* Dieser Bereich reguliert die Atmung und das Herz-Kreislaufsystem. Im Hirnstamm sitzt auch der Vagus-Nerv, der dafür sorgt, dass das Nervensystem ruhig und entspannt bleibt. In der Atemmeditation wird beim Ausatmen der Vagus angeregt, bei der Einatmung dagegen der anregende Sympathikus. Man nimmt an, dass die Atemmeditation autonome Regelkreisläufe positiv stimuliert.
- *Spiegelneurone* sind im gesamten Gehirn verteilt. Sie fördern das Verständnis für das intentionale Verhalten anderer. Sie sind sozusagen die neuronale Basis der Empathie.

Weitere empirische Belege aus der neurowissenschaftlichen Forschung zeigen, dass nicht nur durch langjährige Achtsamkeitspraxis, sondern bereits schon durch die Teilnahme an einem achtwöchigen MBSR-Kurs sich sowohl Gehirnaktivitäten als auch Gehirnstruktur verändern. Weidenfeller (2014) weist in ihrem Paper auf Studien von Hölzl et al. (2015) hin, in denen nachgewiesen werden konnte, dass es durch die Kursteilnahme zu einer strukturellen Veränderung in den Hirnarealen kommt, die für Emotionsregulation, Perspektivenwechsel, Lern- und Gedächtnisprozesse sowie für die Verarbeitung selbstbezogener Informationen kennzeichnend sind. Durch Achtsamkeitsübungen und speziell durch die MBSR-Methode wird die Emotionsregulation verbessert und die Aufmerksamkeitsregulation verändert.

Weiterhin kommt es neben der Veränderung der Hirnaktivität zur Senkung des Cortisolspiegels. Dies wiederum ist wichtig beim Umgang mit Stress. Ein Zuviel an Cortisol bei andauerndem psychischem Druck beeinflusst das Immunsystem, die Körperabwehr sinkt.

Psychotherapie an sich bewirkt durch das Bearbeiten der Konflikte in einer besonderen vorgegebenen Beziehungssituation (Struktur und Rahmen des Settings; Schweigepflicht; Aufbau einer Beziehung; Vertrauensbasis) eine Veränderung in der Betrachtung der Leidenssituation. Achtsamkeit in der Psychotherapie unterstützt die mentalen Veränderungen. Es verringern sich Anhaftung und Aversion gegen erlebte Emotionen; es kommt zu einer Reduktion der Vermeidungsstrategien; die Affekttoleranz verbessert sich; es zeigt sich eine Zunahme in der Gefühlsklarheit sowie eine Intensivierung der Gefühlswahrnehmung; automatisierte Reaktionen werden weniger. Mit achtsamkeitsbasierten Übungen Vertraute nehmen die Gefühle wohl stärker wahr, fühlen sich jedoch von diesen weniger bedroht und können sie schneller wieder loslassen. Die achtsame Haltung des Therapeuten fördert die Selbstwahrnehmung des Patienten und stärkt das Selbstwirksamkeitserleben.

Für Therapeuten, die Jugendlichen die Veränderungen in Struktur und Funktion des menschlichen Gehirns erklären möchten, hier ein kleiner Exkurs zur „Hardware und Software" des Gehirns:

### Exkurs: Hard- und Software des Gehirns

Regelmäßige Achtsamkeitsübungen vermitteln nicht nur subjektiv spürbar Positives, sondern sind auch sehr effektiv und führen zu positiven und lang anhaltenden Veränderungen in der Struktur und Neuroplastizität unseres Gehirns. Wichtig ist hier das stete Üben, denn so lassen sich die Veränderungen fördern und beibehalten. Ein entwicklungsgeschichtlich junger Teil unseres Gehirns ist der präfrontale Cortex (Hirnrinde), der hinter der Stirn gelegen ist. Dieser Teil wird bei Achtsamkeit aktiv. Die Rinde des Cortex wird dicker, dies ist in empirischen Untersuchungen sichtbar, z. B. im MRT (Magnetresonanztomografie).

In diesem Teil des Gehirns werden die Alltagsaktivitäten überdacht und geplant sowie Entscheidungen getroffen. Der präfrontale Cortex hat auch Einfluss auf die Vernetzung und Weiterleitung der Signale an das limbische System, welches im Inneren des Gehirns eingebettet ist und zum evolutionsgeschichtlich älteren Teil des Gehirns gehört. Von dort aus werden unserer Emotionen reguliert.

Die Verstärkung des Cortex, also der Hirnrinde, führt im Emotionsregulationszentrum zu ausgewogenen Reaktionen. Es kommt weniger zu überzogenen Reaktionen, Angst und Depressionen werden verringert. Achtsamkeit regt die Aktivität der Insula (eingesenkter Teil des Cortex, der Großhirnrinde) an. Die Insula hat mit Empathie und Mitgefühl, mit unseren Beziehungen zu tun. Es entwickeln sich Verbundenheit, Zuneigung, Liebe, auch Lebendigkeit und Präsenz.

Im limbischen System sitzt auch das Zentrum für „fight, flight or freeze", also das Kampf-Flucht-Starre-Zentrum, und zwar konkret in der Amygdala. Dieser Hirnteil wird auch Mandelkern genannt. Es ist ein paarig angelegter Teil, der in beiden Temporallappen zu finden ist. Auch dieser Hirnbereich ist entwicklungsgeschichtlich älter und war für unsere Vorfahren in der Zeit der Sammler und Jäger zum Überleben wichtig. Bei Gefahr reagiert er noch vor dem Denken – damals sehr nützlich und zum Überleben notwendig. In der heutigen Zeit sind wir anderen „Gefahren" ausgesetzt und die Funktion des „alten" Gehirns kann hinderlich sein. Wenn die Amygdala überaktiv ist, kommt es zu unnötigen Ängsten und Befürchtungen. Das Achtsamkeits-Training beruhigt die Amygdala. Reale Gefahren werden erkannt und die Reaktionen auf sie sind überlegt und der Situation angepasster; es kommt zu keiner Überreaktion.

Anhand einer Faust können Sie Jugendlichen den Aufbau des Gehirns sehr plastisch und anschaulich erklären: Handgelenk und Teil des Unterarms sind das Rückenmark und das Kleinhirn, die Faust ist das Gehirn mit den verschiedenen Gehirnlappen und der Daumen, der von der Faust eingeschlossen wird, ist das limbische System. Das Gehirn verliert mit dieser „Verbildlichung" das Fremdartige.

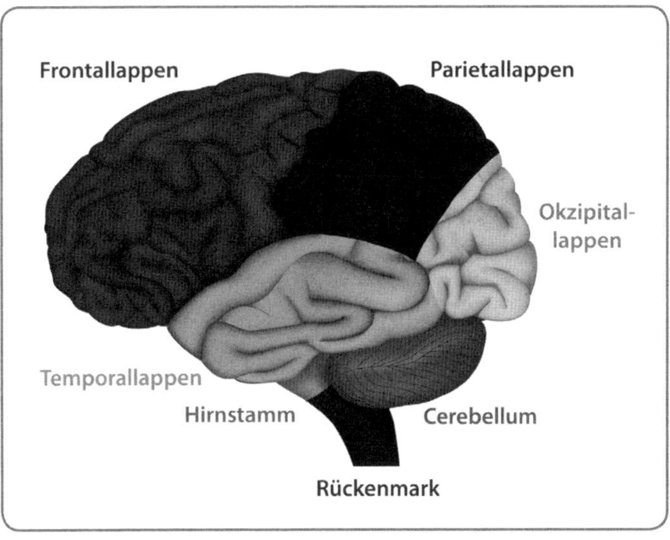


**Abbildung 1:** Der Aufbau des Gehirns

### 2.2.2 *Die Messung von Achtsamkeit und ihren Wirkungen*

Seit das Prinzip der Achtsamkeit in den Fokus psychotherapeutischer Anwendung gerückt ist, wurden etliche Messinstrumente entwickelt, die versuchen, das Konstrukt der Achtsamkeit zu erfassen; hierzu gehören bei Erwachsenen unter anderem:

- die Conscious Presence and Awareness Scale
- der Comprehensive Inventory of Mindfulness Experiences (CHIME)
- der Freiburger Fragebogen zur Achtsamkeit (FFA)
- das Kentucky Inventory of Mindfulness Skills (KIMS)
- die Mindful Attention Awareness Scale (MAAS)
- der Five-Facet Mindfulness Questionnaire (FFMQ)
- die Cognitive and Affective Mindfulness Scale – Revised (CAMS-R)
- die Toronto Mindfulness Scale (TMS)
- die Philadelphia Mindfulness Scale
- der Southampton Mindfulness Questionnaire (SMQ)
- die Langer Mindfulness / Mindlessness Scale

Messinstrumente für Kinder und Jugendliche sind:

- Child Acceptance and Mindfulness Measure (CAMM, nach Greco & Baer)
- Mindful Thinking and Action Scale for Adolescents (MTASA, nach West et al.)

Ein Messinstrument für Eltern ist der **Parental Acceptance and Action Questionnaire** (PAAQ, nach Ehrenreich & Cheron 2009).

Auch mit neurophysiologischen Methoden, etwa EEG oder bildgebenden Verfahren (fMRT), werden die Auswirkungen von Achtsamkeitsübungen untersucht. Inzwischen ist die positive Wirkung der Achtsamkeit auf eine Vielzahl psychologischer Symptome und Erkrankungen wie Stress, Angst- und Schmerzzustände sowie Sucht durch etliche Studien belegt (vgl. Sauer et al. 2011). Eine Meta-Analyse mit verschiedenen Patientengruppen stellt ferner die Wirksamkeit des MBSR-Trainings in Bezug auf mentale Gesundheit einschließlich der Bewältigungsfähigkeit von Stress, Wohlbefinden und Schmerzempfindung fest (Grossmann et al. 2004). In einer anderen Studie wurde bei amerikanischen Studenten die Reduktion des selbst empfundenen Stresslevels durch verschiedene Formen der achtsamkeitsbasierten Meditation nachgewiesen (Shapiro et al. 2008). Irving untersuchte in einer Metaanalyse zehn Studien bezüglich der Wirksamkeit des MBSR und wies nach, dass MBSR einen positiven Effekt auf Symptome wie Angstzustände und Depression hat, Stress, Burnout reduziert und eine Zunahme von Empathie, Entspannung und Wohlbefinden bewirkt (Irving et al. 2009). Weitere Arbeiten belegten die Wirksamkeit von MBSR bei gesunden Probanden durch Reduktion von Stress (Chiesa & Serretti 2009) bzw. im beruflichen Kontext (Hülsheger et al. 2013).

Bei der Untersuchung der Faktoren, die nach der Teilnahme an achtsamkeitsbasierten Programmen zur Stressreduktion führen, konnte in einer Kohorte von Krebspatienten nachgewiesen werden, dass es einen Zusammenhang zwischen der Erhöhung der Achtsamkeit, der Erhöhung des Kohärenzgefühls (nach dem Konzept der Salutogenese) und der Reduktion von Stress gibt (Matousek & Dobkin 2010). Nach Antonovsky ist das Kohärenzgefühl eine relativ stabile Disposition. Insgesamt bestärken die bislang vorliegenden Forschungsergebnisse, dass achtsamkeitsbasierte Interventionen eine angemessene Methode zur Stressbewältigung und Stärkung der Gesundheit darstellen können. Obwohl die Studienlage bei Kindern und Jugendlichen deutlich geringer ist, zeigen sich hier dieselben positiven Ergebnisse.

Wir möchten jedoch auch darauf hinweisen, dass es diverse Probleme bei der quantitativen Erfassung von Achtsamkeit gibt: So hat etwa Grossman (2008) die gängige Praxis der psychometrischen Erfassung von Achtsamkeit mittels Fragebögen kritisiert. Seine Argumente lauten im Kern, dass für ein angemessenes Verständnis des Konstrukts gründliche Kenntnisse in buddhistischer Psychologie nötig sind, die vielen Forschenden fehlen. Daraus folgt Divergenz in den Definitionen (und dann auch Operationalisierungen). Er bemängelt ferner, dass die Erfassung durch Fragebögen stets nur die Selbsteinschätzung liefere, die in etlichen Fällen wohl stark von der „wahren" Achtsamkeit abweicht. Gründe für diese Abweichung sind:

a. das begrenzte Verständnis von Achtsamkeit vieler Probanden,
b. die durch einen Zuwachs von Vertrautheit mit Achtsamkeit zu erwartende subjektive Veränderung des individuellen Verständnisses von Achtsamkeit sowie
c. verschiedene sozial-psychologische Verzerrungen (Overconfidence-Effekt, Dissonanzreduktion, soziale Erwünschtheit, Hawthorne-Effekt).

Als Alternative zur Erhebung mittels quantitativer Fragebögen schlägt Grossman (ebd.) daher qualitative Interviews vor. Ein bekanntes Phänomen ist, dass mitunter Teilnehmer von intensiven Achtsamkeitsinterventionen, wie etwa Retreats, nach dem Training eine geringere Achtsamkeit angeben als vorher. Dieser Effekt ist als „Response Shift Bias" bekannt; demnach ist anzunehmen: Je mehr man von Achtsamkeit weiß, desto mehr merkt man, wie wenig achtsam man tatsächlich ist.

Die Messung von Achtsamkeitsprozessen gerade bei Kindern und Jugendlichen ist aufgrund von Fragen der Validität und Reliabilität eine schwierige, aber wichtige Aufgabe, wozu Coyne et al. (2011, S. 66) ausführen: „Die Entwicklung und empirische Validierung entwicklungssensitiver Messinstrumente ist auch von entscheidender Bedeutung, wenn es darum geht, eine Wissensgrundlage für achtsamkeits- und akzeptanzbasierte Therapieansätze für Kinder und Jugendliche zu schaffen." Die Forschung hierzu steckt noch in den Kinderschuhen, ist aber ein lohnendes Feld.

### 2.2.3 State- vs. Trait-Achtsamkeit

Es gibt einen Unterschied zwischen dem Zustand der Achtsamkeit (State) und dem Charakterzug der Achtsamkeit (Trait). Am Beispiel von Angst lässt sich dieser gut aufzeigen. State-Angst wird als unangenehme, emotionale Erregung gegenüber einer aktuellen Bedrohung definiert, Trait-Angst kennzeichnet hingegen eine stabile interindividuelle Tendenz, auf eine (antizipierte) Bedrohung mit Angst zu reagieren. Bezogen auf die Achtsamkeit ist zu fragen, ob die weiter oben vorgestellten Definitionen Achtsamkeit als State oder als Trait auffassen.

Achtsamkeit wird meist als Bewusstseinszustand beschrieben und damit als State. Doch obwohl jeder Mensch zu einem gewissen Grade achtsam sein kann, gibt es stabile und substanzielle interindividuelle Unterschiede. Damit wird Achtsamkeit auch als Trait definiert.

Die bestehenden Instrumente (z.B. FFA, KIMS) messen meist die Trait-Form der Achtsamkeit, indem sie abfragen, wie häufig ein bestimmter Zustand der Achtsamkeit auftritt. Insgesamt jedoch ist Achtsamkeit sowohl als Zustand oder Prozess des Bewusstseins (State) zu sehen als auch als stabile Tendenz, über verschiedene Situationen hinweg achtsam zu sein (Trait).

### 2.2.4 Wirkfaktoren von achtsamkeitsbasierten Interventionen

Eine Übersicht über die bisher identifizierten bzw. vermuteten Wirkfaktoren findet sich bei Sauer (2009):

**1. Entspannungsreaktion (Relaxation Response):** Nach dem bisherigen Forschungsstand ist davon auszugehen, dass Achtsamkeit Entspannungsanteile hat, darüber hinaus aber wesentliche weitere Wirkfaktoren enthält.

**2. Buddhistisches Modell:** Zusammengefasst besagt dieses Konzept, dass Achtsamkeit unter sonst gleichen Umständen die Akzeptanz der jeweiligen Situation erhöht und proportional das Ausmaß aversiven Erlebens reduziert. Darüber hinaus geht das Modell davon aus, dass Achtsamkeit zu einer Dynamisierung des Selbstkonzepts führt.

**3. Affektive Reaktivität (BIS/BAS-Sensitivität):** Hier dienen als Grundlage die beiden bekannten Verhaltensregulationssysteme: das Behavioral Inhibition System (BIS) und das Behavioral Activation System (BAS). Strobel et al. (2001) verwenden die deutschen Begriffe Verhaltenshemmsystem (für BIS) bzw. Verhaltensaktivierungssystem (für BAS). Bezogen auf die Aktivierung der beiden Systeme wird postuliert, dass Personen mit einer hohen BAS-Sensitivität auf Hinweise für Belohnung stärker ansprechen als Personen mit einer geringen BAS-Sensitivität. Dagegen sollten Personen mit hoher BIS-Sensitivität empfänglicher sein für Hinweise auf Bestrafung und mit mehr Angst reagieren als Personen mit geringer BIS-Sensitivität. Je höher die BIS- und/oder die BAS-Sensitivität eines Individuums ist, desto höher ist seine affektive Reaktivität.
Zusammenfassend zeigen die Befunde, dass ein Training in Achtsamkeit die Empfänglichkeit für BIS-/BAS-relevante Situationen abschwächt. In BIS-relevanten Situationen kommt es demnach bei hoher Achtsamkeit zu weniger negativem Affekt; in BAS-relevanten Situationen, in denen die Belohnung ausbleibt, wird bei hoher Achtsamkeit der BAS-bezogene (positive) Affekt weniger verringert.

**4. Interagierende kognitive Subsysteme:** Achtsamkeit begünstigt das Entstehen von metakognitiver Einsicht, die dazu führt, dass Emotionen und Kognitionen mit „Abstand" gesehen werden können, sodass es z. B. bei Vorhandensein von depressogenen Propositionen zu einer emotionalen Neukonfiguration, im Sinne einer Aufhebung der depressiven Verstimmung, kommt.

**5. Reperceiving (Perspektivenwechsel):** Ein weiteres Modell von Shapiro, Carlson, Astin und Freedman (2006) postuliert, Achtsamkeit führe zu einem tief greifenden Perspektivenwechsel. Diesen Prozess bezeichnen die Autoren als Reperceiving (Perspektivenwechsel); sie fassen Reperceiving zusammen mit „the capacity to dispassionately observe or witness the contents of one's consciousness – enables a person to experience even very strong emotions with greater objectivity and less reactivity" (ebd., S. 381).

**6. Desidentifikation:** Wer Achtsamkeit übt, erfährt, dass z. B. Gedanken kommen und gehen. Gedanken, die vor Kurzem noch so wichtig erschienen, verblassen und verlieren ganz von alleine an Bedeutung. Das durch Achtsamkeit trainierte genaue Beobachten von mentalen Inhalten und Vorgängen lässt erleben, dass „ich" nicht diese Gedanken bin, sondern dass ich sie produziere. Ebenso, wie der Satz erfahren wird: „Ich habe ein Gefühl – ich bin nicht das Gefühl." Dadurch sinkt die Identifikation mit diesen Inhalten.

**7. Sich Erfahrungen aussetzen:** Erfahrungsvermeidung wird für eine breite Spanne von psychopathologischen Befunden verantwortlich gemacht. Das Modell der Erfahrungsaussetzung (wenn also keine Erfahrungsvermeidung stattfindet) geht davon aus, dass Achtsamkeit die Tendenz zur Erfahrungsvermeidung verringert und dadurch gesundheitliche Effekte erzielt. Gemeint sind hier nicht nur Erfahrungen im äußeren Umfeld, sondern ebenso bestimmte innere Erfahrungen (z. B. Körperempfindungen, Gefühle, Erinnerungen). Ein Mensch, der unangenehmen Gedanken oder Empfindungen konsequent aus dem Weg geht, wird in aller Regel notwendige Veränderungs- und Copingprozesse nicht durchlaufen.

# 3. Besonderheiten bei der Arbeit mit Kindern und Jugendlichen

Die im vorangegangenen Kapitel beschriebenen psychotherapeutischen Ansätze, die achtsamkeitsbasierte Techniken integrieren, wurden ursprünglich für Erwachsene entwickelt. Erst in einem zweiten Schritt entdeckten die psychotherapeutischen Praktiker, dass die Techniken auch für Kinder und Jugendliche bei vielen Problemen und Störungen ausgezeichnet wirksam sind. Dabei gilt: Je früher die Kinder ihrem Alter angepasst an ein achtsames Wahrnehmen von sich selbst, anderen Menschen und der Umwelt herangeführt werden, umso besser. Es gibt also keine Altersgrenze. Dennoch gibt es Besonderheiten, die bei Kindern und Jugendlichen zu beachten sind.

## Früh übt sich ...

Ein gesundes Kind hat bereits im frühen Alter einen Explorationsdrang; es ist neugierig und lernt gerne – sofern die hierfür förderlichen Bedingungen gegeben sind.

Das kleine Kind lebt ganz im gegenwärtigen Moment und ist aufmerksam und konzentriert bei den Dingen, die es gerade macht. Mit zunehmendem Alter steigen die Umweltreize, die heute oft ein gesundes Maß übersteigen. In zahlreichen Veröffentlichungen wird hier der zunehmend medialen Umwelt eine große Rolle zugeschrieben: elektronisches Spielzeug, Unterhaltungsmedien, Handys schon im Vorschulalter, Laptop ab der 1. Schulklasse. *More green time – less screen time;* so lautet dann auch die Empfehlung in den USA. Häufig fehlt Kindern die Wahrnehmung dafür, wann es gut wäre, den „Pause"-Knopf zu drücken, die Verführung der Medien ist groß. Doch auch unabhängig davon haben gerade Stadtkinder oft viele Ablenkungen und wenig Muße, um zu sich und zur Ruhe zu kommen. Aufmerksamkeits- und Konzentrationsprobleme nehmen zu.

Durch Achtsamkeits-Training machen Kinder die Erfahrung, wie wohltuend es ist, wieder zu Atem zu kommen, aufmerksam und bewusst „da zu sein" und zu spüren, wie sie sich gerade fühlen und was sie gerade brauchen. Kinder lernen dadurch, nicht jedem Handlungsimpuls sofort folgen zu müssen, und auch, sich nicht von emotionalen Impulsen überfluten zu lassen. Sie üben sich darin, den Dingen und sich selbst eine freundliche Aufmerksamkeit zu schenken. Nach unserer Praxiserfahrung mögen die meisten Kinder die Achtsamkeitsübungen sehr gerne, weil sie merken, dass sie damit ihren Kopf zur Ruhe bringen und sich besser konzentrieren können.

Aber auch, weil sie dadurch oft an Selbstvertrauen und Akzeptanz auch schwieriger Situationen gewinnen.

Dies setzt natürlich voraus, dass die Übungen für das jeweilige Kind passend sind. Achtsamkeits-Training wie überhaupt jedes therapeutische Arbeiten mit Kindern erfordert einen flexiblen und kreativen Ansatz, Empathie, Geduld und Humor. Entwicklungsbezogene Besonderheiten machen eine altersgerechte Adaptation von bewährten Übungen notwendig (vgl. Semple & Lee 2014, S. 77 ff.).

## Kognitive und affektive Entwicklung

Bei Kindern ist die kognitive und affektive Entwicklung naturgemäß noch auf einer früheren Stufe. Erwachsene Menschen verfügen in aller Regel über die Fähigkeit, ihre Gedanken und Gefühle zu identifizieren und zu verbalisieren. Diese metakognitive Fähigkeit ist bei Kindern noch wenig entwickelt. Ein Kind kann daher nur selten seine Gedankengänge, Überlegungen oder inneren Zustände mit Worten beschreiben. Man sollte deshalb das Kind nicht überfordern und nicht allzu viele Fragen nach dem individuellen Erleben der Übung stellen. Kinder erleben ihre Gefühle oft sehr intensiv und zeigen das eher in Taten als in Worten, indem sie weinen, sich frustriert oder verängstigt zurückziehen, vor Freude herumtoben, ausgelassen andere necken oder vor Wut ihr Spielzeug auf den Boden werfen. Diese Signale müssen von Eltern und Therapeuten gelesen und validiert werden.

## Beachtung der Aufmerksamkeitsspanne

Während viele Erwachsene problemlos eine halbstündige Atem- oder Body-Scan-Übung ausführen können, fällt es Kindern schwer, sich über einen längeren Zeitraum auf eine Sache zu konzentrieren, ohne unruhig oder gelangweilt zu werden. Die Dauer der Übung muss daher der altersentsprechenden und individuellen Aufmerksamkeitsspanne des Kindes Rechnung tragen. Eine dreiminütige Dauer (oder auch kürzer) von Atem- oder Aufmerksamkeitsübungen ist für manche Kinder die obere Grenze.

Als Faustregel kann man davon ausgehen, dass Kinder etwa eine Minute pro Lebensjahr aufmerksam und achtsam sein können. Ein gesundes vierjähriges Kind kann also eine Übung von etwa vier Minuten machen (vgl. Saltzman & Goldin 2011, S. 157).

## Bewegungsdrang

Der motorische Drang von Kindern ist ungleich höher als der von Erwachsenen. Daher empfiehlt es sich, vor Beginn von ruhigen Übungen dem Kind Gelegenheit zu geben, sich auszutoben. Bei längeren Übungssequenzen sollten immer Bewegungsübungen eingeflochten werden.

## Erinnerungshilfen anbieten

Normalerweise mögen Kinder Achtsamkeitsübungen gerne und finden sie auch nicht schwierig, doch: „Das Haupthindernis ist nur, dass sie auch dran denken müssen" (Semple & Lee 2011, S. 82). Hier sollte der Therapeut Strategien anbieten, die die Kinder täglich an die Achtsamkeit erinnern sollen, etwa farbige Smiley-Aufkleber bei sich zu Hause an geeigneten Stellen platzieren, z. B. neben dem Bett, um das achtsame Atmen zu üben, oder am Badezimmerspiegel, um beim Zähneputzen achtsam zu sein.

## Geduld

Es ist wichtig, den Kindern zu erklären, dass Fortschritte in Bezug auf die Achtsamkeit ihre Zeit brauchen. Semple & Lee (ebd., S. 82) benutzen hierfür die Metapher des Gärtnerns: „Nachdem der Boden vorbereitet wurde, werden die Samen gelegt und die Keime gewässert und gedüngt. Dann warten wir geduldig auf die Ergebnisse. Die Kinder werden ermutigt, ebenso geduldig die Übungen durchzuführen und in jedem Augenblick achtsam zu sein. Sie lernen durch unmittelbare Erfahrung, dass sich die Früchte ihrer Bemühungen vielleicht nicht gleich zeigen, dass aber der eindeutige Nutzen der Achtsamkeit im Lauf der Zeit deutlich wird."

## Anreize schaffen

Häufig kommen Kinder – anders als Erwachsene – nicht aus eigenem Antrieb in eine Psychotherapie und zu den Sitzungen. Doch kleine Anreize können ihr Interesse an der Teilnahme erhöhen. Für die Erledigung ihrer Achtsamkeits-Hausaufgaben könnte man den Kindern z. B. kleine Sticker geben o. Ä. Auch die Erstellung einer persönlichen Achtsamkeitsmappe mit Arbeitsblättern zu den Übungen und Hausaufgaben, kleinen Geschichten, Gedichten oder Zeichnungen wirkt auf viele Kinder motivierend. Und nicht zuletzt die Begeisterungsfähigkeit des Therapeuten!

## Einbeziehung der Bezugspersonen

Der häusliche Alltag der Kinder ist in hohem Maße von ihren Eltern bzw. Bezugspersonen abhängig. Wenn daher die Eltern in das Achtsamkeits-Training mit eingebunden werden und die Achtsamkeitspraxis im häuslichen Alltag fördern und unterstützen, wird das Kind sehr davon profitieren. Elternarbeit ist daher ein wichtiger Bestandteil effektiver Praxis.

## Mit widersprüchlichen Anforderungen umgehen

Achtsamkeitsübungen wirken u. a. förderlich auf das bewusste Wahrnehmen der eigenen Gefühle. Doch häufig wachsen Kinder in einem Kontext auf, der Gefühlsäußerungen unterdrückt: „Wer seine Gefühle zum Ausdruck bringt, wird in der westlichen Kultur oft zurechtgewiesen. Tatsächlich verlangen Erwachsene von Kindern oft, etwas zu tun, von dem sie selbst nicht wissen, wie sie es tun sollen. Ein Vater, der sagt: ‚Hör auf zu weinen oder ich gebe dir einen Grund dafür', sagt damit funktional: ‚Ich kann meinen Ärger darüber, dass du dich ärgerst, nicht kontrollieren, also kontrolliere ich stattdessen deinen'. Unter solchen Umständen lernen Kinder, still zu sein, zu verdrängen und Botschaften zu verinnerlichen, die mit der Notwendigkeit der emotionalen Vermeidung und Kontrolle zu tun haben … Wenn Akzeptanz und Achtsamkeit in einen kulturellen Kontext eingebracht werden, der von emotionaler Kontrolle geprägt ist, lernen Kinder im Wesentlichen, etwas Gesundes zu tun, von dem viele Erwachsene in ihrem Umfeld nicht wissen, wie man es tut. Geschieht dies nicht in der richtigen Art und Weise, erhalten Kinder widersprüchliche Botschaften, da einige Erwachsene in ihrem Leben das Unterdrücken von Gefühlen fordern, während andere zu emotionaler Offenheit raten. Dies ist einer der Gründe dafür, dass sich die Arbeit mit Kindern und Jugendlichen nicht von der Arbeit mit Erwachsenen oder von der therapeutischen Beziehung trennen lässt" (Hayes & Greco 2011, S. 20 f.). Bei der Achtsamkeitsarbeit mit Kindern und Jugendlichen ist es deshalb von wesentlicher Bedeutung, den umfassenden sozialen Kontext wie Familie, Schule, Nachbarschaft zu berücksichtigen oder idealerweise mit einzubeziehen. Ansonsten lernt das Kind möglicherweise: „Tu, was ich sage, und nicht, was ich tue."

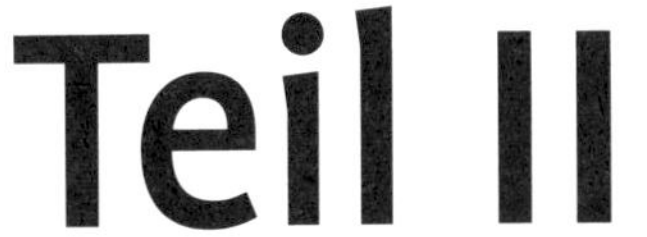


# Praxis

## Eine Vorbemerkung zu den Übungen im praktischen Teil:

Die Übungen sind an diesem Icon 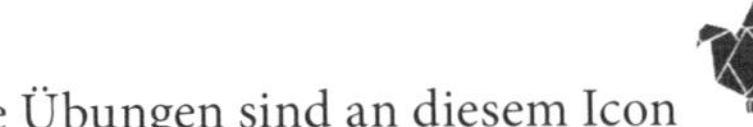 zu erkennen.

Bei einigen Übungen haben wir Zeitangaben gemacht, bei anderen nicht. Eine exakte Zeitdauer anzugeben ist nicht möglich und auch nicht sinnvoll, denn diese hängt immer vom Zusammenspiel zwischen Therapeut/in und Klient/in (also dem Kind, Jugendlichen bzw. Erwachsenen) ab. Dort, wo Angaben gemacht wurden, können sie der groben Orientierung dienen.

Die meisten Übungen werden für ein Einzelsetting beschrieben, sind vielfach jedoch auch für die Gruppenarbeit geeignet.

Die Übungen sind je Kapitel durchnummeriert und am Ende in einer alphabetischen Liste aufgeführt.

# 4. | Achtsamkeitsübungen für Kinder

Die folgenden Übungen dienen der allgemeinen Förderung der Achtsamkeit und eignen sich für Kinder im Alter von etwa sechs bis zwölf Jahren. In dieser Altersgruppe wird Achtsamkeit vorwiegend über die Sinne erfahren, weshalb viele Übungen darauf gerichtet sind. Die Übungen eignen sich sowohl für Einzel- wie für Gruppenarbeit und dauern meist nur wenige Minuten.

## 4.1 Achtsames Atmen

Das achtsame Atmen ist eine der wichtigsten und grundlegendsten Übungen. Es wird daher nicht nur einzeln geübt, sondern ist in viele Interventionen integriert. Kinder verstehen sehr schnell, dass sie ihren Atem „immer dabei"haben, und machen die Übungen in der Regel sehr gerne, gerade weil sie so einfach und doch wirkungsvoll sind. Die folgende Instruktion kann natürlich sprachlich dem Alter des Kindes angepasst werden.

### Übung 4.1: Die Atemzüge bewusst fühlen

**Vorbereitung:** Das Kind soll eine achtsame und doch bequeme Sitzposition einnehmen. Die Augen können entweder geschlossen sein oder in einem „weichen Blick" nach unten gerichtet – je nachdem, was dem Kind lieber ist.

Du kannst jetzt deine Aufmerksamkeit auf deinen Atem richten. Dabei kannst du spüren, wie sich dein Bauch ein bisschen hebt, wenn du einatmest. Wenn du ausatmest, dann senkt sich dein Bauch wieder und wird flach. Beim Einatmen wird dein Bauch dann wieder leicht gehoben – und beim Ausatmen geht er wieder zurück. Du kannst das gut fühlen, wenn du deine Hand auf deinen Bauch legst.

Auch an deinen Nasenflügeln kannst du deinen Atem spüren: Beim Einatmen kannst du die kühle Luft in deiner Nase fühlen ... wenn du dann langsam ausatmest, fühlst du, dass die Luft nun wärmer ist. Spüre die Luft in deiner Nase ... einströmen, kühl ... ausströmen, warm.

Vielleicht kommen dir Gedanken in den Sinn – lass sie vorbeiwandern. Sie kommen und gehen wieder ... Richte deine Aufmerksamkeit wieder auf deinen Atem: einatmen – ausatmen. Einatmen – ausatmen. Gut gemacht!

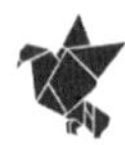

## Übung 4.2: Der Drei Minuten Atemraum für Kinder

**Vorbereitung:** Diese Übung stammt aus der MBCT und umfasst die drei Stufen: bewusst werden – sich sammeln – ausdehnen. Zu Beginn unterstützt man das Kind, bewusst eine aufrechte und doch entspannte Körperhaltung zu finden. Während der Übung kann es die Augen geschlossen halten oder in einem „weichen Blick“ nach unten richten.

Jetzt kannst du dir Zeit nehmen für genau diesen Moment … Vielleicht gehen dir Gedanken durch den Kopf … Vielleicht ist ein bestimmtes Gefühl gerade da … Du kannst deinen ganzen Körper spüren, vom Kopf oben bis zu den Füßen hinunter. Lass dir Zeit, alle Gedanken, die kommen, deine Gefühle, alles, was du in deinem Körper spürst, ist in Ordnung.

Nun kannst du auf deinen Atem achten, dein Einatmen – dein Ausatmen, … ganz sanft. Und wieder … das Einatmen, … das Ausatmen (mehrere Atemzüge lang). Ganz ruhig wirst du innerlich, … beim sanften Einatmen … und Ausatmen.

Deine Aufmerksamkeit ist beim Atmen … ein … und aus … und sie weitet sich aus … sie umfasst deinen ganzen Körper, … wie du sitzt, … auch deinen Kopf und dein Gesicht. Du bist ganz da, … von oben bis unten, … und kannst dich ganz spüren.

## 4.2 Achtsames Sehen

Beinahe jeder ist davon überzeugt, dass seinem Blick kaum etwas entgeht; wir meinen, dass wir „gut sehen“ und auch „alles sehen“. Bei Kindern ist das ebenso. Wenn es um die Hinführung eines Kindes zu achtsamem Sehen geht, benutze ich deshalb häufig eine der bekannten optischen Täuschungen. Etwa das „Umspringbild“ von einer alten und einer jungen Frau (Vorlagen gibt es im Internet) eignet sich hier sehr gut. Das Kind bemerkt plötzlich, dass eine optische Wahrnehmung oft mehr Facetten hat als die gerade erkannte.

Denselben Effekt erziele ich, wenn ich ein Kind bitte, einen Alltagsgegenstand, an den es sich gut zu erinnern meint, aus dem Gedächtnis zu zeichnen, etwa die eigene Schultasche oder Kindergartentasche, den Schrank im Kinderzimmer, das Muster des Teppichs im Wohnzimmer, den Küchenherd, ein Bild, das zu Hause hängt, o. Ä. Anschließend nimmt das Kind das Bild mit nach Hause und vergleicht und korrigiert die Abweichungen vom realen Objekt. In der nächsten Stunde besprechen wir dann die Unterschiede und das Kind kann an der eigenen Zeichnung erkennen, dass Form, Farbe, Anordnung manchmal anders sind oder Details fehlen.

Bei vielen Kindern ist dies ein Anstoß, die eigene Wahrnehmung bewusster zu pflegen, und sie erzählen dann in der nächsten Stunde, dass ihnen nun plötzlich aufgefallen ist, welche Form eigentlich der Baum vor dem Klassenzimmer hat oder welches Muster das Lieblingskleid. In verschiedenen spielerischen Übungen wird das achtsame Sehen weiter gefördert; die meisten dieser Übungen sind auch für Gruppen gut geeignet.

### Übung 4.3: Sehen und beschreiben

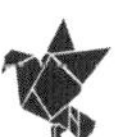

**Benötigt werden:** verschiedene Objekte wie Steine, Walnüsse, Mandarinen, getrocknete Bohnen

Vor dir liegen mehrere Walnüsse (bzw. Bohnen etc.) … Du darfst dir eine davon aussuchen und in die Hand nehmen. Nimm dir ruhig Zeit, die Nuss ganz genau anzuschauen; ihre Form, ihre Farbe, ihre Besonderheiten … Nun darfst du sie mit Worten beschreiben.“

(Anschließend wird das Objekt zurück in die Schale gelegt und mit allen anderen gleichartigen Objekten gut vermischt.)

Findest du „deine“ Nuss nun wieder heraus, aus all den anderen?

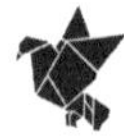

## Übung 4.4: Dinge wahrnehmen und erinnern

**Benötigt werden:** Fotos, Bildkarten, beliebige Objekte

Bitten Sie das Kind, sich z. B. eine bestimmte Bildkarte genau anzuschauen und gut einzuprägen. Danach schließt es die Augen und versucht, sich das Bild vorzustellen. Anschließend beschreibt es das Bild aus dem Gedächtnis. Nun öffnet das Kind die Augen wieder und darf noch nach weiteren Details schauen, die ihm davor entgangen sind, und somit das „innere Bild" vervollständigen.

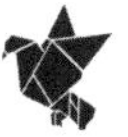

## Übung 4.5: Blitzfotos

**Benötigt werden:** Glocke, Klangschale o. Ä.

Nach einer kurzen Beschreibung der Übung fordern Sie das Kind auf, mit geschlossenen Augen langsam im Raum umherzugehen und immer mal wieder die Richtung zu wechseln (kann auch im Freien stattfinden). Jedes Mal, wenn Sie kurz eine Glocke anschlagen, öffnet das Kind ganz kurz die Augen und macht damit sozusagen ein „Blitzfoto", indem es konzentriert und fokussiert genau den Raumausschnitt wahrnimmt, der jeweils im Blickfeld ist.

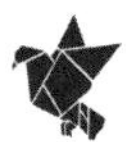

## Übung 4.6: Spiegelpantomime

Wechselseitig übernehmen Therapeut/in und Kind die Rolle des Agierenden bzw. die des Spiegelbildes: Beide stehen einander gegenüber, mit ca. ein bis zwei Meter Abstand. Die agierende Person bewegt sich nach Belieben (Arme, Beine, Rumpf etc.), die andere vollzieht alle Bewegungen möglichst simultan nach, wie ein Spiegelbild.

Das Kind wird ermuntert, auch die kleinsten Bewegungen wahrzunehmen und zu „spiegeln", etwa ein Verändern der Mundwinkel, ein Augenzwinkern, kleine Fingerbewegungen, ein Verschieben des Fußes.

Mit zunehmendem Tempo steigt der Schwierigkeitsgrad. Das Kind übt im Spiel, ruhig und konzentriert zu beobachten und zu folgen, minimale Veränderungen in Mimik und Gestik achtsam wahrzunehmen.

## Übung 4.7: Farbensammler

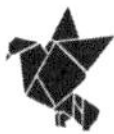

Fordern Sie das Kind auf, im Raum (oder im Freien) nach einer vorher festgelegten Farbe Ausschau zu halten: Wo ist Orange, wo ist das dunkle Blau sichtbar? – An den Wänden, den Möbeln, der Kleidung, beim Blick aus dem Fenster etc.? Wie viele Varianten einer Farbe sind zu sehen? Ein dunkles Olivgrün, helles Apfelgrün, kühles Flaschengrün usw. Viele Kinder sind nachher erstaunt, wie breit die Farbpalette ist, die sie in der Regel kaum so differenziert wahrnehmen.

## Übung 4.8: Zimmer-Steckbrief

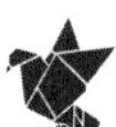

Die Praxisräume sind dem Kind zwar gut vertraut, werden jedoch meist nicht bewusst wahrgenommen. Zur Förderung der bewussten Wahrnehmung eignet sich ein Fragespiel: Welche Farbe hat die Eingangstür der Praxis? Was steht auf dem Klingelschild? Welche Form hat die Türklinke? Wie sieht der Teppich aus? Welche Lampen gibt es im Vorraum? Wie viele Bäume stehen im Hof? Usw.

Als **Variante** kann man auch nach bestimmten Räumen zu Hause fragen.

Von dem folgenden bekannten Spiel zur Wahrnehmungsschulung gibt es etliche Varianten.

## Übung 4.9: Kim-Spiel

**Vorbereitung:** Mehrere unterschiedliche Objekte (z. B. Muscheln, Steine, Glaskugeln, Würfel, Nüsse, Löffel, Zahnstocher, Strohhalme, Spielkarten, Wollknäuel, Kaugummi – alles ist möglich) werden in eine Schale gelegt oder einfach auf den Tisch bzw. den Boden.

Das Kind erhält genügend Zeit, um sich die vor ihm liegenden Objekte bewusst einzuprägen. Danach dreht es sich kurz um, während der Therapeut zwei dieser Objekte an eine andere Stelle rückt. Nun versucht das Kind zu erraten, welche Objekte verändert wurden.

**Varianten:** Es können auch Gegenstände entfernt werden und das Kind soll raten, welche. Je nach Alter und Übungsstand des Kindes können auch die Anzahl und die Ähnlichkeit der Objekte variiert werden.

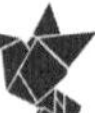

## Übung 4.10: Puzzlebild

**Benötigt werden:** Kalenderblätter, Poster, Ansichtskarten, Fotos o. Ä.

Wenn man ein gewohntes Bild plötzlich in veränderter Form sieht, nimmt man es weit intensiver wahr, der Blick für Details schärft sich.

Hierzu kann man Bilder (s. o.) in einzelne Teile zerschneiden. Das Kind soll sie wieder zum ganzen Bild zusammensetzen.

**Varianten:** Je nach Alter des Kindes kann der Schwierigkeitsgrad variiert werden, indem man die zerschnittenen Puzzleteile kleiner oder größer wählt.

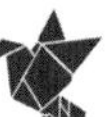

## Übung 4.11: Smarties-Suchspiel

**Benötigt wird:** eine Packung Smarties (oder andere verschiedenfarbige Bonbons)

Man legt jeweils einen Smartie auf den Tisch bzw. in eine kleine Schale. Das Kind sucht mit den Augen, ob es im Raum Gegenstände entdeckt, die die gleiche Grundfarbe wie das Bonbon haben. Dabei werden auch Farbnuancen entdeckt: „Der Vorhang ist auch orange wie der Smartie, aber heller." Natürlich darf das jeweilige Bonbon anschließend gegessen werden.

**Varianten:** Das Spiel funktioniert auch mit Farbkärtchen. Es eignet sich auch für eine Gruppe.

## Übung 4.12: Der veränderte Raum

Fordern Sie das Kind auf, kurz den Raum zu verlassen. Währenddessen verändern Sie irgendeine Kleinigkeit: Sie können zwei Bilder vertauschen, ein Kissen in eine andere Sitzecke legen, einen Stuhl verschieben o. Ä. Das Kind kommt wieder in den Raum. Wenn es die Veränderung herausgefunden hat, wird gewechselt. Nun verlassen Sie den Raum, während das Kind eine Veränderung vornimmt.

Nach einigen Durchgängen wird das Kind den Raum wesentlich achtsamer wahrnehmen als davor.

## 4.3 Achtsames Hören

Hörerfahrungen sind in unserem Leben allgegenwärtig, was dazu führt, dass wir das, was wir hören, häufig nicht bewusst wahrnehmen. Von morgens bis abends sind die meisten von uns von einer Geräuschkulisse umgeben. Da nur weniges von dem, was wir täglich hören, für uns relevant ist, wird das meiste ausgeblendet. Umso intensiver wird die Erfahrung, wenn wir uns in der Kunst des achtsamen Hörens üben.

Aus der Lärmwirkungsforschung ist bekannt, dass Schallreize über das Nervensystem verschiedene Aktivierungsreaktionen im Körper hervorrufen, z. B.: Verengung der Gefäße, Blutdruckanstieg, Veränderung des Muskeltonus. Geräuschempfinden hat zwar eine sehr subjektive Komponente, dennoch gibt es bestimmte Geräusche, die eher aversive Empfindungen auslösen (etwa lautes Türzuschlagen, Fluglärm, Motorradknattern), wogegen andere überwiegend als angenehm wahrgenommen werden, etwa Vogelzwitschern oder das Plätschern eines Baches.

Besonders Musik ist eine Hörquelle, die Empfindungen und Stimmungen auslösen kann, die uns emotional „berührt". Und tatsächlich werden tiefe Frequenzen nicht nur über den auditiven Kanal wahrgenommen, sondern auch als Vibrationen. Man kann Kinder fühlen lassen, wie etwa eine Gitarrensaite schwingt oder ein Metallophon. Jüngere Kinder sind oft fasziniert, wenn man ihnen als Einstieg in das achtsame Hören den Weg der Töne über Ohrmuschel, Gehörgang und Trommelfell zum Gehirn erklärt.

### Übung 4.13: Ohren auf und zu

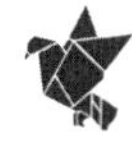

**Vorbereitung:** Damit das Kind zur Ruhe kommen kann, eignet sich eine der unter 4.1 beschriebenen Atemübungen. Sie können aber auch vorher gemeinsam ein ruhiges Musikstück anhören.

Bitten Sie das Kind, seine Ohren zu verschließen, indem es sie mit ein oder zwei Fingern fest zudrückt. Etwa eine Minute lang nimmt das Kind nun die Stille wahr bzw. die abgedämpften Geräusche. Danach löst es den Druck der Finger langsam und öffnet wieder die Ohren. Die Geräusche seiner Umwelt wird das Kind nunmehr meist viel bewusster und intensiver wahrnehmen.

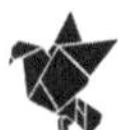

## Übung 4.14: Der sprechende Bleistift

**Benötigt werden:** Papier und Bleistift

Bitten Sie das Kind, Ihnen den Rücken zuzudrehen und die Ohren zu spitzen. Mit einem Bleistift zeichnen Sie nun eine einfache Grafik auf Papier, z. B. mehrere kurze Striche, Punkte, eine Zickzacklinie, einen waagerechten langen Strich, eine Wellenlinie, mehrere lange senkrechte Striche, ein Dreieck, ein Viereck, einen Kreis. Nur am Zeichengeräusch versucht nun das Kind zu erraten, welche Figur Sie gerade gezeichnet haben.

Die Rollen können nach Belieben gewechselt und der Schwierigkeitsgrad der gezeichneten Figuren kann variiert werden.

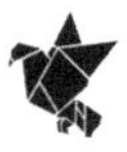

## Übung 4.15: Die Geräuschquelle finden

**Benötigt werden:** Wecker (Variante 1), Glocke, Triangel o. Ä. (Variante 2)

Für diese Übung gibt es zwei Varianten.

**Variante 1:** Ein tickender Wecker wird im Raum versteckt, entweder vor dem Eintreffen des Kindes oder das Kind geht kurz aus dem Raum. Das Kind muss nun den Wecker suchen, indem es sich am Geräusch orientiert.
**Variante 2:** Das Kind schließt die Augen, während Sie sich leise an eine beliebige Stelle im Raum begeben und von dort sanft eine Glocke anschlagen. Mit immer noch geschlossenen Augen nähert sich das Kind nun nach Gehör dem Ton, so lange, bis es die Glocke gefunden hat. Anschließend kann ein Rollentausch stattfinden.

Statt einer Glocke kann auch eine Triangel verwendet werden bzw. Sie können mit einem Löffel an ein Glas schlagen. Es geht aber auch ganz ohne Instrument: Sie können z. B. einen Ton summen.

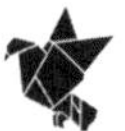

## Übung 4.16: Körpergeräusche

Welche Geräusche macht der Körper? Überlegen Sie gemeinsam mit dem Kind: Es gibt Atemgeräusche, Herzklopfen, ein Gluckern im Bauch …

Dann probieren Sie beide aus, welche Geräusche man mit dem Körper bewusst erzeugen kann: Trampeln mit den Füßen, Klatschen, Fingerschnipsen, Zungenschnalzen usw.

## Übung 4.17: Hör-Spaziergang

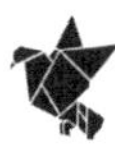

Diese Übung findet außerhalb des Therapieraums statt. Bei einem gemeinsamen Spaziergang mit Ihnen „sammelt“ das Kind ganz bewusst alle Geräusche und benennt diese.

Diese Wahrnehmungsschärfung zeigt häufig für das Kind verblüffende Ergebnisse, indem es plötzlich viele Geräusche bemerkt, die zuvor regelmäßig „ausgeblendet“ waren.

## Übung 4.18: Die Richtung hören

**Benötigt werden:** ein möglichst leerer Raum ohne Hindernisse bzw. eine hindernisfreie Fläche; Triangel, Trommel o. Ä.

Sie gehen langsam im Raum umher, wobei Sie kontinuierlich eine kleine Triangel, eine Handtrommel oder auch ein Glas anschlagen. Mit geschlossenen Augen versucht das Kind, der Spur des Klanges zu folgen und so die Bewegungen durch den Raum nachzuvollziehen.

## 4.4 Achtsames Riechen

Die olfaktorische Wahrnehmung ist eine ganz besondere, denn stärker als alle anderen Sinneseindrücke gehen die über die Nase aufgenommenen mehr oder weniger direkt in das limbische System, das Emotionszentrum im Gehirn, und in den lateralen Hypothalamus. Informationen, die mit Emotionen verknüpft sind, prägen sich bekanntermaßen besser ein. Sie werden nicht nur im semantischen, sondern auch im episodischen Gedächtnis abgelegt. Über positive Emotionen lassen sich so bessere Lerneffekte erzielen.

Es gibt aber auch Konditionierungen aufgrund von unangenehmen Geruchswahrnehmungen. Bei extrem beißenden Gerüchen beispielsweise kneifen wir unwillkürlich die Augen zu; durch andere Gerüche können Würgereflexe ausgelöst werden. Das sind Schutzreflexe.

Durch den engen Zusammenhang des Geruchssinns mit dem limbischen System und dem Hypothalamus können aber – anders als bei der klassischen Konditionierung – die Zeitabstände zwischen unkonditioniertem und konditioniertem Stimulus extrem ausgedehnt werden. Auch nach längerer Zeit kann es so zu einer konditionierten Reaktion kommen. Beispielsweise kann der Geruch von Fisch bei einem Menschen Übelkeit auslösen, wenn er Jahre zuvor einmal verdorbenen Fisch gegessen und anschließend erbrochen hat.

Bekannt ist auch das Phänomen, dass man jemanden „nicht riechen kann" – oder eben auch das Gegenteil. Durch Pheromone (Duftstoffe, die unbewusst wahrgenommen werden) werden das Annäherungs- oder Sexualverhalten, Sympathie und Antipathie und soziale Kontakte beeinflusst.

Gerade Kinder im Vorschulalter stecken gerne ihre Nase in alle Dinge – buchstäblich. Sehr viele unserer Eindrücke und Erinnerungen im Erwachsenenalter sind geprägt von Geruchserlebnissen aus der Kindheit und Jugend. Der Geruchssinn ist bei der Geburt nahezu vollständig ausgebildet; bereits Säuglinge können den Geruch der Mutter erkennen.

Um die Wirksamkeit von Gerüchen auf Lernerfolge zu prüfen, wurde 2005 das Projekt „Dufte Schule" gestartet. Ziel war es, die Effekte einer professionellen Klassenraumbeduftung mit natürlichen ätherischen Ölen auf das Klassenklima sowie auf die Motivation, Aufmerksamkeit und Konzentration der Schüler zu untersuchen. An dieser Pilotstudie haben von 2005 bis 2009 insgesamt 799 Schüler an 30 Schulen teilgenommen. Im Projektverlauf erntete die Studie neben einiger Skepsis auch viel Lob und die Ergebnisse (Meyer 2010) sind durchaus positiv:

- 41 % der Schüler gaben an, sich im Klassenraum besser konzentrieren zu können.
- 37 % meldeten auch bei den Hausaufgaben mit Duftstein und natürlichem Duft eine Verbesserung.
- 40 % der Eltern und Schüler gaben an: „Mit dem Duftstein lernt es sich besser."
- 35 % befanden, „Dufte Schule" hätte eine Besserung der schulischen Leistungen bewirkt.
- 44 % gaben an, dass sie motivierter zur Schule gehen.
- 28 % der Eltern gaben an: „Mein Kind macht weniger Flüchtigkeitsfehler."
- 38 % der Befragten fanden die Stimmung in der Klasse besser.
- 32 % meldeten eine Abnahme der Aggressivität der Mitschüler.
- 29 % der Eltern, die nach den Gefühlen des Schülers beim Schulgang befragt wurden, stimmten der Aussage zu: „Mein Kind geht lieber als zuvor in die Schule."

Aus der Traumaforschung ist bekannt, dass Geruch ein wichtiger Trigger sein kann. Bei dissoziativen Störungen oder einer Borderline-Symptomatik kann ein sehr intensiver Geruch als starker Gegenreiz eingesetzt werden. Zur Steigerung von Aufmerksamkeit und Wohlbefinden sind Düfte ebenfalls wirksam. Zudem ist Geruch allgegenwärtig, wir können ihm und seinen Wirkungen kaum entkommen. Zur Schulung achtsamer olfaktorischer Wahrnehmung haben sich folgende Übungen bewährt.

## Übung 4.19: Duft-Rallye

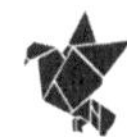

**Vorbereitung:** Mit einer kurzem Atem-Übung oder dem Ton einer Klangschale wird das Kind auf das achtsame Riechen eingestimmt. Im Therapieraum werden mehrere Duftsteine verteilt, die mit verschiedenen Duftölen beträufelt wurden (z. B. Rose, Mandarine, Lavendel, Cajeput), bzw. stark duftende Dinge wie eine halbe Zwiebel, frisch geriebener Meerrettich o. Ä.

Das Kind erhält eine Liste dieser Düfte, die es in der angegebenen Reihenfolge im Raum erschnuppern soll. Beim letzten Duft erwartet das Kind dann ein kleiner „Schatz" (z. B. eine Süßigkeit, eine hübsche Muschel).

## Übung 4.20: Echt oder falsch?

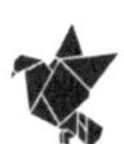

**Benötigt werden:** Duftkerzen mit künstlichen Aromen, etwa mit Zitronen-, Erdbeer- oder Vanillegeruch, aus dem Drogeriemarkt. Als Pendant dazu braucht man die echten Aromen: also eine Zitrone, Erdbeeren, eine Vanilleschote.

Das Kind soll zunächst an einer künstlichen Duftquelle schnuppern und danach am jeweiligen Originalgeruch, also an einer echten Zitrone, Erdbeere oder Vanilleschote.

## Übung 4.21: Düfte raten

**Benötigt werden:** Verschiedene ätherische Öle (auf Wattebäusche getropft), aber auch Spiritus, Haarshampoo oder Essig. Kräuter wie Schnittlauch, Thymian oder Salbei oder auch verschiedene Früchte.

Mit geschlossenen Augen soll das Kind versuchen, unterschiedliche dargebotene Duftstoffe zu erraten.

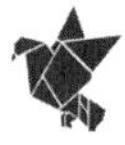

## Übung 4.22: Riech-Memory

**Vorbereitung:** In leere Filmdöschen (oder andere verschließbare kleine Gefäße) werden verschiedene Duftstoffe eingefüllt, z. B. Zwiebel, Zimt, Vanille, Essig, Kräuter (siehe Übung 4.21 „Düfte raten"). Auf kleine Papierzettel oder Kärtchen, alle im selben Format, wird jeweils eine Abbildung dieses Stoffes angebracht. Es gibt schließlich für jeden Duftstoff ein Döschen und ein Kärtchen bzw. einen Zettel (= ein Memory-Paar).

Die vorbereiteten Zettel oder Kärtchen werden mit der Bildseite nach unten auf dem Tisch gemischt. Auch die Döschen werden gemischt. Der Reihe nach darf jeder Mitspieler jeweils ein Döschen nehmen, es öffnen und daran riechen. Danach darf er ein Bildkärtchen umdrehen. Wie bei jedem Memory-Spiel gilt es auch hier, alle zusammengehörenden Paare zu finden.

## 4.5 Achtsames Schmecken

Da die gustatorische Wahrnehmung ein so alltäglicher Vorgang ist, wird sie oft nicht bewusst erlebt. Achtsames Schmecken ist deshalb eine häufig angewandte Übung in der Schulung der Achtsamkeit – und auch eine gute Vorübung für das achtsame Essen.

Die folgende Übung findet man in nahezu jedem Achtsamkeits-Training, im MBSR ist sie als „Rosinen-Übung“ enthalten. Sie kann äußerst variabel eingesetzt werden, je nach bevorzugtem Geschmacksobjekt.

### Übung 4.23: Basis-Übung Schmecken

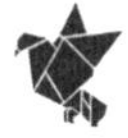

**Benötigt werden:** verschiedene Speiseobjekte, wie Erdnüsse, Rosinen, Mandeln, Apfelstücke, Kekse o. Ä.

Vor dem Kind steht eine Schale mit dem gewählten Speiseobjekt. Es darf sich ein Stück nehmen und wird nun aufgefordert, dieses zu erkunden: Wie schwer ist deine Erdnuss? Wie fühlt sich die Oberfläche an? Kann man sie riechen? Wie fühlt sie sich im Mund an – ohne sie zu kauen? Wie ist sie an den Lippen zu spüren, an der Zunge, an den Zähnen?

Nun kannst du sie langsam probieren. Wie verändern sich das Gefühl und der Geschmack, wenn du auf die Erdnuss gebissen hast? Wie viele Teilchen spürst du im Mund? Wo spürst du sie? Wo kannst du sie schmecken? Wie lange schaffst du es, die Erdnuss zu schmecken, ohne sie zu schlucken?

Nun schlucke sie hinunter und spüre, wie du schluckst, wie die Stückchen den Mundraum verlassen. Kannst du den Nachgeschmack noch spüren? Wie lange?

### Übung 4.24: Blind schmecken

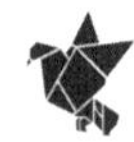

**Benötigt werden:** verschiedene Speiseobjekte, wie Obst(stücke), Gemüse(stücke), Nüsse, Schokoladenstücke o. Ä.

Das Kind hat die Augen geschlossen oder verbunden und darf „blind“ verschiedene dargebotene Speiseobjekte probieren. Dabei soll es möglichst achtsam schmecken (siehe Basis-Übung 4.23). Anschließend soll es erraten, was es gegessen hat. War es ein Stück Apfel oder Birne? Eine Aprikose oder ein Pfirsich? Weiße oder dunkle Schokolade, eine Walnuss oder Haselnuss?

## Übung 4.25: Im Schneckentempo schmecken

**Benötigt werden:** verschiedene Speiseobjekte, wie Obst(stücke), Gemüse(stücke), Nüsse, Gummibärchen, Brotstückchen o. Ä.

Wieder werden verschiedene kleine Speiseobjekte, z. B. Gummibärchen, ein Orangenstück oder auch ein Stückchen Brot dargeboten. Ziel der Übung ist es, seinen jeweiligen Happen möglichst lange im Mund zu behalten. Wer schafft es, ihn am längsten in der Mundhöhle zu haben, ohne ihn zu schlucken? Dabei lassen sich verschiedene geschmackliche Nuancen erkunden: Wie verändert sich z. B. der Geschmack des Brots, wenn es länger im Mund ist? Wie lange schmeckt die Orange sauer?

## 4.6 Achtsames Fühlen

Der Tastsinn befähigt uns dazu, Berührungen wahrzunehmen. Er umfasst sowohl taktile als auch haptische Wahrnehmung. In der Literatur wird der Begriff taktile Wahrnehmung für das passive Berührt-Werden verwendet und haptische Wahrnehmung für das aktive Fühlen. Physiologisch ist der Tastsinn abhängig vom sensomotorischen sowie vom somatosensorischen System.

Die **haptische Wahrnehmung** (griechisch: haptós „fühlbar", haptikós „zum Berühren geeignet") steht für das „Be-greifen" der Umwelt, das bei Kindern eine noch größere Bedeutung hat als bei Erwachsenen. Beteiligt sind Bewegungen (zumeist der Hand) und auch andere Sinne, z. B. visuelle Wahrnehmung. Alle Sinnesreize werden zu einem Gesamteindruck integriert. Über die haptische Wahrnehmung werden u. a. folgende Objekteigenschaften erfasst: Größe, Kontur, Oberflächentextur, Nachgiebigkeit, Temperatur, Wärmeleitfähigkeit. Das Erkunden des Objekts geschieht durch

- Überstreichen der Oberfläche (lateral motion)
- Drücken (pressure)
- Umfassen (enclosure)
- Konturen nachfahren (contour following)

Dabei ist der Motorkortex immer aktiv. Die beteiligten Sinne sind folgende:

- taktile Wahrnehmung (Bestandteil der Oberflächensensibilität),
- Propriozeption (Tiefensensibilität),
- Temperaturwahrnehmung (Thermorezeption) und
- Schmerzwahrnehmung (Nozizeption).

Die **taktile Wahrnehmung** bzw. Oberflächensensibilität kann aufgrund von Schäden der Nerven, der Leitungsbahnen im Zentralnervensystem oder mangelnder sensorischer Integration gestört sein. Die Wahrnehmung kann gesteigert (Hyperästhesie) oder vermindert (Hypästhesie) sein. Sie kann aber auch fehlen (Anästhesie) oder es können Missempfindungen auftreten (Parästhesie).

Bei gesteigerter taktiler Wahrnehmung („Überempfindlichkeit") kann **taktile Abwehr** die Folge sein, also eine Abwehrhaltung gegenüber den empfangenen Reizen. Diese kann sich gegen Berührung durch Personen richten, aber auch gegen Materialien (z. B. Sand, Schlamm, Staub, Kleister).

Wenn man achtsam mit Kindern arbeitet, ist es wichtig zu erkennen, ob bei einem Kind eventuell eine taktile Unter- und Überempfindlichkeit vorliegt. Auch scheinbar unterempfindliche Kinder zeigen manchmal Überreaktionen auf Berührungsreize. Sie balgen sich beispielsweise mit Gleichaltrigen und sind dabei mitunter unangemessen grob, reagieren aber überempfindlich, wenn sie sich wehtun oder unvorhergesehen angefasst werden.

Bei einem unterempfindlichen taktilen System sucht das Kind in der Regel den Körperkontakt, manchmal auch grob. Es hat eine hohe Schmerzschwelle, merkt nicht, wenn es verschmutzt ist, provoziert möglicherweise Raufereien (um Körperkontakt zu haben) und kann häufig Berührungen nicht lokalisieren.

Bei einem überempfindlichen taktilen System zeigt das Kind mitunter eine Abneigung gegen Berührungen und hat eine niedrige Schmerzschwelle. Es mag nicht gerne matschen oder kleistern und will sich sofort wieder waschen. Es zeigt sich häufig starrsinnig bei bestimmter Kleidung, wenn etwa Wolle auf der Haut „kratzt" oder ein steifer Hosenbund stört.

Das taktile System ist das früheste reagierende Sinnessystem, denn schon um die fünfte bis siebte Schwangerschaftswoche reagiert der Fötus auf Berührung. Die Lippen sind die erste tastempfindliche Körperregion des Ungeborenen, es folgen Hand und Fußsohlen.

Je besser im Verlauf der Kindheit die taktile Wahrnehmung differenziert wird, umso klarer werden das Körperschema und das Körperbild des Kindes. Ein gut entwickeltes Körperschema führt zu Selbstvertrauen als Basis eines positiven Ich-Gefühls. Ferner gibt es Hinweise auf die Verknüpfung der Sprachentwicklung mit dem Körperkontakt. Berührung ist gewissermaßen die erste Sprache, die das Kind versteht – es gilt, sie achtsam zu fördern.

## 4.6.1 Übungen für die Fingerspitzen

### Übung 4.26: Tastbilder

**Benötigt werden:** Materialien mit verschiedenen Oberflächen, etwa glattes bzw. raues Papier, Schleifpapier verschiedener Körnung, Wellpappe, Luftnoppenfolie, Filz, Seiden-, Woll- oder Baumwollstoffe, fein oder grob gewebte Stoffe oder auch Wollreste, Federn, Fellstücke, Perlen, Moos, Rinde u. Ä.

**Vorbereitung:** Die verschiedenen Materialien werden auf einem großen Karton zu einem „Bild" arrangiert, ggf. fixiert.

Mit geschlossenen Augen betastet das Kind das vorbereitete Bild. Es versucht, sowohl das Material wie auch die Form (Kreis, Dreieck, Viereck …) mit den Fingerspitzen zu erfühlen.

### Übung 4.27: Fühl-Memory

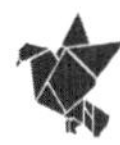

**Benötigt werden:** verschiedene Materialien mit unterschiedlicher Oberflächenbeschaffenheit (siehe Übung 4.26 „Tastbilder"). Von jeder Materialsorte werden zwei kleine Stücke vorbereitet.

Die Übung eignet sich für: eine Person, zwei Personen oder auch Gruppen.

Alle vorbereiteten Teile werden bunt durcheinander auf dem Tisch ausgelegt, mit der zu ertastenden Seite nach oben. Mit geschlossenen oder verbundenen Augen ertastet das Kind nun die Objekte. Wie beim üblichen Memory-Spiel sucht es jeweils nach den beiden zusammenpassenden.

### Übung 4.28: Sonne, Mond und Sterne

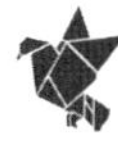

**Benötigt werden:** (dicke) Bastelpappe, Schere, Kleber, ein großer Papierbogen

**Vorbereitung:** Aus der Pappe werden die Formen von Sonne (Kreis), Mond (Sichelform) und mehrere gezackte Sterne ausgeschnitten und auf Papier geklebt.

Mit geschlossenen oder verbundenen Augen versucht das Kind, mit den Fingerspitzen die Konturen zu ertasten und die jeweilige Form zu erkennen.

## *4.6.2 Übungen für die Hände*

### Übung 4.29: Tast-Kim

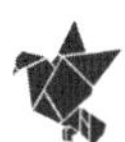

**Benötigt werden:** ein großes Tuch und ganz unterschiedliche (kleinere) Objekte: Münzen, Korken, kleine Spielfiguren, Schere, Knöpfe, Besteck, Radiergummi, Stifte, Pinsel, Schwamm, Taschentuch, Bürste, Kamm …

Die Objekte liegen unter dem Tuch verborgen. Das Kind darf nun unter das Tuch greifen und durch Ertasten soll es versuchen, die Gegenstände zu erraten. Nach jedem Raten darf es den Gegenstand unter dem Tuch hervorholen.

### Übung 4.30: Knetobjekte formen und raten

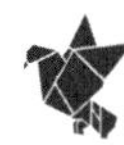

**Benötigt wird:** ein großer Ball weicher Knetmasse

Mit geschlossenen Augen dürfen das Kind und der Therapeut abwechselnd ein Objekt aus der Knete formen. Danach versucht der andere zu erraten, was das Objekt darstellen soll, zuerst „blind", dann mit geöffneten Augen.

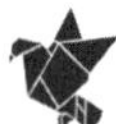

### Übung 4.31: Aschenputtel

**Benötigt werden:** eine Schale mit getrockneten Erbsen (rund) und eine Schale mit getrockneten Linsen (flach)

Die Schalen mit den Erbsen und den Linsen werden vor dem Kind aufgestellt. Mit geschlossenen oder verbundenen Augen versucht nun das Kind, die Erbsen und Linsen in unterschiedliche Gefäße auseinanderzusortieren.

**Variante:** Das Spiel kann auch mit großen und kleinen Büroklammern oder mit Knöpfen in zwei verschiedenen Größen gespielt werden.

## 4.6.3 Übungen für die Füße

### Übung 4.32: Riesenschlange

**Benötigt wird:** ein langes Seil

Das Seil wird auf dem Boden ausgelegt, mit mehreren Windungen. Das Kind darf nun mit geschlossenen Augen barfuß auf dem Seil balancieren. Mit Zehen, Fußsohle und Ferse ertastet es die Biegungen des Seils.

### Übung 4.33: Taststraße

**Benötigt werden:** verschiedene Materialien wie Fellreste, unterschiedliche Stoffe, Filz, Steinchen, Pappdeckel, Folien o. Ä.

Die Materialien werden hintereinander zu einer „Straße“ auf den Boden gelegt. Mit geschlossenen oder verbundenen Augen geht das Kind nun barfuß die Taststraße entlang und versucht, das jeweilige Material zu erkennen.

## 4.6.4 Übungen für den Rücken

Um den Rücken für das achtsame Spüren vorzubereiten, ist eine Tennis- oder Igelball-Massage empfehlenswert. Oder auch das folgende, bei Kindern überaus beliebte Spiel.

### Übung 4.34: Pizza-Backen

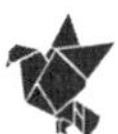

Das Kind liegt entspannt auf dem Bauch. Sie sitzen neben ihm und massieren ihm den Rücken, indem Sie eine Geschichte in Bewegungen umsetzen:

„So, nun werden wir auf dem Rücken eine Pizza backen. Zunächst kneten wir den Teig (Rückenmuskeln kneten). Dann verteilen wir den Teig auf dem Blech (Muskeln über den ganzen Rücken lang ausstreichen). Nun verstreichen wir die Tomatensauce (sanft über den Rücken streichen), legen die Salamischeiben auf (Handflächen auf den Rücken legen und andrücken), streuen den Käse darüber (mit den Fingerspitzen über den ganzen Rücken trommeln), legen noch ein paar scharfe Peperoni darauf (kleine Piekser an einigen Stellen) – fertig ist die Pizza!“

Jede Pizza fällt natürlich immer anders aus.

**Variante:** Statt einer Pizza kann auch ein Kuchen gebacken werden.

### Übung 4.35: Rücken-Rollen

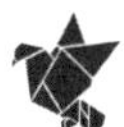

**Benötigt werden:** verschiedene geeignete Gegenstände, etwa ein dünner Holzstab / Ast, ein Katalog, verschieden dicke und große Bücher, ein kleiner Ball, Kuscheltiere, Kissen, Schaumstoffrolle, Kartonrolle, Lineal, Stift u. Ä.

Das Kind darf sich auf eine Bodenmatte oder dicke Decke legen und soll die Augen schließen. Bitten Sie es nun, kurz den Po und Rücken anzuheben. Schieben Sie ihm nun vorsichtig jeweils einen der bereitgelegten Gegenstände unter den Rücken. Durch vorsichtiges Hin- und Herrollen auf der Matte kann das Kind versuchen, den Gegenstand zu identifizieren.

**Varianten:** Man kann den Schwierigkeitsgrad der Übung durch verschieden harte Unterlagen (weiche, dicke Matte bzw. dünnere Decke auf dem Boden) variieren.

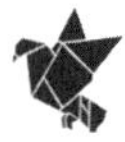

## Übung 4.36: Erbsen-Prinzessin oder Bohnen-Prinz

**Benötigt werden:** getrocknete Erbsen, Bohnen, Glasmurmeln o. Ä.

Ähnlich wie in der Übung 4.35 „Rücken-Rollen" liegt das Kind auf einer eher harten Unterlage und hebt kurz den Rücken an. Sie schieben eine oder mehrere harte Erbsen, Bohnen oder auch Glasmurmeln unter den Rücken des Kindes. Das Kind versucht nun, die richtige Anzahl der Gegenstände zu erraten.

Manche Kinder schieben dabei gerne den Pullover hoch, um besser spüren zu können.

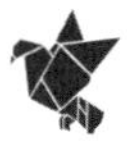

## Übung 4.37: Rückenzahlen

Das Kind sitzt mit dem Rücken zu Ihnen oder es liegt auf dem Bauch. Mit dem Finger zeichnen Sie nun verschiedene Ziffern von 1 bis 9 auf den Rücken des Kindes, die das Kind zu erraten versucht.

**Variante:** Es können auch Buchstaben und ganze Wörter oder Sätze auf den Rücken geschrieben werden. Der Schwierigkeitsgrad wird je nach Alter des Kindes gewählt.

## 4.7 Achtsames Gehen für Kinder

### Übung 4.38: Auf Samtpfoten wie eine Katze – Stapfen wie ein Elefant

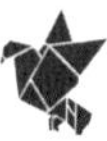

**Vorbemerkung:** Diese Übung ist sehr bekannt und beliebt. Ohne Vorbereitung ist sie nahezu überall einsetzbar und für alle Altersgruppen zu empfehlen. Sie zentriert die Aufmerksamkeit, macht wach und lässt sich gut mit anderen Übungen kombinieren. Die Essenz ist bei jeder Altersgruppe die gleiche, nur die Wortwahl der Instruktion unterscheidet sich.

Diese Übung hat den besten Effekt, wenn sie barfuß durchgeführt wird.

Lass uns einmal versuchen, auf eine andere Art durch den Raum zu gehen. Nun schleichen wir wie eine Katze ... ganz sanft und leise auftretend ... und ganz langsam ... Und noch eine Runde, ... mal mit den Zehenspitzen zuerst auftreten, ... dann mit der Ferse ... und ganze sachte abrollen bis zu den Zehen ... Spürst du dabei, wie die ganz Fußsohle den Boden berührt?

Und jetzt kannst du stapfen wie ein ganz großer und schwerer Elefant. Mit deinen Fußsohlen stampfst du fest auf den Boden, immer weiter, ... mal langsam, ... dann schnell, ... immer abwechselnd. (Nach ein paar Runden:) Jetzt kannst du einmal den Fuß heben. Wie fühlt sich deine Fußsohle an?

(Am Ende der Übung:) Jetzt bleiben wir ruhig stehen und atmen ein paar Mal tief und ruhig – ein und aus. Deine Füße ruhen jetzt fest auf dem Boden.

Variante: Die Übung lässt sich auch im Freien durchführen.

### Übung 4.39: Stock verschluckt – Gummipuppe

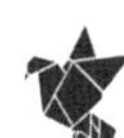

Du kannst jetzt versuchen, wie ein Roboter zu laufen: ganz steif, so als ob du einen Stock verschluckt hättest. Dein Kopf ist starr geradeaus gerichtet, ... deine Schultern sind fest, ... deine Knie sind ganz steif und nicht durchgedrückt. Auch die Arme sind ganz steif, zeigen nach unten und bewegen sich nicht. Auch die Finger sind steif nach unten gestreckt. Nun läuft unser Roboter einige Runden.

Wenn du jetzt stehen bleibst und locker lässt, wie fühlt sich das an? In den Beinen? In den Armen?

Und nun kannst du dir vorstellen, wie eine Gummipuppe zu laufen: Die Beine schlenkern locker vor sich hin, ... die Arme schlenkern hin und her, in alle Richtungen, … auch der Kopf ist ganz locker und wackelt. Der Hals und die Schultern bewegen sich locker mit, … dein ganzer Körper schwingt, wie aus weichem Gummi.

(Nach ein paar Runden) Jetzt kannst du stehenbleiben und wieder ganz ruhig werden. Spürst du den Unterschied? Wie fühlt sich das an?

## 4.8 Achtsames Essen für Kinder

Gerade, weil es so alltäglich und selbstverständlich ist, schenken wir dem Essen oft nur wenig Aufmerksamkeit. Oft essen wir „nebenbei", manchmal läuft dazu ein Fernsehgerät oder wir lesen dabei die Zeitung oder ein Buch. Gelegentlich sind wir auch durch intensive Gespräche vom Essen abgelenkt. Dabei ist achtsames Essen eine sehr tief greifende Übung (vgl. Thich Nhat Hanh 2011, S. 95). Kinder brauchen uns als Modell für achtsames Essen und sie brauchen unsere Unterstützung, um selbst achtsam essen zu können.

Während einer Mahlzeit sollten wir das Kind anregen, die ganze Aufmerksamkeit auf das Essen selbst zu richten:

„Wenn wir etwas auf unsere Gabel nehmen, ein Stück Tofu, eine Bohne oder ein Stück Brot, dann sind wir dabei ganz gegenwärtig. Ein Stück Brot repräsentiert den ganzen Kosmos. Wir können in ihm die Erde, den Sonnenschein und den Regen erkennen. (...) Wir sollten uns sicher sein, dass wir nur das Brot in unseren Mund stecken und nicht unsere Sorgen oder Vorhaben. Wenn wir dann das Brot kauen, sollten wir sichergehen, dass wir nur das Brot kauen und nicht unsere Projekte, unsere Gedanken und Sorgen. Das ist nicht besonders gesund. Wenn wir wirklich achtsam kauen, dann können wir mit Himmel und Erde in Berührung kommen. Und wir werden während des gesamten Essens Dankbarkeit und Freude empfinden" (Thich Nhat Hanh 2015, S. 95).

Der eher spirituelle Ansatz von Thich Nhat Hanh regt an, während des Essens die Aufmerksamkeit auf die sogenannten Fünf Kontemplationen (ebd., S. 96) zu richten. Sie können auch vorgelesen werden:

„Diese Nahrung ist ein Geschenk des ganzen Universums, der Erde, des Himmels und von viel liebevoller Arbeit. –

Mögen wir so leben, dass wir dieses Geschenk mit Freude und Dankbarkeit empfangen. –

Mögen wir lernen, maßvoll zu leben. –

Mögen wir nur solche Nahrung zu uns nehmen, die uns nährt und Krankheiten vermeidet. –

Wir nehmen diese Nahrung an, um den Weg des Verstehens und der Liebe verwirklichen zu können."[1]

---

1 Thich Nhat Hanh, Jeden Augenblick genießen. Übungen zur Achtsamkeit © Herder GmbH, Freiburg i. Br. 2015, S. 95 f.

Für Kinder können diese Kontemplationen leicht adaptiert werden:

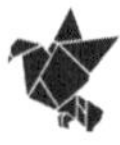

### Übung 4.40: Die fünf Kontemplationen für Kinder

Wie viel Arbeit ist nötig, damit wir das Brot essen können? Das Getreide muss gesät, geerntet, gedroschen und gemahlen und dann zu Brot gebacken werden. Danach kommt es in den Bäckerladen. Und: Ohne Sonne und Regen im richtigen Maß hätten wir überhaupt kein Getreide. –

Wenn wir zu wenig essen, fehlt unserem Körper wichtige Energie; wenn wir zu viel essen, schleppen wir unnötigen Ballast mit uns herum. – Kannst du spüren, wann du satt bist, wann dein Körper genug bekommen hat? – Wie ist der Unterschied beim Schmecken, wenn du einmal Gabel für Gabel ganz langsam isst, dein Essen in Zeitlupe kaust und schluckst?

Während des achtsamen Essens sind wir uns auch der Menschen bewusst, die mit uns gemeinsam am Tisch sitzen.

## 4.9 Weitere Übungen

Die ersten drei der folgenden Übungen sind dem MBSR-Programm für Kinder (Saltzman & Goldin 2011, S. 166 ff.) entlehnt.

### Übung 4.41: Seegras-Übung

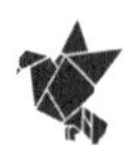

**Vorbemerkung:** Wenn das Kind (oder die Gruppe) unruhig ist, hilft diese einfache Übung. Das Kind wird mit dem Bild eines Seegras-Büschels in einem fließenden Gewässer vertraut gemacht.

Zu Beginn befinden Sie sich gemeinsam mit dem Kind in einer starken Strömung und machen daher große und rasche Bewegungen. Dann lässt die Strömung allmählich nach und die Bewegungen werden kleiner und kleiner, bis zu einem ganz sanften Wiegen und Schwanken, bis schließlich Ruhe einkehrt.

Während der Seegras-Übung können Sie das Kind behutsam daran erinnern, seine Körperempfindungen, Gedanken und Gefühle wahrzunehmen.

### Übung 4.42: Laufsteg-Übung

**Vorbemerkung:** Diese Übung (auch für Jugendliche gut geeignet) dient der Distanzierung in Form einer „Gedanken-Parade".

Das Kind sitzt oder liegt mit geschlossenen Augen, verankert seine Aufmerksamkeit am Atem und beginnt dann, seine vorbeiziehenden Gedanken zu beobachten, als würden diese auf einem Laufsteg an ihm vorbeiflanieren. Dabei stellt es vielleicht fest, dass einige Gedanken laut und auffallend gekleidet daherkommen, andere hingegen sich vorsichtig im Hintergrund halten. Manche kommen immer wieder, andere nur einmal.

Wenn das Kind bemerkt, dass es auf dem Laufsteg mitmarschiert (sich also in Gedanken verliert), ermutigen Sie es, wieder zurückzutreten und das Geschehen auf dem Laufsteg aus dem Publikum heraus zu beobachten.

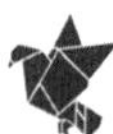

## Übung 4.43: Edelstein-Übung

**Benötigt werden:** verschiedene Halbedelsteine, z. B. Bergkristall, Rosenquarz oder Amethyst (diese sind preisgünstig im Handel erhältlich) in einem Körbchen

Das Kind darf sich einen Stein aussuchen. Dann legt es sich auf den Rücken und darf sich den Stein auf die Nabelgegend legen, entweder auf die Kleidung oder auch unter die Kleidung.

Fordern Sie nun das Kind auf, zu fühlen, wie der Stein sich beim Einatmen hebt und beim Ausatmen senkt. Bei etwas Übung kann man das Kind auch dazu ermuntern, die kleine Pause zwischen dem Ein- und dem Ausatmen und zwischen dem Aus- und dem Einatmen wahrzunehmen.

**Varianten / Ergänzungen:** Sie können dem Kind den gewählten Stein mitgeben (mit Hinweis an die Eltern), damit es auch zu Hause üben kann. Auch für die Eltern oder Geschwister können Sie Edelsteine mitgeben.

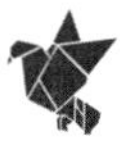

## Übung 4.44: Taschenlampen-Übung

**Benötigt wird:** eine Taschenlampe

Diese Übung entspricht dem Body-Scan. In dieser Variante wandern Sie (oder zu Hause ein Elternteil) mit dem Lichtpegel einer Taschenlampe ganz langsam über den Körper des vor Ihnen liegenden oder sitzenden Kindes. Das Kind richtet dann seine Aufmerksamkeit und den Atem auf die gerade beleuchtete Körperstelle.

Für **Achtsamkeit im Alltag mit Kindern** finden sich in Kapitel 8.3 zahlreiche Anregungen.

# 5. Achtsamkeitsübungen für Jugendliche

Die folgenden Übungen dienen der allgemeinen Förderung der Achtsamkeit und sind ausgewählt für Jugendliche von etwa zwölf bis 18 Jahren. Die Übergänge zur Kindheit und zum Erwachsenenalter sind naturgemäß fließend, sodass diese Übungen auch für jüngere Kinder oder Erwachsene Anwendung finden können.

## 5.1 Was passiert im Alter zwischen zwölf und 18 Jahren?

Die Jugendlichen, die wir in unseren Praxen sehen, leiden auffallend häufig unter schulischem Leistungsdruck. Sie wollen mithalten und den eigenen oft hohen Erwartungen und Ansprüchen wie auch denen der Eltern gerecht werden. Sie möchten in die Leistungsgesellschaft hineinwachsen und setzen sich so selbst unter Druck. Gepaart mit Leistungsdruck und „Schulstress" zeigen sich Ängste, oft auch in Begleitung mit Schlafstörungen. Ein „Schul-Burnout" und somatische Anzeichen können folgen, wie z. B. Kopf- oder Bauchschmerzen, Übelkeit und Gereiztheit.

Neben dem Hineinwachsen in die Gesellschaft mit ihren Normen und Werten und dem Finden der Identität haben die Jugendlichen auch noch mit den pubertären Stimmungsschwankungen zu kämpfen. Diese sind ein dem Alter entsprechendes „normales" Erscheinungsbild und werden doch häufig als beginnende Depression bewertet. Jugendliche, die die Sturm-und Drangzeit durchleben, das Himmelhoch-Jauchzend und das Zu-Tode-betrübt-Sein, das Philosophieren und Hinterfragen der Sinnhaftigkeit des Lebens, der Welt und des Daseins überhaupt, sind nicht depressiv. Hier findet ein altersgerechter Prozess statt. Körper und Geist haben in dieser Zeit viel zu bewältigen. Die geschlechtsspezifischen Hormone „spielen verrückt". Das Emotionsregulationszentrum, welches im Cortex angesiedelt ist, reift weiter heran und der Körper strebt seiner Endgröße entgegen.

All das zusammen wird manchmal zu einer Überforderung für Körper und Geist. Oft weiß der Körper nicht so recht, was der Geist meint und tut, und der Geist weiß oft nicht so recht, was mit dem Körper geschieht. Körperbild und Selbstbild passen noch nicht zusammen. Hormone und Körperwachstum „schießen" zu unterschiedlichen Zeiten und ohne Vorwarnung. Mal fühlen sich die Jugendlichen deprimiert, mal scheint alles „voll bescheuert" zu sein; sie haben „null Bock", sind gereizt oder traurig, weinen, haben Liebeskummer, mögen sich und den Körper nicht mehr. Sie können jedoch auch euphorisch und voller Lebenslust sein. Es hat den Eindruck, als würden sie die Welt nicht immer verstehen und umgekehrt die Welt die Jugendlichen nicht. Oft fühlen sie sich von den Eltern und Erziehern, vielleicht auch von den Freunden nicht verstanden. Sie passen sich Peergroups an, wollen dazugehören; wollen respektiert und akzeptiert werden. Schwächen haben da wenig Platz.

## 5.2 Was können Achtsamkeitsübungen bei Jugendlichen bewirken?

Achtsamkeitsbasierte Übungen können in den oben beschriebenen Zuständen heilsam sein; sie können helfen, auf den Wellen des Lebens zu surfen. Mithilfe eines Therapeuten, der um die Wirkung und Hindernisse der achtsamkeitsbasierten Übungen weiß, der die Übungen anleiten und begleiten kann, erfährt sich der Pubertierende und lernt sich besser kennen. Der therapeutische Prozess wird durch den Einsatz von Achtsamkeitsübungen unterstützt und gefördert.

In der Praxis der Achtsamkeit geht es um Aufwachen, um das bewusste und engagierte Sein im Leben. Meditative Übungen fördern Entspannung, Konzentration, Selbstvertrauen, emotionale und psychische Ausgeglichenheit. Die Übenden lernen zu fokussieren, die Aufmerksamkeit auszuweiten. Sie nehmen das Wandern des Geistes wahr und die Handlungsimpulse, ohne diesen nachzugeben. Ziel ist es, Achtsamkeit zu entwickeln, um präsent bei dem sein zu können, was sich eben entwickelt, und das von Moment zu Moment.

### *Prinzipien der Achtsamkeit*

Die folgenden acht Prinzipien der Achtsamkeit (vgl. Schneider 2012, S. 34 ff.) können Jugendlichen helfen, im Alltag immer wieder zur Präsenz des Augenblicks zurückzukommen. Sie sind der Kern der Achtsamkeits-Praxis und so leicht verständlich, dass man sie Jugendlichen gut vermitteln kann.

1. *Wertneutralität:* Eine offene innere Haltung allen Ereignissen gegenüber, ohne Bewertung und Beurteilung.
2. *Anfängergeist:* Zum Anfängergeist gehören Neugierde, Humor, Forschergeist, Frische, Offenheit und Leichtigkeit. Im Zustand des Anfängergeists ist man sich der Einzigartigkeit einer Situation bewusst, frei von den Wahrnehmungsschablonen erlebter Erfahrungen. Jeder Moment ist neu.
3. *Geduld:* Sich Zeit und Raum erlauben.
4. *Vertrauen:* Vertrauen in sich und in die Signale des eigenen Körpers.
5. *Akzeptanz:* Die Dinge so anzuerkennen, wie sie eben sind, frei von Wertung und Interpretation. Akzeptanz ist der Schlüssel zum Perspektivenwechsel, zu Veränderung. Es ist eine aktive Haltung.
6. *„Teflon-Geist“:* Sich von aufkommenden Reizen lösen. Der „Teflon-Geist“ schützt vor Reizüberflutung und hilft, beim Wesentlichen zu bleiben; Unnötiges perlt ab.

7. *Loslassen:* Erfahrungen dürfen kommen und gehen; frei sein für die neuen Eindrücke des gegenwärtigen Moments.
8. *Mitgefühl und Liebe*: Durch das Üben sich selbst gegenüber eine wohlwollende innere Haltung entwickeln.

## 5.3 Transfer in den Alltag

Wie sieht die Umsetzung in den Alltag aus, wo kann Achtsamkeit ansetzen? Was heißt, im *Hier und Jetzt* sein? Jugendlichen kann man das gut durch folgende Geschichte veranschaulichen. Der Ursprung des Textes ist uns leider unbekannt.

> Ein weiser Mann wurde einmal gefragt, warum er trotz seiner vielen Aufgaben immer so gesammelt sein könne. Er sagte: „Wenn ich sitze, dann sitze ich. Wenn ich stehe, dann stehe ich. Wenn ich gehe, dann gehe ich. Wenn ich esse, dann esse ich. Wenn ich spreche, dann spreche ich."
>
> Da fielen ihm die Fragesteller ins Wort und sagten: „Das tun wir auch, aber was machst du darüber hinaus?"
>
> Er antwortete: „Wenn ich sitze, dann sitze ich. Wenn ich stehe, dann stehe ich. Wenn ich gehe, dann gehe ich. Wenn ich esse, dann esse ich. Wenn ich spreche, dann spreche ich."
>
> Und wieder sagten die Leute, das täten sie doch auch.
>
> Er aber sagte zu ihnen: „ Nein, das tut ihr nicht. Wenn ihr sitzt, dann steht ihr schon. Wenn ihr steht, dann geht ihr schon. Wenn ihr geht, dann seid ihr schon am Ziel."

### *Innehalten im Alltag*

Im Folgenden finden Sie als Therapeutin, als Therapeut Anregungen, wie und wann Achtsamkeit in den Alltag von Jugendlichen gebracht werden kann.

- Wenn das Grübeln oder Gedanken über die Vergangenheit oder Zukunft überhand nehmen, ist es hilfreich, zum Atem zurückzukehren, also zum gegenwärtigen Moment. *Der Atem ist immer da, er begleitet uns, wie ein guter Freund, ein sicherer Ort oder eine liebevolle Person.*
- Wenn das Gefühl von Stress nicht weggeht und der Jugendliche sich nicht wohlfühlt, hilft Achtsamkeit, sich nicht mit dem Gefühl zu identifizieren, sich nicht von dem Gefühl überrollen zu lassen, sondern in die *Beobachterrolle* zu gehen.
- Wenn Jugendliche das Gefühl haben, die Zeit rennt nur so dahin und es gibt so vieles zu erledigen, dann setzt hier Achtsamkeit an, um *eine Aufgabe nach der anderen zu erledigen,* den Alltag zu „entschleunigen".
- Wenn die Ungeduld wächst, das Leben in der Zukunft stattfindet, dann hilft Achtsamkeit, *in den gegenwärtigen Moment zurückzukommen.*
- Wenn es schwerfällt, sich zu konzentrieren, aufmerksam zu sein, dann hilft Achtsamkeit, *sich zu fokussieren* und zu dem zurückzukehren, was von Moment zu Moment zu tun ist.

Es ist nützlich, täglich zu üben. Der „Achtsamkeitsmuskel" benötigt Zeit, um sich zu entwickeln, wie die Muskeln im Fitness-Training oder die Fingerläufigkeit beim Erlernen eines Instrumentes.

Achtsamkeit hilft ferner, sich nicht von den Stimmungsschwankungen des Jugendalters überrollt und beeinträchtigt zu fühlen, sondern sich zu freuen, wenn ein Glücksgefühl auftaucht, und nicht traurig zu sein, wenn es sich wieder verabschiedet. Achtsamkeit hilft, nicht von Gefühlen und Emotionen vereinnahmt zu werden, z. B. an Ärger und Wut hängen zu bleiben. Durch das Sich-Üben in Achtsamkeit ist es möglich, das Gefühl zu spüren und der körperlichen Erfahrung, die zu dem Gefühl auftaucht, nachzugehen. Der Ärger wird weniger, er verändert sich und das Gefühl und Bedürfnis, das hinter der Emotion steht, taucht auf.

Schule und Prüfungen machen das Leben oft schwer. Achtsamkeitsübungen helfen, konzentriert zu sein und zu bleiben. Durch die Konzentration auf den Atemfluss geht die Aufmerksamkeit immer wieder zum Hier und Jetzt zurück und bringt mit der Zeit Ruhe und Beständigkeit und verhindert, in Versagensängste und mögliche Folgen abzutauchen: „Was wird sein, wenn …?“, „Was könnte sein?“, „Das schaffe ich nie …“ Es zählt das, was ansteht, und nur das. Meditative Übungen verstärken auch das Mitgefühl, sie fördern die Empathie und vertiefen die sozialen Kontakte. Freundschaften erhalten einen neuen Stellenwert.

In der Pubertät, der Zeit der Stimmungsschwankungen und körperlichen Reifung, unterstützt Achtsamkeit die Verbindung des denkenden und des emotionalen Gehirns. Überschießende Gefühle werden so reguliert. Der Autopilot springt nicht sofort an, es kommt nicht so schnell zu Überreaktionen. Ein Raum für andere Reaktionsweisen öffnet sich. Jon Kabat-Zinn verdeutlicht das Wesen der Achtsamkeit kurz und prägnant in folgendem Zitat: „Die Grundhaltung der Achtsamkeitspraxis ist sanft, akzeptierend und nährend“ (zitiert nach Daiker 2010).

## 5.4 Übungen

Viele der folgenden praktischen Übungen sind der buddhistischen Tradition entnommen, unserer aktuellen westlichen Welt angepasst und so ausgewählt, dass sie zum Bewältigen der „Achterbahn Pubertät“ hilfreich sind. In den meisten Übungen geht es um Bewusstheit, also im Denken und Fühlen aufmerksam dabei zu sein. Und auch darum, zu erfahren, dass das Leben sich ständig ändert und nichts beständig bleibt. Dies berührt Kernthemen der Adoleszenz: das Transformieren und das Ablösen.

**Anmerkung:** Bei einigen Übungen werden als Hilfestellung Angaben zur Dauer und zu möglichen Indikationen angeboten. Dies kann zu Beginn nützlich sein, später werden Sie für sich in der Zusammenarbeit mit Ihren Patienten dies sicher individuell variabel handhaben.

### Übung 5.1: 7/11-Übung

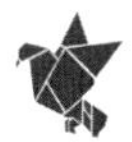

**Dauer:** ca. 3 Minuten

**Vorbemerkung:** Diese einfache Übung nach O‘Morain (2014, S. 26) ist besonders für Einsteiger geeignet. Sie ist hilfreich bei Aufregungen und Schlafstörungen; sie beruhigt, zentriert, erdet und bringt den Jugendlichen in den gegenwärtigen Moment zurück. Beim Einatmen wird der Sympathikus, der anregende Nerv, aktiviert und beim langen Ausatmen der Parasympathikus, der Nerv, der beruhigt und Entspannung bringt.

Atme für einige Atemzüge in deinem Atemrhythmus. Folge deinem Atemfluss, ohne jegliche Anstrengung. Zähle dann beim Einatmen bis 7 und beim Ausatmen bis 11 … Bemerke auch die Atempause zwischen den Atemzügen … Experimentiere für dich, beachte dabei jedoch, dass das Ausatmen länger dauert als das Einatmen.

## Übung 5.2: Einfache Sitz-Meditation für Jugendliche

**Dauer:** 5–15 Minuten; je nach Bedürfnis des Jugendlichen

**Einzelarbeit**, aber auch in Gruppen oder zu Hause (mit einer CD)

**Wirkung:** Beruhigung, Fokussierung, sich wieder spüren lernen. Innehalten, in den gegenwärtigen Moment, in das Hier und Jetzt kommen. Schauen, was ist, und neue Einsichten erlangen. (Dies gilt für alle meditativen Interventionen.)

**Kann eingesetzt werden bei:** Unruhe, Ängsten, Schlafstörungen, Prüfungsdruck.

Anfang und Ende einer Übung werden mit einer Klangschale oder Zimbel signalisiert.

Das ruhige Sitzen ist für dich (wie für viele Jugendliche) anfangs sicher sehr ungewohnt. Es braucht jedoch nicht lange zu sein. Du kannst mit fünf Minuten (oder auch weniger) täglich beginnen und die Zeit steigern. Finde für dich den Zeitrahmen, der in deinen Alltag passt. Das kann morgens oder abends oder zwischendurch sein. Experimentiere für dich.

Zum Meditieren richte dir einen Ort ein, an dem es ruhig ist und dich keiner stört. Verständige dich mit deiner Familie und den Geschwistern, dass du für bestimmte Zeit nicht gestört werden magst. Lege dir ein Kissen auf den Boden, vielleicht magst du im Schneidersitz oder im Lotussitz meditieren oder auf einem Stuhl sitzend. Wähle die Sitzposition, die für dich angenehm ist und die dir ein aufrechtes und würdevolles Sitzen ermöglicht. Die Augen kannst du schließen, wenn es dir angenehm ist. Falls du die Augen lieber geöffnet halten magst, dann mit einem leicht nach unten geneigten Blick, ohne dabei einen Punkt zu fixieren. Die Hände ruhen im Schoß.

Zentriere dich beim Meditieren auf den Atem und deinen Atemankerpunkt. Das ist der Punkt, an dem du den Atem am deutlichsten in deinem Körper spürst. Das kann die Innenseite der Nase beim Einatmen und beim Ausatmen sein oder der Brustkorb, der sich beim Einatmen ausdehnt und beim Ausatmen wieder zusammenzieht, oder der Bauch, der sich beim Einatmen ausdehnt und beim Ausatmen wieder zusammenzieht. Zu diesem Anker kannst du immer wieder zurückkehren, wenn du an Gedanken, Gefühlen oder Körperempfindungen hängen bleibst. Der Atemankerpunkt gibt dir Sicherheit und Stabilität und ist, wie auch der Atem, ein guter Freund und Begleiter.

Das Wissen um den Atemankerpunkt bringt dich übrigens immer in das Hier und Jetzt zurück. Der Atemankerpunkt bringt Ruhe bei Druck von innen oder außen. Er hilft bei Unruhe oder nachts, wenn du nicht schlafen kannst. Der Punkt ist immer für dich da, auch zwischendurch im Alltag, in der Schule, bei der Arbeit.

Wenn die einfache Sitz-Meditation bereits vertraut ist, eignet sich folgende Intervention:

## Übung 5.3: Gedanken benennen

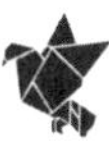

**Dauer:** 3–5 Minuten

Einzelarbeit und in der Gruppe, da natürlich jeder für sich.

**Wirkung:** Sich mit dem „Affengeist" vertraut machen, das Kommen und Gehen der unterschiedlichsten Gedanken wahrnehmen und erfahren. Das „Kopfkino" kennenlernen. Erfahren, dass Gedanken Gedanken sind und keine Tatsachen.

**Kann eingesetzt werden bei:** Grübelzwang, Gedankendrängen, Ängsten, depressiver Verstimmung, Selbstzweifel.

Du hast nun das meditative Sitzen kennengelernt. Beim Üben wirst du bemerken, dass du immer wieder an Gedanken hängen bleibst. Erlaube dir, die Gedanken zu benennen, wie z. B. „Denken, Planen, Tagträume" oder „Vergangenes, Zukünftiges", und kehre wieder freundlich und sanft zum Atem zurück oder zu deinem Atemankerpunkt. Du kannst dir auch vorstellen, dass die Gedanken wie Wolken am Himmel vorbeiziehen, mal dicker, mal kleiner, mal leicht und luftig, mal langsamer, mal schneller. Doch letztlich bleibt der Himmel blau und die Sonne scheint. Du kannst dir verschiedene Vorstellungsbilder zu Hilfe nehmen: Gedanken sind wie Wellen auf dem Meer, mal stürmt es, mal ist der Meeresspiegel ruhig. Das Meer an sich ist jedoch in der Tiefe immer ruhig und still.

Mit dem Benennen und dem Ablaufen von Bildern vor deinem inneren Auge kommst du auch in die Beobachterrolle und nicht in die Identifikation mit den Gedanken.

## Übung 5.4: Umgang mit Gefühlen

**Dauer:** 3–5 Minuten

Einzelarbeit und Gruppe

**Wirkung:** Vertraut werden mit den auftauchenden Gefühlen. Erfahren, dass Gedanken immer in Begleitung mit Gefühlen kommen. Erleben, dass sich Gefühle auch rasch verändern können oder wieder „verschwinden"; neues Körpererleben.

**Kann eingesetzt werden bei:** Unruhe, Gefühlschaos, depressiver Verstimmung, Selbstzweifeln

Neben den Gedanken tauchen sehr rasch auch Gefühle auf. Gefühle kommen und gehen, wie Gedanken. Sie können angenehm, unangenehm oder neutral sein. Erlaube dir, auch hier das Kommen und Gehen der Gefühle zu beobachten, freundlich dir selbst gegenüber. Auch hier mag es hilfreich sein, die Gefühle zu benennen, wie: Trauer, Freude, Wut, Ärger, Angst oder Einsamkeit, Liebeskummer, Streit mit den Eltern oder Freunden, Leistungsdruck, Rivalität unter den Geschwistern. Vielleicht taucht auch gerade gar kein Gefühl auf. Dann ist es so. Erzwinge nichts.

Vielleicht können die Gefühle, die auftauchen, auch eine Farbe haben, oder die Gefühle können einen Ton oder Klang erzeugen. Auch ein Bild könnte zu dem Gefühl passen. Wie reagiert der Körper auf das Gefühl, wo ist das Gefühl in deinem Körper spürbar (z. B. ein Kloß im Hals, Bauchschmerzen, Tränen, Druck in der Brust)?

Du kannst das Kommen und Gehen der Gefühle beobachten, ihnen nachspüren und erfahren, wie sich diese ändern oder sogar verschwinden. Auch hier kommst du in die Beobachterposition, in ein sich Nicht-Identifizieren mit den Gefühlen.

Gedanken, Gefühle, Geräusche und Körperempfindungen sind Hindernisse, die beim Sich-Üben in Achtsamkeit auftreten. Auch das „Urteile-Fällen“ wird zu einem Hindernis.

## Übung 5.5: Umgang mit Urteilen

**Dauer:** 3–5 Minuten

Einzelarbeit und Gruppe

**Wirkung:** Sich der Verbindung von Gedanken, Gefühlen und Bewertung gewahr werden und das Erleben der körperlichen Reaktionen dabei.

Beim Meditieren wird dir auch auffallen, dass Gedanken und Gefühle mit Urteilen verbunden sind. Urteile wiederum sind mit Wertung verbunden. Es können Urteile über dich selbst sein, wie: „Ich bin zu ernst, ich bin ein Außenseiter.“ Oder Urteile zum Thema Schule, wie: „Das schaffe ich nicht. Ich bin anders als die anderen. In die Clique komme ich nie …“ Oder zum Thema Lehre: „Ich bin nicht gut. Der Chef mag mich nicht.“ Auch Urteile über dein Körperbild tauchen auf, wie: „Ich bin hässlich, dick, zu klein, habe wenig Busen, abstehende Ohren, bin nicht hübsch / nicht attraktiv.“

Für dich zur Erläuterung: Was ist ein Urteil und was heißt es, die Realität zu erkennen?

Ein Beispiel: „Mich mag keiner, weil ich abstehende Ohren habe" ist ein Urteil. „Abstehende Ohren" sind eine Tatsache und Realität.

Oder: Deine beste Freundin hat sich die Haare gefärbt und du fühlst dich neidisch und denkst: „Das würde mir besser stehen." Das wäre ein Urteil. Realität hingegen wäre: „Ja, ich bin neidisch auf sie, die Haarfarbe steht ihr prima."

Vielleicht hinterlässt das Urteilen auch ein Gefühl im Körper und du kannst nachspüren, wo es sitzt und welche Gedanken zu diesem Körpergefühl auftauchen. Erlaube dir, den Vorgang des Urteilens wertfrei zu beobachten, wann immer das Urteilen stattfindet.

*Wie kommt es zum Urteilen?*

Urteile entstehen aus Botschaften, die uns zuallererst Eltern vermitteln, teils bewusst, doch oft unbewusst. Ungefähr zwischen dem zweiten und dritten Lebensjahr reagieren wir darauf und nehmen die Urteile ich-bezogen wahr. Eltern sind nicht perfekt. Vielleicht sind sie mit sich selbst oder ihrem Leben unzufrieden und geben dies unbewusst an die Kinder weiter. Eltern können versuchen, Kinder so zu formen, dass sie den Eltern „passen", es ihnen recht machen, bequem sind. Die Beziehung zwischen Eltern und Kindern kann u.U. so eng sein, dass Kinder wie zu einem Teil der Eltern werden. Manches Mal sendet auch die Umwelt, in der wir alle leben, wie Schule, Arbeitsplatz, die Welt außerhalb der Familie, urteilsbehaftete Botschaften aus und wir haben damit zurechtzukommen und unseren eignen Weg zu finden. Achtsamkeit kann dabei unterstützend sein.

Achtsamkeit unterstützt die Präsenz des Verstandes und bringt bei schwierigen Geisteszuständen Leichtigkeit ins Leben. Der Kopf findet immer etwas, worüber er urteilen kann. Das ist ein Zustand, der uns das ganze Leben begleiten wird. Bemerken wir, dass wir ein Urteil fällen, ist eines sehr wichtig: sich selbst gegenüber freundlich zu sein. Ein Urteil ist nur ein Gedanke und durch das Üben wird sich auch das Urteilen verändern. Vielleicht kannst du beim Üben die Urteile auch durch einen lustigen Satz ersetzen. Humor ist auch ein Teil der Achtsamkeit (vgl. Winston 2003, S. 159 ff.)!

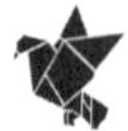

## Übung 5.6: Umgang mit Geräuschen

**Dauer:** 3–5 Minuten

Einzelarbeit und Gruppe

**Wirkung:** Fokussierung, Konzentration

**Kann eingesetzt werden bei:** Unruhe, Konzentrationsmangel, Zwängen. Erfahren, dass es auch in der Stille Geräusche gibt.

Neben Gedanken, Gefühlen und Körperempfindungen magst du auch von Zeit zu Zeit an Geräuschen haften bleiben. Schließe nun deine Augen und nimm die Geräusche wahr, so wie sie sind. Nimm das Kommen und Gehen der Geräusche wahr, ohne sie zu benennen, sie anders haben zu wollen oder sie weghaben zu wollen. Nimm die Tonlage, die Tonhöhe, die Amplitude des Tons wahr. Ist er laut, leise, hoch, tief, regelmäßig, nah oder fern? Kehre wieder liebevoll und freundlich zu dir selbst, zum Atem und zu deinem Atemankerpunkt zurück.

Bevor die Übung zu Ende geht, lass deinen Atem durch den ganzen Körper strömen, fülle deinen Körper mit deinem Atem. Lass alles geschehen, was in deinem Körper, in deinen Gedanken und Gefühlen von Moment zu Moment auftaucht, ohne Bewertung oder Beurteilung. Am Ende der Übung öffne wieder langsam die Augen und komme in den Raum zurück. Vielleicht magst du dich dehnen und strecken und das tun, was du brauchst und was dir guttut.

**Hinweis für den Therapeuten / die Therapeutin zum Thema Meditation:**

Die einzelnen Körper- und Geisteszustände werden bewusst voneinander getrennt dargestellt. Im therapeutischen Kontext kann die Arbeit mit den einzelnen Bewusstseinszuständen sinnvoll sein. Wenn Sie selbst Erfahrung mit meditativem Sitzen haben, sind Ihnen diese Zustände vertraut und Sie wissen, dass alles zusammenhängt und beim Sitzen Gedanken, Gefühle, Urteile und Körperempfindungen auftauchen – mal mehr, mal weniger. In der Gruppenarbeit mit Jugendlichen kann das meditative Sitzen auch gemeinsam geübt und vertieft werden. Der Austausch über die sich ständig verändernden Zustände gibt Sicherheit und Zuversicht, da sich die Erfahrungen ähneln können. Jede Übungszeit wird anders erlebt. Der Anfängergeist wird geschult und die Erfahrung, dass das Leben ein steter Fluss ist, immer im Wandel; nichts bleibt gleich. Natürlich ist eine mit den Übungen besprochene CD für das Üben zu Hause unterstützend.

Für den Einstieg in die meditative Arbeit ist es zudem hilfreich, innerlich zuerst den Körper zu erspüren, die Hände, das Sitzen, die Schultern und den Mundraum. Nachspüren, wo Verspannungen sitzen, und sich dann dem Atem zuwenden.

Die Übungen helfen dabei, präsent und wach zu sein, gegenwärtig von Augenblick zu Augenblick, freundlich zu sich selbst und urteilsfrei.

## Übung 5.7: Body-Scan (achtsame Körperreise) für Jugendliche

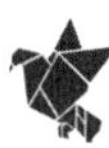

**Dauer:** ca. 30 Minuten

Einzelarbeit, auch in einer Gruppe möglich

**Vorbemerkung:** Diese sehr bekannte formale Übung der achtsamen Körperreise fördert Wachheit und Bewusstheit und hat als Nebeneffekt auch eine entspannende Wirkung. Bei der Übung darf alles so sein, wie es ist, ohne etwas verändern zu wollen oder hinzuzufügen. Es gilt, immer wieder liebevoll zu sich selbst zurückkommen und das wahrnehmen, was eben gerade auftaucht.

Die Übung kann im Liegen oder Sitzen ausgeführt werden.

Du kannst die Übung im Liegen oder Sitzen durchführen, wie es dir angenehm ist. Deine Augen können geschlossen sein oder offen, je nach deinem Wohlbefinden. Die Arme und Hände ruhen seitlich neben deinem Körper (Liegen) / im Schoß (Sitzen). Du kannst jeweils nachspüren, wie sich dein Körper anfühlt, wie du die Unterlage wahrnimmst, wie die Füße auf dem Boden stehen (beim Sitzen); wie das Gesäß auf der Unterlage ruht (im Liegen oder Sitzen). Vielleicht kannst du auch etwas von der Schwere deines Körpers an die Unterlage abgeben, die dich trägt.

Folge dann deinem Atemfluss und beginne beim linken Fuß. Wandere in Gedanken dann sanft das linke Bein hinauf, über das Kniegelenk hoch zur linken Hüfte mit dem Hüftgelenk … Dann zum rechten Fuß und das rechte Bein hinauf, über das Kniegelenk weiter nach oben zur rechten Hüfte mit dem Hüftgelenk. Dann zum Becken und zur Wirbelsäule, zuerst zu den unteren, dann zu den oberen Wirbeln der Wirbelsäule, Wirbel für Wirbel, bis hoch zum Hals.

Wandere dann sanft an den Seiten des Brustkorbes entlang, zurück zum Unterbauch und zur Haut des Unterbauchs, dann zum Oberbauch und zur Haut des Oberbauchs und weiter zum Brustkorb. Hier spürst du vielleicht die Ausdehnung des Brustkorbes beim Einatmen und das Sich-Zusammenziehen beim Ausatmen. Oder du kannst dir die Lungenflügel vorstellen, die sich beim Einatmen ausdehnen und beim Ausatmen zusammenfallen. Vielleicht spürst du auch das Herz mit dem Herzschlag.

Wandere von Wahrnehmung zu Wahrnehmung, ohne etwas verändern zu wollen oder anders haben zu wollen. Es darf alles so sein, wie es von Moment zu Moment auftaucht. Und wenn du an Gedanken hängen bleibst, nimm es wahr und kehre wieder zum Atem zurück oder zu der Stelle, bei der du gerade bist. Auch das Wahrnehmen vom „Hängen-Bleiben“ ist schon achtsam.

Dann löse dich vom Rumpf und wandere mit deiner Aufmerksamkeit sanft weiter zur linken Hand, zum linken Arm und über das Ellenbogengelenk hoch zur linken Schulter mit dem Schultergelenk. Dann gleite zur rechten Hand, zum rechten Arm und auch hier über das Ellenbogengelenk hoch zur rechten Schulter mit dem Schultergelenk. Dann weiter über den Hals zum Hinterkopf. Vielleicht kannst du auch die Haare und den Haaransatz spüren. Gleite dann sanft weiter zum Scheitelpunkt, dem höchsten Punkt des Kopfes, bis vor zum Gesicht, zur Haut des Gesichts und zur Mimik. Was nimmst du im Gesicht wahr? Ist da noch Verspannung zu spüren? Erlaube dir, in die Verspannung hineinzuatmen, oder ein kleines Lächeln oder den Unterkiefer leicht nach unten fallen zu lassen. Das entspannt. Wandere dann sanft weiter zum Kinn, zum Mund mit den Lippen, der Mundhöhle, den Zähnen, dem Gaumen. Dann zur Nase mit den Nasenlöchern, den Nasenflügeln und dem Nasenrücken. Gleite sanft weiter nach oben zu den Augen, zum Oberlid und zum Unterlid, zu den Wimpern, den Augäpfeln und zu den Augenhöhlen und Augenbrauen. Wandere in Gedanken weiter nach oben zur Stirn und zur Haut der Stirn und an den Wangen entlang nach unten zu den Ohren; zum Äußeren der Ohren, den Ohrmuscheln und den Ohrläppchen. Vielleicht kannst du auch das Innere der Ohren, das Innenohr, erspüren.

Lass dann noch einmal den Atem durch den ganzen Körper strömen, Zelle für Zelle und Körperteil für Körperteil. Fülle deinen Körper mit deinem Atem aus. Frische und Energie werden beim Einatmen aufgenommen, Verbrauchtes wird beim Ausatmen abgegeben. Atme in deinem Atemrhythmus noch einige Male durch deinen Körper. Wenn dann die Übung zu Ende ist, öffne langsam die Augen, falls sie geschlossen waren, und komme in den Raum zurück. Tue das, was du brauchst und was dir guttut. Und vielleicht kannst du von der Frische, Wachheit und Lebendigkeit etwas mit in den Tag nehmen.

## Übung 5.8: Gesprungene Körperreise[2]

**Dauer:** 3–5 Minuten

Einzelarbeit, auch in der Gruppe möglich

**Wirkung:** Innehalten, zur Ruhe kommen, Fokussierung, Erdung

**Kann eingesetzt werden bei:** Ängsten, Unruhe, Grübeln, vor Prüfungen.

Lass deine Aufmerksamkeit springen … von Körperteil zu Körperteil. Z. B. linker Fuß – Becken – rechte Hand – Schulter – Mund – Bauchraum.

Die Übung fokussiert deine Aufmerksamkeit und bringt dich weg von Gedanken und Sorgen. Du kannst diese Übung immer und überall machen, z. B. in der Schule, wenn du auf der Toilette bist, im Bus, im Zug, in der Straßenbahn, vor Prüfungen, vor Stresssituationen, zu Hause, bei Hausaufgaben.

## Übung 5.9: Geh-Meditation

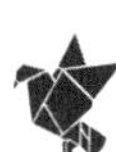

**Dauer:** 5–20 Minuten, je nach Belieben auch länger. Ein Spaziergang in der Natur kann auch eine Gehmeditation sein.

**Wirkung:** beruhigt, bringt in das Hier und Jetzt zurück, in den gegenwärtigen Moment

**Kann eingesetzt werden bei:** Unruhe, ADHS, Stress, auch um den Kopf frei zu bekommen, zur Erdung.

**Vorbemerkung:** Eine weitere gute Möglichkeit, sich in Achtsamkeit zu üben, ist das Gehen. Gehen ist eine Form der Bewegung, die wir ständig durchführen. Ohne das Gehen können wir uns nicht fortbewegen, und so ist es eine wunderbare Möglichkeit zum Üben.

Bei der Geh-Meditation richtet sich die Aufmerksamkeit auf das Heben und Senken der Füße beim Gehen. Wie fühlt sich das Gehen an? Wie hebst du den Fuß, wie rollt der Fuß ab, wie fühlt sich der Körper beim Gehen an? Welche Körperteile und Gelenke und Muskeln nimmst du wahr? Wie fühlt sich das Gehen an, wenn du die Geschwindigkeit veränderst? Wie ist das langsame Gehen, wie das schnellere Gehen? Wobei fühlst du dich wohler? Wobei kannst du mehr spüren?

2 Variante der achtsamen Körperreise (nach Huppertz 2011, S. 97).

Du wirst rasch bemerken, dass Gedanken auftauchen. Wie ein Affe, der von Ast zu Ast springt, ist auch unser Geist immer aktiv und kann nicht ruhig sein.

Bleibe beim Gehen, beim Schritt und beim nächsten Schritt. Es zählt nur ein Schritt nach dem anderen, sonst nichts; Gehen im Hier und Jetzt. Bei Ablenkungen kehre immer wieder zum Jetzt und Jetzt oder zum Schritt und Schritt zurück. Der Atem fließt einfach weiter.

Die Gehmeditation ist hilfreich bei Unruhe, wenn du dich aufgewühlt fühlst. Sie erdet und bringt dich in das Hier und Jetzt zurück, denn du bist ganz bei den Schritten und dem Nachspüren deines Gehens.

Die Übung ist immer durchführbar und von außen ist das, was in dir vorgeht, nämlich, dass du dich auf das Gehen konzentrierst, nicht sichtbar; es fällt nicht auf. Die Übung passt gut für den Weg zur Schule, zur Lehrstelle, beim Treppensteigen, für den Weg von einem Unterrichtsraum in den anderen, beim Müll-Rausbringen, für den Weg zur Bahn oder zum Bus. Du kannst sie für dich durchführen, wann immer du gehst, auch in der Gemeinschaft mit deinen Freunden. Vielleicht könnt ihr sogar gemeinsam achtsam gehen und euch dann austauschen. Wie fühlte sich das Gehen an und was habt ihr wahrgenommen?

Winston (2003, S. 153) führte im Umgang mit Emotionen das Kürzel EAUN (als Eselsbrücke: **E**in-**A**tmen-**U**nd-**N**ichts) ein und beschreibt damit vier Schritte, die im Umgang mit Emotionen helfen.

### *Was bedeutet EAUN?*

**E:** Erkenne den emotionalen Zustand.
**A:** Akzeptiere, dass alle Emotionen ein natürlicher Teil des Menschseins sind und diese Emotion in Ordnung ist.
**U:** Untersuche im Sinne des Anfängergeistes deine emotionale Erfahrung.
**N:** Nicht-Identifikation; lerne, deine Emotionen weniger persönlich zu nehmen (Beobachterposition).

## Übung 5.10: Der Drei Minuten Atemraum für Jugendliche

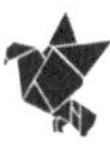

**Dauer:** 3 Minuten

**Vorbemerkung:** Diese Übung bringt den Jugendlichen in das Hier und Jetzt zurück, in den *Seins-Modus,* also in das gegenwärtige Gewahrsein, und stoppt den *Tun- und Erledigungsmodus.* Anhand des Bildes der Sanduhr kann dem Jugendlichen der Gedanke der inneren Sammlung plastisch veranschaulicht werden.

Die Übung (vgl. Williams und Penman 2011, S. 79) hilft bei Unruhe, Unkonzentriertheit, plötzlichen „Emotionsstürmen" und zu viel „Kopfarbeit". Sie bringt Klarheit und Wachheit und gibt Raum für Neues.

### *Sanduhr*

*Zur Einstimmung: Innehalten,*
im gegenwärtigen Moment ankommen und
eine achtsame innere Haltung einnehmen.

**1. Schritt: Gewahrsein**
Gedanken, Gefühle,
Körperempfindungen wahrnehmen

**2. Schritt: innere Sammlung**
bewusstes Atmen

**3. Schritt: Ausdehnung**
Atem und Körper als Ganzes

Der **1. Schritt**: Halte inne (wenn du schon in Achtsamkeit oder Meditation erfahren bist, dann ist das wie eine innerliche Atempause) und spüre nach, was im Moment an Gedanken, Gefühlen, Körperempfindungen auftaucht. Nimm einfach für dich wahr, was kommt, ob angenehm, unangenehm oder neutral. Alles darf Raum haben. Du brauchst nichts verändern oder hinzuzufügen. Die Gedanken, Gefühle und Körperempfindungen kommen und gehen, ziehen vorbei, wie z. B. die Landschaft bei einer Zugfahrt.

Der **2. Schritt**: Konzentriere dich auf deinen Atem, auf das Einatmen und Ausatmen. Der Atem fließt von alleine, du brauchst nichts dafür zu tun. Der Atem atmet dich und deinen Körper, ganz sanft.

Der **3. Schritt**: Dehne nun den Atem auf deinen ganzen Körper aus. Nimm wahr, wie du sitzt oder stehst. Nimm dich und deinen Körper als Ganzes wahr, spüre nach, wie dein Körper sich jetzt gerade anfühlt. Lass dir Zeit. – Kehre dann wieder zu der Tätigkeit zurück, die du gerade machen möchtest.

Praktisch ist, dass du die Übung zu jeder Tageszeit machen kannst, z. B. im Bus, auf der Fahrt zur Schule, auf der Toilette; am Schreibtisch oder während der Hausaufgaben, also im Sitzen, beim Gehen, im Liegen oder sogar während eines Gesprächs. Es ist eine Übung, die du innerlich für dich machst, für Außenstehende ist sie nicht sichtbar.

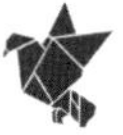

## Übung 5.11: STOP-Übung

**Dauer:** 1–3 Minuten

**Vorbemerkung:** Diese Übung nach Goldstein (2010, S. 29) ist eine Variante des Drei Minuten Atemraums und lädt ebenfalls zum kurzen Innehalten ein, zum Unterbrechen der jeweiligen Tätigkeit. Es ist sozusagen ein innerlicher „Cut". Ist der Jugendliche im Therapieraum vertraut genug mit dieser Übung, können Sie ihn auch zum Üben außerhalb der Therapie ermuntern. Beispielsweise können Sie ihm einen kleinen „Spickzettel" für zu Hause mitgeben.

**S** = „Stop": Stopp!
**T** = „Take a breath": Nimm einen Atemzug.
**O** = Observe! Beobachte deinen Körper, deine Gedanken und deine Gefühle. Ist da Sorge? Wut? Trauer? Glück? Freude? Angst? Wie sind die Gedanken? Ist da Unruhe? Werden Urteile gefällt? Bewegst du dich in Tagträumen? Grübelst du?
**P** = „Proceed": Weitermachen!

Die Übung ist eine kurze Bestandsaufnahme dessen, was gerade in deinem Körper, in deinen Gedanken und Gefühlen vor sich geht. Dein Atem begleitet die Übung. Mach am Ende der Übung mit dem weiter, was für dich genau in dem Moment wichtig und richtig ist.

## Übung 5.12: Surf-Pause

Versuche, einen Tag auf das Surfen im Internet und auf Chatten zu verzichten!

Diese Übung kannst du zeitlich ausdehnen, z. B. auf mehrere Tage. Du kannst aber auch weitere Medien einbeziehen. Wie ist es beispielsweise, wenn du auf iPod, Radio, TV, Handy, Smartphone, Instagram, Facebook, Twitter … verzichtest? Wenn es für die Schule, dein Studium, deine Ausbildung oder Arbeit erforderlich ist, kannst du natürlich Medien nutzen.

Beachte, wie viel Zeit dann für dich frei wird! Was machst du stattdessen? Sport, Leute treffen, entspannen, kochen? Die gewonnene Zeit kannst du achtsam nutzen und Dinge tun, für die du dich bewusst entscheidest.

## Übung 5.13: Linke Hand

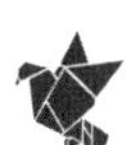

Du weißt, jeder hat eine dominante Hand; bei den meisten Menschen ist dies die rechte. Du kannst versuchen, einen Tag (oder mehrere) überwiegend deine nichtdominante Hand zu benutzen. Beim Schreiben wird das u. U. nur schwer möglich sein, aber beim Essen, beim Zähneputzen, beim Kämmen und bei allen anderen Tätigkeiten in deinem Tagesverlauf sollte es funktionieren.

Damit du daran denkst und nicht automatisch deine dominante Hand benutzt, kannst du dir auf diese einen roten Punkt malen. Zu Beginn wirst du dich sicher bei vielen Tätigkeiten noch ungeschickt anstellen. Das kannst du aber dafür nutzen, um Geduld mit dir selbst zu entwickeln. Außerdem hilft die Übung dir, bestimmte Tätigkeiten nicht automatisch, sondern achtsam und konzentriert auszuführen.

## Übung 5.14: Die Körperhaltung wahrnehmen

Versuche, einen Tag lang in regelmäßigen Abständen – z. B. jede Stunde – deine Körperhaltung bewusst wahrzunehmen.

Dabei wirst du bemerken, wie sich deine momentane Haltung im Körper anfühlt. Und du kannst deine Körperhaltung bewusst verändern: Wenn du bemerkst, dass du krumm dasitzt, kannst du dich sanft aufrichten und deine Wirbelsäule damit entlasten. Du kannst dann beim Sitzen beide Füße fest auf den Boden stellen und den Rücken und den Hals gerade halten. Beobachte, ob das eine Auswirkung auf deinen Atem und deine Stimme hat!

Wie ist deine Körperhaltung im Stehen? Sind beide Beine gleichermaßen belastet, oder ist dein Gewicht meist auf einem Bein? Wenn ja, auf welchem? Auch im Liegen kannst du deine Körperhaltung wahrnehmen: Liegst du auf dem Rücken, auf einer Seite, auf dem Bauch?

Deine Körperhaltung und deine Konzentration sind eng miteinander verbunden. Wenn dein Körper zusammensackt, tun das oft auch dein Geist, deine Konzentration und deine Stimmung. Du kannst dich bewusst aufrichten! Spüre den Unterschied.

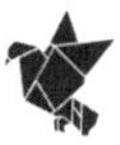

## Übung 5.15: Hör-Tag

Den ganzen Tag und auch nachts bist du von Geräuschen umgeben. Viele Geräusche um uns herum hören wir nicht bewusst.

Nimm dir an einem Tag vor, regelmäßig innezuhalten und bewusst zu hören. Nimm die Geräusche von außen wahr, draußen, auf der Straße, im Raum oder auch im Wald, Stimmen, Verkehr, Musik etc. Manches ist laut, anderes dagegen eher leise, wie etwa das Summen des Kühlschranks oder das Knarzen von Schritten. Nimm auch die Geräusche deines eigenen Körpers wahr: die Atemzüge, das Kauen (z. B. bei einem Keks oder Cracker, verglichen mit einem Apfel), das Schlucken.

Das achtsame Hören ist auch eine gute Methode, um von Ablenkungen oder vom Grübeln loszukommen!

## Übung 5.16: Türen öffnen

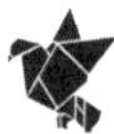

Diese Übung klingt leicht, hat aber ihre Tücke: Versuche, jedes Mal, wenn du durch eine Tür in einen anderen Raum oder ins Freie trittst, diesen Übergang bewusst wahrzunehmen. Bevor du durch eine Tür trittst, kannst du kurz innehalten und einmal tief ein- und ausatmen.

Was verlässt du mit dem alten Raum? Was erwartet dich im neuen Raum?

Am Abend kannst du versuchen, die zahlreichen Türen, die du im Laufe des Tages durchschritten hast, noch einmal in Gedanken zu rekapitulieren. Einige Türen hast du selber geöffnet, andere standen vielleicht schon offen. Sicher wirst du dann bemerken, wie viele Male du ganz „automatisch" durch die Tür geschritten bist, ohne den Übergang bewusst wahrzunehmen. Das bewusst zu tun wird dir bereits am nächsten Tag öfter gelingen.

## Übung 5.17: Die Kraft der Körpermitte

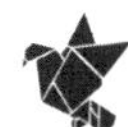

Weißt du, wo der Schwerpunkt deines Körpers ist? Er liegt etwa drei Finger unter dem Nabel, zwischen der Bauchwand und der Wirbelsäule. Im Japanischen wird dieser Schwerpunkt „Hara" genannt und hat eine wichtige Bedeutung. In der chinesischen Medizin wird der Bauch als Quelle kosmischer Energie angesehen.

Das „Hara", also die Körpermitte, ist der Platz, aus dem z. B. japanische Schwertkämpfer, Zen-Bogenschützen oder Kalligrafie-Meister ihre Energie schöpfen. Viele chinesische und japanische Buddha-Statuen haben dicke Bäuche, denn in östlichen Lehren symbolisiert ein runder Bauch ein großes Hara und viel Lebensenergie, von ihm geht die Kraft aus. In der westlichen Welt schreiben wir diese Funktion eher unserem Kopf zu. Im Bauch werden jedoch wichtige Botenstoffe produziert, die unsere Stimmungen und Gefühle steuern und bestimmen.

Viele Redewendungen weisen auf die Bedeutung des Bauches hin: „aus dem Bauch handeln", „etwas erst mal verdauen müssen". Oft jedoch vernachlässigen wir unsere Wahrnehmung der Körpermitte und sind eingenommen von den Gedanken im „Kopf-Karussell". Um zur Ruhe zu kommen, ist es sehr hilfreich, die Aufmerksamkeit auf unsere Körpermitte zu lenken:

Richte mehrmals täglich deine Wahrnehmung auf deinen Bauch, atme tief in den Bauch hinein, spüre seine gleichmäßige Ruhe im Vergleich zu der Unruhe, die oft in deinem Kopf herrscht. Diese Übung bewirkt sowohl mehr Stabilität und körperliche Kraft als auch mehr Gelassenheit im Umgang mit schwierigen Gefühlen wie etwa Ärger oder Traurigkeit. Wenn du mit dieser Übung deine Körpermitte stärkst, wirst du wie ein Stehaufmännchen immer wieder zur Mitte zurückschnellen, falls du einmal aus dem äußeren oder inneren Gleichgewicht gebracht wirst. Du kannst damit Spannung und Stress ableiten.

## 5.5 Achtsamkeit im Alltag von Jugendlichen

Auch im Alltag lässt sich der „Achtsamkeitsmuskel" trainieren. Es folgen einige Möglichkeiten, wie ein Jugendlicher / eine Jugendliche Achtsamkeit in ganz alltägliche Tätigkeiten bringen kann.

- Am Morgen: Wie wachst du auf, wie liegst du im Bett, wie stehst du auf? Welcher Fuß ist zuerst aus dem Bett? Wie fühlt sich das Stehen an? Wie fühlt sich der Gang ins Bad an?
- Wie duschst du? Spürst du den Wasserstrahl, riechst du dein Duschgel? Bist du beim Duschen oder schon ganz woanders? Komme dann wieder zum Duschen zurück.
- Bist du ganz beim Zähneputzen oder schon auf dem Weg zur Schule? Wie fühlt sich das Putzen der Zähne an, wie schmeckt die Zahnpaste? Wie fühlt sich das Schminken an? Wie das Haarbürsten? Wie das Rasieren?
- Beim Anziehen: Bist du mit deiner Aufmerksamkeit beim Ankleiden oder sind deine Gedanken schon ganz woanders? Wie geht es dir dabei?
- Wie schmeckt das Frühstück (wenn du frühstückst)? Wie trinkst du Tee oder Kaffee? Wie isst du? Nimmst du dir Zeit, jeden Bissen oder jeden Schluck wahrzunehmen? Oder schlingst du alles achtlos in dich hinein?
- Wie gehst du aus dem Haus? Wie verabschiedest du dich von deinen Eltern, sollten sie noch zu Hause sein? Wie fühlt sich die Türklinke an? Wie begrüßt du deine Freunde?
- Wenn du Fahrrad fährst, wie tust du es, was nimmst du wahr? Den Fahrradsattel? Die Kühle der Lenkstange? Den Fahrtwind? Die Anspannung in den Bein- oder Schultermuskeln?
- Wie betrittst du das Klassenzimmer? Wie setzt du dich auf deinen Platz? Wie fühlst du dich bei der Begrüßung des Lehrers?
- Wie gehst du mit deinem Smartphone und deinen elektronischen Medien um? Kannst du im Gebrauch der Geräte auch mal eine Pause einlegen? Und wie fühlt sich der Nichtgebrauch an? Was passiert in dir?
- Wie kommst du zu Hause an? Wie nimmst du dein Essen zu dir? Wie ist deine Art der Kommunikation mit Freunden, Geschwistern, Eltern, Lehrern oder dem Chef?
- Nimmst du wahr, was du von Mal zu Mal machst, oder bist du bei ganz anderen Dingen und ständig in Gedanken und abgelenkt?

- Wie anwesend bist du in den Gesprächen mit Freunden, Lehrern und Eltern? Hörst du wirklich zu oder bist du nur bei dir und nicht bei deinem Gegenüber, nicht im Kontakt mit ihm? Hier kann es helfen, auf den Atem deines Gesprächspartners zu achten und auch darauf, wann du in deine eigenen Gedanken verfällst.
- Wie beendest du den Tag? Wie gehst du schlafen? Wie fühlt sich das an?

Vielleicht ist es dir möglich, am Ende deines Tages fünf Ereignisse zu notieren, die dir Freude bereitet haben oder für die du dankbar bist, dass sie sich heute ereignet haben. Wenn es für dich passt, kannst du dich auch gerne darüber mit deiner besten Freundin, deinem besten Freund unterhalten. Erlaube dir zu experimentieren und die für dich passenden und geeigneten Möglichkeiten zu finden.

### *Hilfsmittel, die das Innehalten im Alltag erleichtern*

**Erinnerungshilfen** sind für den Alltag eine gute Unterstützung für einen „Break". Sie können Jugendliche zum Experimentieren einladen und ermutigen, denn der Alltag bietet viele Möglichkeiten. Der Kreativität sind da keine Grenzen gesetzt. Erinnerungshilfen können sein: ein besonderes Post-it, ein Armband oder ein schöner Stein, der beispielsweise auf dem Schreibtisch liegt. Auch der Wecker im Handy kann in bestimmten Abständen mit einem wohltuenden Geräusch ans Innehalten und an die achtsame Pause erinnern. Ein liebevoll gestalteter Erinnerungszettel am Notebook oder PC kann auch das Innehalten unterstützen, das Wahrnehmen der Geräusche der Umgebung, wie den Ton der Kirchenuhr, den Pausengong, das Klingeln des Telefons, das Geräusch eines vorbeifahrenden Autos oder der Ton einer eingehenden SMS. Auch beim Chatten stören eine Pause, ein kurzes Innehalten, die Online-Kommunikation nicht.

**Apps** (siehe Anhang) können Hilfen sein. Sie sind meist kostenlos und unterstützen mit Klängen oder Meditationen das Innehalten. Manchmal ist es auch hilfreich, die Erinnerungshilfen zu wechseln. Wir alle sind „Gewohnheitstiere" und bemerken die Hilfen nach einiger Zeit gar nicht mehr. Wir hören die Töne oder sehen die Marker, denken vielleicht „Ach ja!" und machen einfach weiter. Auch zwischen guten Freunden und Freundinnen ist es unterstützend, sich gegenseitig an eine kurze Pause zu erinnern. Das fördert zudem das achtsame Miteinander.

Der Weg der Achtsamkeit ist ein Weg zu sich selbst, ein Weg der Selbstfindung, ein lebenslanger Prozess. Ein Therapeut, der die achtsame Haltung in seiner Tätigkeit ausstrahlt und diese vermittelt, kann bei der Lösung von Konflikten, dem Streben nach Autonomie und Eigenverantwortung sowie bei der Selbstfindung ein unterstützender Begleiter sein. Er kann vermitteln, dass wir in Beziehung zu anderen Menschen leben, von diesen nicht losgelöst sind und diese auch brauchen. In der therapeutischen Arbeit erfährt der Jugendliche, mit klarem Geist für sich zu erkennen, welche Entscheidungen anstehen, welche wichtig sind. Er kann auch erlernen, dass „Fehltritte“ Teil des Lebens sind und sich keiner deshalb zu grämen, zu „stressen“ oder gar zu schämen braucht. Niemand ist perfekt. Es geht um das Erkennen dessen, was wahr und wichtig ist, von Mal zu Mal: beim Atem zu bleiben, innezuhalten und wieder weiterzumachen.

# 6. Störungsspezifische achtsamkeitsbasierte Interventionen

## 6.1 Angststörungen

In der Kinder- und Jugendlichen-Psychotherapie sind Angststörungen ein häufiges Störungsbild, Prävalenzdaten geben an, dass etwa 10 % der Kinder und Jugendlichen mindestens einmal die Kriterien einer Angststörung aufweisen. In der ICD-10 werden diese wie folgt codiert:

F93 Emotionale Störungen des Kindesalters
F93.0 Emotionale Störung mit Trennungsangst des Kindesalters
F93.1 Phobische Störung des Kindesalters
F93.2 Störung mit sozialer Ängstlichkeit des Kindesalters
F93.80 Generalisierte Angststörung des Kindesalters

### 6.1.1 *Wie zeigen sich Angststörungen bei Kindern und Jugendlichen?*

Trennungsangst tritt selten vor dem sechsten Lebensmonat auf. Danach ist sie aufgrund der sich entwickelnden Bindung des Kindes an die Eltern zunächst ein normales Phänomen, und zwar in Situationen, in denen eine Bezugsperson das Kind, zumeist in einer unbekannten Umgebung, kurz oder längerfristig alleine lässt. Die Diagnose ist daher nur zu stellen, wenn eine unübliche Ausprägung, eine abnorme Dauer über die typische Altersstufe hinaus und deutliche Probleme in sozialen Funktionen vorhanden sind.

Dasselbe gilt für die Phobische Störung des Kindesalters, denn es ist in der Entwicklung von Kindern „normal", dass bestimmte Ängste auftreten. Häufig zeigt sich Angst vor Dunkelheit und Gewitter, lautem Krach oder die Angst vor Einbrechern, Naturkatastrophen, Verletzungen, Gespenstern, Spinnen oder Hunden in altersgemäßer Form und Intensität (vgl. die Übersicht von Ängsten im Entwicklungsverlauf in Schneider 2004, S. 10). Daher muss für eine Diagnose eine besondere Ausprägung der Angst beim Kind erkennbar sein, ebenso Vermeidungsverhalten.

Die Störung mit sozialer Ängstlichkeit des Kindesalters zeigt sich (nach ICD-10) in einer anhaltenden Ängstlichkeit in sozialen Situationen, Vermeidung, Befangenheit,

Verlegenheit oder übertriebener Sorge über die Angemessenheit des Verhaltens gegenüber Fremden. Bei einer gesunden Entwicklung kann diese Angst vor Fremden ab dem Alter von sechs bis acht Monaten beobachtet werden, ab dem zwölften Monat nimmt diese Angst langsam wieder ab.

Anzeichen für die generalisierte Angststörung des Kindesalters sind intensive Ängste und Sorgen, die sich auf mehrere Bereiche beziehen; die Symptome sind Ruhelosigkeit, Nervosität, Müdigkeits- oder Erschöpfungsgefühl, Konzentrationsprobleme, Reizbarkeit, Muskelverspannungen und häufig Schlafstörungen.

Zur Genese der unterschiedlichen phobischen Angststörungen geht man von einem multifaktoriellen bio-psycho-sozialen Modell aus, das genetische bzw. biologische Faktoren, Lernprozesse, aktuelle Stimuli bzw. situative Aspekte und psycho-physiologische Aufschaukelungsprozesse umfasst. Durch Prozesse der operanten Konditionierung bzw. negativen Verstärkung wird die Angststörung aufrechterhalten. Kennzeichnend ist das Vermeiden des angstauslösenden Stimulus.

Es ist hilfreich, das Störungsmodell den Betroffenen bzw. deren Eltern zu vermitteln und zu erläutern, dass Angst grundsätzlich etwas Gutes ist, weil sie vor Gefahren schützt. Die „Kampf- / Flucht-Reaktion" *(fight or flight)* ist ein physiologisches System, das unserer Sicherheit und unserem Überleben dient. Sie regt den Körper an, sich zu mobilisieren, Bedrohungen zu bewältigen, um dann wieder auf das Ausgangsniveau zu sinken.

### Die physiologische Stressreaktion

Die physiologische Stressreaktion läuft hauptsächlich über zwei Stressachsen:

1. Über den sympathischen Zweig des autonomen Nervensystems, der vor allem über die Freisetzung der Katecholamine Adrenalin und Noradrenalin wirksam wird.
2. Über die Hypothalamus-Hypophysen-Nebennierenrinden-Achse (HHNA), die die Freisetzung des beim Menschen primären Stresshormons Cortisol steuert.

In der Peripherie beeinflusst eine erhöhte Ausschüttung von Adrenalin den Glukosemetabolismus und führt zu einer Freisetzung von Glukose aus dem Muskelgewebe. Zusammen mit Noradrenalin sorgt Adrenalin außerdem dafür, dass der Blutfluss durch eine erhöhte Herzschlagrate und eine daraus folgende Steigerung des Blutdrucks erhöht wird. Dies soll die gesteigerte Energiezufuhr des Organismus sicherstellen, die während einer potenziellen Flucht- oder Kampfsituation erforderlich ist.

Neben den Effekten auf periphere Organe wirken Adrenalin und Noradrenalin als Neurotransmitter auch auf unterschiedliche Strukturen im Gehirn. Da beide Katecholamine die Blut-Hirn-Schranke nicht direkt passieren können, üben sie ihre Wirkung auf das ZNS durch eine Aktivierung des Nervus Vagus aus. Dieser wirkt auf adrenerge Neurone im Nucleus tractus solitarii (NTS), einem Hirnnervenkern mit Lokalisation im Hirnstamm. Der NTS projiziert dann seinerseits zum Locus coeruleus (LC), einem Kerngebiet der Pons. Dessen Axone weisen zahlreiche Afferenzen zu unterschiedlichen Arealen auf, unter anderem zum Thalamus, zum Hypothalamus, zur Amygdala, zum Septum, zum Hippocampus und zum präfrontalen Cortex.

In der **Psychoedukation** reicht es aus, den Kindern zu erklären, dass bei Angst und Stress unser Herz schneller schlägt, die Lungen rascher atmen, die Muskeln sich anspannen und unser Körper zu schwitzen anfängt – und das alles innerhalb von nur einer Sekunde!

Eine extreme HHNA-Aktivierung kann zu Panikattacken führen. Insgesamt sind chronische Muskelanspannung und Hypervigilanz häufig bei Kindern, die unter Dauerstress stehen oder generalisierte Angst empfinden. Eine akute Stressreaktion steht ebenso wie Dauerstress in Zusammenhang mit einer Aufmerksamkeitsverzerrung: „Aufmerksamkeit kann so sehr auf eine wahrgenommene Bedrohung fokussiert werden, dass andere, ebenso relevante Informationen in der Umwelt fehlinterpretiert oder völlig ausgeblendet werden. Wenn ein Kind belastende physische Symptome erlebt, wie etwa Panikattacken, ist Psychoedukation angezeigt. Als Vertreter der achtsamkeitsbasierten Therapie ist es jedoch nicht Ihre Aufgabe, die Erfahrung des Kindes zu verändern. Stattdessen helfen Sie dem Kind dabei, sich der ganzen Erfahrung so bewusst wie möglich zu bleiben, seine Aufmerksamkeit von der wahrgenommenen Bedrohung wegzulenken und sich stattdessen auf die Erfahrungen des gegebenen Moments zu konzentrieren. Beispielsweise kann die Aufforderung, einzelne körperliche Empfindungen zu beschreiben, dem Kind dabei helfen, eine gegenwartsfokussierte Bewusstheit aufrechtzuerhalten. Achtsamkeit ist eine Praxis, in jedem Moment auf einzelne körperliche Empfindungen zu achten, und selbst die starken physiologischen Reaktionen einer Panikattacke bieten Gelegenheit zum Kultivieren von Achtsamkeit“ (Semple & Lee 2014, S. 41).

Die klassischen Säulen der verhaltenstherapeutischen Behandlung von Angststörungen sind

- Psychoedukation
- Reizkonfrontation
- Kognitive Verfahren

Aufgrund der o. g. physiologischen Implikationen haben jedoch auch achtsamkeitsbasierte Elemente hier einen wichtigen Platz.

Von Semple und Lee (2014) wurde ein *Handbuch für Achtsamkeitsbasierte Therapie für Kinder mit Angststörungen* vorgelegt. Dieses Programm umfasst in der Gruppentherapie zwölf wöchentliche Sitzungen zu je 90 Minuten bzw. zu je 60 Minuten in der Einzeltherapie. Es ist speziell auf Kinder zwischen neun und zwölf Jahren zugeschnitten, deren Leben durch Sorgen, Ängste und alltägliche Stressoren belastet wird. Mit altersgerechten Anpassungen ist das Programm jedoch auch für etwas jüngere oder ältere Kinder geeignet. In das Training der beiden Autorinnen sind Atemübungen, der Drei-Minuten-Atemraum, achtsames Riechen, Schmecken und Essen, achtsames Hören und Sehen, achtsames langsames Gehen, achtsame Yoga-Bewegungen *(Hund, Katze und Kuh, Schmetterling, Kobra, Baum)* integriert. Zahlreiche Beispiele für sensorische Übungen haben wir in Kapitel 4 dieses Buches beschrieben.

Verglichen mit anderen Angststörungen sind generalisierte Angststörungen (GAS) oder soziale Ängste bei Kindern relativ häufig; beide eignen sich neben Psychoedukation und Exposition auch zur Behandlung mit kognitiven Interventionen. Ebenfalls gute Ansatzpunkte bieten sich für achtsamkeitsbasierte Interventionen. So spielen etwa Sorgen und Befürchtungen eine große Rolle bei der GAS – und mit Achtsamkeitsübungen kann eine hilfreiche Distanzierung von diesen Kognitionen erreicht werden. Jugendliche berichten öfter vom sogenannten Meta-Worrying und machen sich „Sorgen über die Sorgen“; diese Metakognitionen können ebenfalls mit Distanzierungsübungen reguliert werden.

### 6.1.2 Übungen

Bei Sorgenkreisen bzw. Meta-Worrying ist die folgende Übung für jüngere Kinder hilfreich:

#### Übung 6.1: Sorgen-Flieger

**Benötigt werden:** Bastelanleitungen für Papierflieger, mehrere Papierbögen

„Mit den Sorgen (bzw. Ängsten), von denen du mir erzählt hast, werden wir jetzt ein kleines Spiel spielen, wenn du Lust hast. Sie tauchen ja oft in deinen Gedanken auf und du wirst sie dann nicht mehr richtig los. Entweder hältst du die Sorgen-Gedanken irgendwie fest, obwohl du das ja gar nicht willst – oder die Gedanken halten dich fest, nicht wahr? Ich zeige dir jetzt, was man sonst noch damit machen kann: Wir werden jetzt zusammen ein paar Papierflieger basteln, für jede Sorge (oder jede Angst) einen, o. k.?"

Basteln Sie nun gemeinsam mit dem Kind etliche Flieger; im Internet gibt es dafür viele einfache Faltanleitungen. Überlegen Sie danach gemeinsam, welche Sorgen (bzw. Ängste) hauptsächlich auftreten. Diese darf das Kind jeweils auf einen der Flieger schreiben. Im Anschluss nehmen Sie die Flieger und lassen sie durch den Raum fliegen; das Kind beobachtet zunächst nur, wie sie vorbeifliegen.

„Nun kannst du entscheiden, welche Flieger du auffangen magst und welche du vorbeifliegen lässt!" Rasch ergibt sich dann ein wechselseitiges Fliegenlassen und Auffangen der Flieger, das die Kinder immer sehr lustig finden und das ihnen die Möglichkeit bietet, ihre Ängste (oder Sorgen) einmal ganz anders wahrzunehmen, nämlich nicht als quälend, sondern spielerisch. Zudem kann man mit dem Kind üben, welche Möglichkeiten es hat, mit den Sorgen-Fliegern umzugehen: sie vorbeiziehen zu lassen, aufzufangen, im Schoß zu sammeln, in der Hand festzuhalten etc. Diese Übung hat vielen Kindern dabei geholfen, Abstand nehmen zu können von quälendem Gedankenkreisen.

**Variante:** Manchmal kombiniere ich die Übung mit Spaß-Fliegern: Im Anschluss oder in einer weiteren Sitzung basteln wir weitere Flieger und beschriften diese mit angenehmen Aktivitäten oder Gedanken, die dem Kind Spaß machen. Wir lassen diese dann gemeinsam mit den Sorgen-Fliegern durch den Raum fliegen. Das Kind macht dabei spielerisch die Erfahrung, dass immer beides „da ist", Angenehmes und Unangenehmes: Beides ist jedoch nur temporär und wenn ich es nicht festhalte, sondern weiterziehen lasse, wird es vom Nächsten abgelöst.

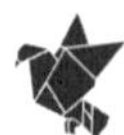

## Übung 6.2: Bäumchen schüttel dich

**Vorbereitung:** Die Übung besteht aus drei Teilen von jeweils ca. drei Minuten Dauer, die dem Kind vorher erklärt werden. Für jede Phase empfiehlt sich eine jeweils passende Musik (s.u.). Ein Ton von einer Klangschale beginnt und beendet die jeweiligen Phasen. Bieten Sie dem Kind an, die Augen zu schließen, falls es das möchte.

**Vorbemerkung:** Bei vielen Kindern mit Angststörungen ist eine starke körperliche Anspannung spürbar. Zur Tonusregulierung benütze ich gerne die folgende Übung. Ich führe sie oft zu Beginn der Stunde durch, weil die sich daran anschließenden Interventionen besser auf „fruchtbaren Boden" fallen, denn das Kind konnte die angstbedingte Anspannung bereits abbauen.

Teil 1: Zu sehr rhythmischer Musik (z. B. Trommeln) schütteln wir kräftig den ganzen Körper, Arme, Hände, Beine, Kopf.

Teil 2: Wir bewegen uns weich und rhythmisch zu beschwingter Musik.

Teil 3: Zu leiser getragener Musik (oder auch Naturtönen wie Wellenrauschen) sitzen wir in Ruhe im Schneidersitz auf dem Boden bzw. auf weichen Matten.

Durch das Schütteln zu Beginn befreit sich das Kind von Anspannung und aktuellen Sorgen-Gedanken, in der mittleren Phase empfindet das Kind eine körperliche Leichtigkeit und im letzten Teil kommt es zur Ruhe und wieder „zu sich".

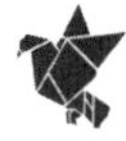

## Übung 6.3: Fluss-Übung

**Vorbemerkung:** Für Jugendliche und junge Erwachsene eignet sich die folgende Übung, bei der die Distanzierung von angst- oder sorgenvollen Kognitionen nicht im konkreten Handeln, sondern auf mentaler Ebene geübt wird.

Wenn du die Augen schließt, kannst du dir vorstellen, an einem Fluss zu sitzen. Du hörst das Rauschen der Strömung; ab und zu spürst du einen Wassertropfen auf deinen Händen oder Armen, du fühlst die Wärme der Sonne auf deinem Körper, du riechst die frische Luft am Wasser. Lass dir Zeit, diesen angenehmen Platz zu genießen.

Nun kannst du dir vorstellen, dass deine Sorgen (bzw. Ängste) lauter kleine Papierschiffchen sind. Setz sie auf das Wasser – eines nach dem anderen. – Nun kannst du zuschauen, wie sie vom Wasser davongetragen werden. Sie werden immer kleiner. Immer weiter weg schwimmen sie. Nach einer Weile sind sie kaum mehr zu sehen.

Stattdessen siehst du so viel anderes, kleine Wellen, Kieselsteine im flachen Wasser, Sonnenlicht, das sich im Fluss spiegelt.

Vielleicht ziehen jetzt andere Gedanken in deinem Gedankenfluss vorbei. Schau sie ruhig an, wenn sie kommen, und beobachte, wie sie sich langsam wieder entfernen. Dann spürst du noch einmal den Boden, auf dem du sitzt, fest und stabil, während der Fluss mit den Gedankenschiffchen immer weiterfließt. Nun kannst du langsam deine Augen wieder öffnen.

## Übung 6.4: Ich bin da

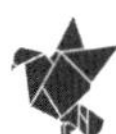

**Vorbemerkung:** Neben Übungen zur Distanzierung sind auch solche zur Lenkung der Aufmerksamkeit hilfreich; Aufmerksamkeitsprobleme flankieren die meisten Angststörungen: Bei einer GAS ist eine schlechte Konzentration symptomatisch, bei Ängsten und Zwängen gelingt es oft nicht, die Grübeleien zu stoppen. Für Kinder mit sozialer Angst sind selbstbezogene Aufmerksamkeit sowie Erfahrungsvermeidung charakteristisch; bei spezifischen Phobien wird die Aufmerksamkeit häufig selektiv auf die gefürchteten Reize gerichtet. Durch sensorische Übungen (vgl. Kapitel 4) wird die Lenkung der Aufmerksamkeit auf die Gegenwart gefördert, ebenso wie durch die folgende Übung:

Du kannst dich aufrecht, aber bequem hinsetzen (unterstützen Sie ggf., dass die Wirbelsäule gerade ist, die Schultern locker gesenkt, die Arme und Hände entspannt sind). Dann sag dreimal leise zur dir: „Ich bin da. Genau jetzt. Ich bin nicht in der Vergangenheit und nicht in der Zukunft. Ich bin in der Gegenwart. Genau jetzt. Ich bin da. – Ich atme ein und bemerke es. Ich atme aus und bemerke es (ca. fünfmal in langsamen bewussten Atemzügen). Ich bin da.“

Bei der Behandlung von Angststörungen ist generell zu beachten, dass achtsamkeitsbasierte Distanzierungsübungen dem Rational der Exposition widersprechen. Daher ist besonders bei klassisch konditionierten Angstreaktionen die In-vivo-Konfrontation das Mittel der Wahl.

## 6.2 Depressive Störungen

Depressionen, die Volkskrankheit des 21. Jahrhunderts, treten nicht nur bei Erwachsenen auf, sondern, wie der therapeutische Alltag zeigt, auch bei Kindern und Jugendlichen. Bei einem Großteil der Erwachsenen, bei denen depressive Störungen diagnostiziert werden, kann heute davon ausgegangen werden, dass die Betroffenen bereits im Kindes- und Jugendalter eine depressive Symptomatik zeigten. Das gemeinsame Merkmal aller depressiven Störungen bei Erwachsenen wie bei Kindern und Jugendlichen ist das Gefühl der Leere, die traurige und reizbare Stimmung, in Begleitung von somatischen und kognitiven Veränderungen.

### 6.2.1 Wie zeigen sich depressive Störungen?

*Differenzierung der depressiven Symptomatik*

Bei **Erwachsenen** zeigt sich die depressive Störung in folgender Symptomatik:
- gedrückte Stimmung
- Reduktion des Antriebs
- Unruhe / Hemmung
- Angst
- Interessenverlust, Leere
- Freudlosigkeit
- Schuldgefühle
- Konzentrationsstörung
- vermindertes Selbstwertgefühl

Auf körperlicher Ebene:
- Müdigkeit
- Schlafstörung
- Appetitstörung

Bei **Kindern und Jugendlichen** zeigt sich die depressive Symptomatik mit folgenden Merkmalen und in altersspezifischen Abstufungen (vgl. Leitlinien zu Diagnostik und Therapie psychischer Störungen 2003, S. 52 ff.).

**Kleinkinder (1–3 Jahre)**
- wirken traurig, lächeln wenig
- ausdrucksarmes Gesicht
- gestörtes Essverhalten
- Schlafstörungen

- Irritierbarkeit
- mangelnde Symbolisierungsfähigkeit
- Spielunlust
- Lethargie

**Vorschulkinder (3–6 Jahre)**
- trauriger Gesichtsausdruck
- können sich nicht mehr freuen
- Stimmungsschwankungen, teils aggressiv, gereizt, unruhig; sind in sich gekehrt
- Spielunlust
- verschiedene körperliche Beschwerden
- Trennungsangst

**Schulkinder**
- berichten selbst von Traurigkeit
- Sorgen, lebensmüde Gedanken
- Konzentrations- und Leistungsstörung
- Schulangst
- Schlaf- und Essstörung
- Rückzugstendenzen; soziale Kontakte und Treffen mit Freunden werden eher vermieden
- Befürchtung, dass Eltern nicht genügend Beachtung und Anerkennung schenken

**Jugendalter und Pubertät**
- sozialer Rückzug
- Angst, Wertlosigkeit, Schuld, Gefühl der Sinnlosigkeit
- verminderter Antrieb, Interessenverlust
- vermindertes Selbstvertrauen
- Apathie, Konzentrationsmangel
- Leistungsstörung
- Zukunftsängste
- Stimmungsschwankungen
- zirkadiane Schwankungen, oft vermehrtes Schlafbedürfnis
- psychosomatische Störungen (z. B. körperliche Beschwerden ohne organischen Befund)
- Gewichtsveränderungen
- Merkmale einer depressiven Episode (wie bei Erwachsenen)
- Suizid-Gedanken
- Drogen- und Alkoholkonsum

Im ICD-10-Diagnoseschlüssel sind für diese Symptome die Diagnosen unter F32.0–F32.9 und F33.0–F33.8 aufgeführt. Zur Epidemiologie bemerkt Schulte-Markwort (2007, S. 311): „Depressionen gehören zu den häufigsten psychischen Störungen. Im Kindes- und Jugendalter ist von einer alterskonformen Zunahme von etwa 1 % der Kindergartenkinder, 2 % der Grundschulkinder bis auf 6 % bis 8 % der Jugendlichen bei deutlicher Mädchenlastigkeit auszugehen." Die Landespsychotherapeutenkammer Rheinland-Pfalz (Mehler-Wex 2007) belegte bei einer Studie zu Depressionen bei Kindern und Jugendlichen folgende Häufigkeiten:

Im Schul- und Jugendlichenalter:

- ca. 2 % für mittelgradige bis schwere Depressionen
- ca. 4 % für leichte Depressionen
- ca. 10 % Selbstmordgedanken
- deutlicher Anstieg ab dem 13. Lebensjahr; Höhepunkt zwischen dem 14.–16. Lebensjahr
- Mädchen häufiger betroffen als Jungen

*Spezifizierung der depressiven Symptomatik und Diagnostik*

Das neue DSM-5 (Falkai & Wittchen et al. 2015, S. 209 ff.) hat für Kinder die **Disruptive Affektregulationsstörung** mit dem Schlüssel F34.8 aufgenommen. Diese bezieht sich auf Kinder mit einem Symptombild von andauernder Reizbarkeit und häufigen Episoden ausgeprägten Kontrollverlustes im Verhalten. Forschungsergebnisse zeigen, dass Kinder mit diesem Symptombild nach Erreichen des Jugend- und Erwachsenenalters eher unipolare depressive Störungen oder Angststörungen aufweisen und nur selten eine bipolare Störung.

Die diagnostischen Merkmale von F34.8 sind eine chronisch schwergradige und anhaltende Reizbarkeit in Form von Wutausbrüchen als Ausdruck von Frustration (verbal oder auf Verhaltensebene, bezogen auf Gegenstände, sich selbst als Person und gegenüber anderen Personen). Die Reizbarkeit muss mehrmals wöchentlich auftreten, mindestens über ein Jahr und in mindestens zwei Lebensbereichen, z. B. Schule und Elternhaus. Darüber hinaus ist die Reizbarkeit, auch auf den Entwicklungsstand bezogen, unangemessen.

Die Reizbarkeit des Kindes ist für das soziale Umfeld wahrnehmbar, zeigt sich nahezu täglich und dies die meiste Zeit. Man nimmt an, dass die Prävalenzen für Jungen höher sind als für Mädchen und für Kinder im Grundschulalter höher als für Jugendliche.

Der Beginn der disruptiven Affektregulationsstörung muss nachweislich vor dem zehnten Lebensjahr liegen und sie darf bei Kindern unter dem sechsten Lebensjahr nicht als Diagnose gestellt werden. Kinder mit chronischer Reizbarkeit haben im Erwachsenenalter ein erhöhtes Risiko, eine unipolare depressive Störung und / oder Angststörung zu entwickeln. Die Häufigkeiten bipolarer Störungen sind vor Beginn der Adoleszenz sehr niedrig (etwa 1 %), wobei sie dann bis zum Erwachsenenalter ansteigen (1 % bis 2 % Prävalenz). Die disruptive Affektstörung zeigt sich vor der Adoleszenz häufiger als die bipolare Störung. Beim Übergang in das Erwachsenenalter nehmen die Symptome ab.

Differenzialdiagnostisch ist an die Bipolare Störung, an Störungen mit oppositionellem Trotzverhalten zu denken, aber auch an Angst- und Autismus-Spektrum-Störungen, an Major Depression, an eine Aufmerksamkeitsdefizit- und Hyperaktivitätsstörung sowie an die Intermittierende explosive Störung.

**Prädiktoren für Suizidalität bei depressiven Störungen:**

- Es besteht ein ernster, nicht bewältigter Konflikt.
- soziale Isolierung
- Hoffnungslosigkeit
- Suizid in der Familie
- schulisches Versagen
- psychische Erkrankung (z. B. Psychose, Dissoziative Persönlichkeitsstörung; Abhängigkeit von Alkohol / Drogen)
- Suizid-Gedanken oder -Versuch in der Vergangenheit

Suizid-Versuche sind bei Mädchen häufiger, bei Jungen dagegen die vollendeten Suizide. Suizid-Gedanken bedürfen der engmaschigen Betreuung und einer tragenden Vertrauensbasis in der therapeutischen Beziehung.

**Entwicklungsspezifische Auffälligkeiten**

Die Diagnostik der Depressionen bei Jugendlichen bedarf eines erfahrenen Therapeuten, denn Jugendliche sind nicht depressiv, wenn er oder sie …

- mal „deprimiert“ ist
- mal „keinen Bock“ hat und alles „Scheiße“ findet
- mal traurig ist
- mal weint
- mal Liebeskummer hat
- mal gereizt reagiert
- Mädchen im gemeinsamen Besprechen von Problemen ohne Lösung stecken bleiben, nach Seiffge-Krenke (2015): „co-rumination“

Der Alltag wird weiterhin bewältigt, die sozialen Kontakte bleiben bestehen.

### 6.2.2 *Achtsamkeitsbasierte Übungen bei Depressionen*

Bei depressiven Störungen können im therapeutischen Setting, also in Behandlung und Begleitung depressiver Störungen, achtsamkeitsbasierte Übungen gezielt eingesetzt werden. Sie erden und stabilisieren. Von Vorteil ist, wenn der Therapeut aufgrund der eigenen Praxis um die Probleme und Hindernisse weiß, die beim Üben auftreten können.

Einige der nachfolgend genannten Übungen für Jugendliche sind in Kapitel 5 zu finden. Übungen, die sowohl für Kinder als auch für Jugendliche mit Depressionen geeignet sind, werden im Folgenden näher ausgeführt.

**Übungen für Jugendliche mit Depressionen aus Kapitel 5**

**Drei Minuten Atemraum (Übung 5.10, Seite 97)**
Übung zum Innehalten

**STOP-Übung (Übung 5.11, Seite 98)**
Diese Übung nach Goldstein (2010, S. 29) ist eine Variante des *Drei Minuten Atemraums* und dauert ca. eine Minute.

**Body-Scan (Übung 5.7, Seite 93)**
Diese Übung fördert Wachheit und Bewusstheit und hat als Nebeneffekt auch eine entspannende Wirkung. Alles darf so sein, wie es ist, ohne etwas verändern zu wollen oder hinzuzufügen – immer wieder liebevoll zu sich selbst zurückkommen und das wahrnehmen, was eben gerade auftaucht. Die Übung kann im Liegen oder Sitzen durchgeführt werden. Die Augen können geschlossen sein oder offen, je nach dem Wohlbefinden des Kindes oder Jugendlichen.

**Gesprungene Körperreise (Übung 5.8, Seite 95)**
Eine Variante der achtsamen Körperreise

## Übung 6.5: 3 – 2 – 1-Übung

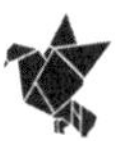

**Dauer:** ca. 3–5 Minuten

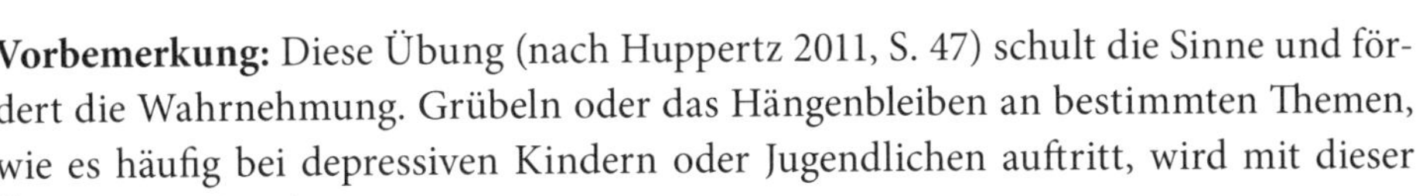

**Vorbemerkung:** Diese Übung (nach Huppertz 2011, S. 47) schult die Sinne und fördert die Wahrnehmung. Grübeln oder das Hängenbleiben an bestimmten Themen, wie es häufig bei depressiven Kindern oder Jugendlichen auftritt, wird mit dieser Übung unterbrochen.

Die Übung kann im Sitzen oder Stehen durchgeführt werden. Leiten Sie das Kind oder den Jugendlichen an, seine Wahrnehmungen (Sehen, Hören, Fühlen) in der nachfolgenden Struktur zu benennen.

*Drei Dinge bzw. Wahrnehmungen:*

- Sehen: drei Dinge, z. B. Stuhl, Wand, Lampe
- Hören: drei Geräusche, z. B. Heizung, Windrauschen, Straßenlärm
- Fühlen / Tastsinn: drei Tastempfindungen, z. B. Füße auf dem Boden, Hände im Schoß, Po auf der Unterlage

- *Zwei Dinge bzw. Wahrnehmungen:*
- Sehen: zwei Dinge, z. B. Stuhl und Lampe
- Hören: zwei Dinge, z. B. Ticken der Uhr und Straßenlärm
- Fühlen: zwei Tastempfindungen, z. B. Hände im Schoß und Rücken an der Stuhllehne

*Ein Ding bzw. eine Wahrnehmung:*

- Sehen: ein Ding, z. B. Vorhang
- Hören: ein Ding, z. B. Summen einer Fliege
- Fühlen: eine Tastempfindung, z. B. Füße auf dem Boden

Die Eindrücke der Wahrnehmung/en können wiederholt werden, müssen aber nicht.

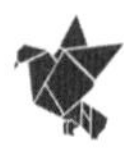

## Übung 6.6: Geh-Meditation – für Kinder

Die Anleitung ist als Übung 5.9 auf Seite 95 zu finden.

Die Übung erdet und stabilisiert. Sie ist hilfreich bei körperlicher wie geistiger Unruhe. Es geht dabei um das Gewahrsein des Gehens. Jeden Schritt wahrzunehmen: das Aufsetzen der Ferse und das Abrollen des Fußes beim Gehen, immer wieder, Schritt für Schritt. Gehen im gegenwärtigen Moment, im Hier und Jetzt.

Das Geh-Tempo kann von langsam bis schnell variieren. Bei allen Anhaftungen wieder zum Gehen, zum Schritt-für-Schritt zurückkehren. Das meditative Gehen ist immer wieder ein Neuanfang, ein hilfreicher Ansatz bei Depression. Im Therapie-Setting wird dies gemeinsam geübt, einzeln oder in der Gruppe; danach kann der Transfer in den Alltag angeregt werden. Hilfreich ist dafür ein Hinweis an das Kind: „An die Gehmeditation kannst du denken, wann immer du gehst, z. B. auf dem Pausenhof; unterwegs, auf dem Weg zum Bus, zum nächsten Klassenzimmer; beim Treppensteigen usw. Wie fühlt sich das Gehen an, was passiert?

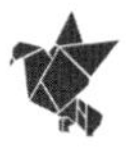

## Übung 6.7: Sitz-Meditation – Kurzform für Kinder

Die Sitzmeditation für Jugendliche finden Sie als Übung 5.2 auf Seite 88.

**Vorbereitung:** Zeigen Sie dem Kind die Varianten „Schneidersitz“ und „Lotussitz“.

**Dauer:** ca. 5 Minuten

Suche dir einen ruhigen Ort. Setze dich auf den Boden, im Schneidersitz oder Lotussitz oder auf einen Stuhl, so wie es dir angenehm ist. Nimm eine aufrechte und würdevolle Haltung ein. Deine Hände ruhen im Schoß, der Rücken ist gerade, die Augen sind geschlossen. Folge dem Atem … dem Einatmen und dem Ausatmen … Spüre, wie dein Atem kommt und geht. Das Atmen geht ganz von alleine, du brauchst nichts dafür zu tun.

Du kannst deine Atemzüge auch zählen. Manchmal werden deine Gedanken unruhig und sehr lebendig und hüpfen von einem Gedanken zum nächsten; so wie bei Affen, die von Ast zu Ast springen. Lass deine Gedanken kommen und gehen; das Immer-wieder-Zurückkehren zum leisen Zählen der Atemzüge kann dich dabei unterstützen:

Einatmen – Ausatmen: ‚1‘; Einatmen – Ausatmen: ‚2‘; Einatmen – Ausatmen: ‚3‘ und wieder bei ‚1‘ beginnen.

Alles darf in dir auftauchen, Gedanken, Gefühle, Körperempfindungen. Das Kommen und Gehen beobachten, vorbeiziehen lassen wie Wolken am Himmel oder wieder zum Zählen der Atemzüge zurückkehren. Still sitzen … atmen.

**Erläuterungen zur Übung (an das Kind gerichtet):** „Die Sitz-Meditation braucht nicht lange zu dauern (fünf Minuten reichen). Experimentiere und finde deine dir passende Zeit zum Üben. Erlaube dir ganz allgemein bei allen Übungen, deinen dir passenden Weg zu finden. Erlaube dir zu experimentieren!“

**Wirksamkeit der achtsamkeitsbasierten Übungen in störungsspezifischer Hinsicht:**

- Ausstieg aus dem „Grübelkarussell“
- weniger Vermeidungsstrategien
- das Selbstmitgefühl wächst
- Erhöhung der Fähigkeit, die Gedanken als das wahrzunehmen, was sie sind (mentale Ereignisse und nicht Realität)
- Verbesserung der Konzentration und Aufmerksamkeit, Schärfung der Sinne, bewusstere Wahrnehmung
- Steigern von Wohlergehen und Zufriedenheit
- Emotionsregulation, leichterer Umgang mit schwierigen Gefühlen; weniger Anhaftung an / Aversion gegen erlebte Emotionen
- verbesserte Affekttoleranz

## 6.3 Zwangsstörungen

Nicht nur bei Erwachsenen, sondern auch im Kindes- und Jugendalter sind Zwangsstörungen relativ häufig und beeinträchtigen die Lebensqualität der betroffenen Kinder erheblich. Für die Diagnose nach ICD-10 gilt auch bei Kindern und Jugendlichen, dass

- Zwänge als eigene Gedanken oder Impulse für den Patienten erkennbar sein müssen (ich-synton), auch wenn sie als nicht willkürlich und oft als abstoßend empfunden werden,
- wenigstens gegenüber einem dieser Zwänge (erfolglos) Widerstand geleistet wird,
- die Zwangssymptome nicht als entspannend erlebt werden,
- die Zwangsgedanken bzw. Zwangshandlungen sich wiederholen und die Betroffenen darunter leiden oder in ihrer sozialen oder individuellen Leistungsfähigkeit eingeschränkt werden.

Die ICD-10-Codierung umfasst:
F42 Zwangsstörung
F42.0 vorwiegend Zwangsgedanken oder Grübelzwang
F42.1 vorwiegend Zwangshandlungen (Zwangsrituale)
F42.2 Zwangsgedanken und -handlungen gemischt
F42.8 sonstige Zwangsstörungen
F42.9 nicht näher bezeichnete Zwangsstörung

Bei jüngeren Kindern kann bisweilen die Einsicht in die Unsinnigkeit oder auch der Widerstand gegen die Zwänge fehlen. Das DSM-5 nennt im Kapitel „Obsessive-Compulsive and Related Disorders“ neben den Zwangsstörungen unter anderem die Hoarding Disorder (Pathologisches Horten), die Trichotillomanie (Haarausreißen) und die Excoriation Disorder (zwanghaftes Berühren, Quetschen oder Kratzen der Haut).

Häufig treten bei Kindern und Jugendlichen verschiedene Zwangssymptome gleichzeitig auf; nach Studienergebnissen scheinen Reinigungszwänge gefolgt von Wiederholungs- und Kontrollzwängen, Ordnungs- und Arrangierzwängen sowie Zählzwängen am häufigsten zu sein (vgl. die Metaanalyse von Zwangsphänomenen im Kindes- und Jugendalter von Geller et al. 1998). Zwangsgedanken richten sich meist auf Kontaminationen (Schmutz, Krankheitserreger) oder sind selbstbezogen, selbstschädigend oder aggressiv. Verbreitet sind auch magisches Denken, Kognitionen, dass etwas Schlimmes passiert, religiöse oder sexuelle Themen, wobei Mischformen häufig sind.

Die Komorbidität ist hoch, belegt sind überwiegend Angststörungen (soziale Phobie), depressive Störungen, Tic-Störungen, ADHS und mit zunehmendem Alter auch Persönlichkeitsstörungen (vgl. Wewetzer & Hemminger 2006, S. 541 f.). Je schwergradiger die Zwangserkrankung, desto wahrscheinlicher zeigen sich Komorbiditäten. Epidemiologische Daten nennen eine Prävalenz für das Kindes- und Jugendalter von etwa 1–3 % (vgl. Walitza et al. 2011). Beschrieben wird eine bimodale Verteilung mit einem Auftretensgipfel um das elfte Lebensjahr und einem zweiten Maximum im frühen Erwachsenenalter (Delorme et al. 2005). Die S3-Leitlinie nennt ein mittleres Erkrankungsalter von 20 Jahren.

Da Zwangsstörungen im Kindes- und Jugendalter oft längere Zeit übersehen oder auch verheimlicht werden, erfolgt die Behandlung oft erst Jahre nach Beginn der Symptomatik. Eine exakte Verhaltensanalyse ist zur Therapieplanung wesentlich und umfasst nach Walitza et al. (2011):

- Erscheinungsbild des Zwangs und sein Schweregrad
- interne und externe Auslöser
- Befürchtungen / Erwartungen, was passieren könnte, wenn die Zwangsrituale nicht ausgeführt würden
- Möglichkeiten der Abwehr: Mit welchen Verhaltensweisen kann sich der Patient bereits selbst behelfen?
- Reaktionsweisen der (familiären) Bezugspersonen (Involvierung, protektive Ressourcen und verstärkende Einflüsse)

### 6.3.1 Ursachenforschung

Bis in die 1960er-Jahre wurde überwiegend von psychoanalytischen Erklärungsmodellen ausgegangen. Der aktuelle Forschungsstand postuliert ein individuelles Zusammenwirken aus genetischer Veranlagung, neurobiologischen Besonderheiten und psychischen Ursachen (z. B. biografische Faktoren oder Stress) bzw. metakognitiv-behaviorale Konzepte als Grund für die Entwicklung einer Zwangserkrankung.

Aus tiefenpsychologischer Sicht verbinden sich verschiedene trieb-, ich-objektbeziehungs- und selbstpsychologische Modelle, die den Konflikt zwischen Autonomie, Wünschen und Bedürfnissen bei gleichzeitigen Einschränkungen zum zentralen Thema haben.

Verhaltenstherapeutische Erklärungsmodelle stützen sich auf das bekannte von Mowrer entwickelte Zwei-Faktoren-Modell, wonach die Entstehung von Zwangssymptomen auf dem Prinzip der klassischen Konditionierung, die Aufrechterhaltung auf operanter Konditionierung basiert. Salkovskis hat ein kognitives Modell vorgelegt, das beschreibt, dass aufdringliche, primär jedoch emotional neutrale Gedanken von Zwangspatienten eine spezifische (negative) Bewertung erfahren. Um den daraus resultierenden Zustand von Angst oder Unwohlsein zu mindern, zeigt der Betroffene Neutralisationsversuche durch Zwangsgedanken oder Zwangshandlungen. Dies führt kurzfristig zu einer Erleichterung und damit zu negativer Verstärkung (vgl. Salkovskis & Kirk 1989).

Aus biologischer Sicht werden v.a. die Serotonin- sowie die Dopamin-Hypothese diskutiert. Ferner vermuten Immunologen, dass auch bestimmte Infektionen die Ursache für Zwangserkrankungen sein können. Zwänge aufgrund von Infektionen durch beta-hämolysierende Streptokokken werden unter PANDAS (pediatric autoimmune neuropsychiatric disorders associated with streptococcal infections) beschrieben.

## 6.3.2 Therapie bei Zwangsstörungen

In der aktuellen deutschen S3-Leitlinie zur Zwangsstörung (Stand 14.05.2013) wird als Psychotherapie der ersten Wahl eine störungsspezifische Kognitive Verhaltenstherapie (KVT) einschließlich Exposition und Reaktionsmanagement empfohlen. Eine rein pharmakologische Monotherapie sei nur indiziert, wenn KVT abgelehnt wird oder wegen der Schwere der Symptomatik nicht durchgeführt werden kann.

Ein relativ neuer Ansatz ist die sogenannte Assoziationsspaltung (vgl. Moritz 2009, 2010). Sie ist anwendbar für Betroffene, die unter Zwangsgedanken leiden, welche sie in Worte fassen können. Diese Methode baut parallel zu den belastenden Assoziationen neue neutrale oder positive Verknüpfungen auf. Dadurch werden auf physiologischer Ebene alternative neuronale Bahnungen (Assoziationen) belebt. Diese Methode ist als Selbsthilfetechnik anwendbar. Da sie mit einer achtsamen Lenkung des Bewusstseins verwandt ist, wird sie unter den Übungen (siehe 6.3.4, Seite 125 ff.) beispielhaft dargestellt.

Auch psychodynamische Therapieformen und familienzentrierte Interventionen kommen zum Einsatz. Falls eine pharmakologische Begleitbehandlung erforderlich ist, sind Selektive Serotonin-Wiederaufnahmehemmer (SSRI) die Medikamente der ersten Wahl.

Generell gilt: Bei Zwangsstörungen ist Exposition mit Reaktionsmanagement in aller Regel die Methode der ersten Wahl. Problematisch kann dieses Verfahren bei Grübelzwängen und verdeckten Zwangshandlungen sein, da hier der auslösende Stimulus schwer zu identifizieren ist. Daher bleibt in diesen Fällen bisweilen nach Behandlung eine Restsymptomatik zurück. Achtsamkeitsbasierte Interventionen können hier zur Aufmerksamkeitslenkung hilfreich sein.

### 6.3.3 *Übungen*

#### Übung 6.8: Wellen-Surfen

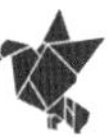

**Vorbemerkung:** Ein Drang, ein Verlangen oder auch ein Zwang steigern sich und können uns überfluten – ähnlich wie eine Welle. Daher kann das Kind mit der folgenden Übung unterstützt werden, den Zwang wie das Ansteigen einer Welle wahrzunehmen:

Wenn du den Zwang spürst, etwas Bestimmtes zu tun, kannst du dir vorstellen, dass er an dich heranströmt wie eine Welle: Die Welle ist erst klein und flach, dann wächst sie und wird rasch höher. Sie kommt immer näher an dich heran – aber irgendwann bricht sich die Welle und das Wasser verläuft sich wieder und wird flach.

Stell dir vor, wie ein guter Wellen-Surfer das macht: Er geht immer mit der Welle mit, er stemmt sich nicht gegen sie. Jede Welle kommt – und sie geht. Wenn du die Augen zumachst, siehst du vielleicht das Bild der ansteigenden Welle – und du begleitest sie oben auf deinem Surfbrett und fließt mit ihr mit. Du kannst das spüren, auch in deinem Körper. Nach und nach werden die Wellenberge immer kleiner, das Meer wird wieder flach und ruhig.

Diese Übung ist auch im Skills-Training für Borderline-Patienten (vgl. Bohus & Wolf 2009) beschrieben, mit dem Ziel, sich von einem heftigen Drang nicht überfluten zu lassen. Manche Kinder zeichnen gerne ein Bild von sich selbst beim Surfen, also vom Beherrschen der Welle, ohne ihr ausgeliefert zu sein. Bilder oder kleine Videos von Wellen-Surfern erleichtern manchen Kindern die Imagination.

#### Übung 6.9: Der blaue Hund

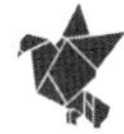

**Vorbemerkung:** Gerade bei Zwangsgedanken ist der Versuch, diese störenden Gedanken zu vermeiden oder zu unterdrücken, eine sehr typische dysfunktionale Strategie. Diese Gedankenunterdrückung hat einen paradoxen Effekt: Sie führt nicht zur Reduktion, sondern hat zur Folge, dass der „schlechte Gedanke“ immer häufiger und intensiver auftritt.

Diese paradoxe Wirkung (rebound) kann dem betroffenen Kind in einer Vorstellungsübung verdeutlicht werden:

Du hast mir ja schon von deinen Zwangsgedanken erzählt, die dich ziemlich stören. Nun bitte ich, dass du einen ganz anderen Gedanken *nicht* denken sollst, o. k.? Wenn ich nachher zu dir sage: „Denk jetzt auf keinen Fall an einen blauen Hund!“, dann sollst du diesen Gedanken nicht denken! Also, jetzt gilt es: Denk jetzt NICHT an einen blauen Hund! – Und, ist dir das gelungen?

Mithilfe dieser Übung versteht das Kind, dass es nichts nützt, sich einen Gedanken zu verbieten oder ihn unterdrücken zu wollen – und dass dies im Gegenteil bewirkt, dass der Gedanke übermächtig wird und gar nicht mehr wegzudrängen ist.

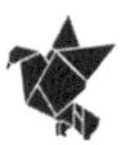

## Übung 6.10: Boote ziehen vorbei

**Vorbemerkung:** Mit dieser Übung zur inneren Distanzierung erlernt das Kind nun, den bisher abgelehnten Gedanken in eher beobachtender, achtsamer Weise wahrzunehmen:

Stell dir vor, du stehst an einem Fluss. Er ist groß und breit und hat viel Wasser. Die Sonne scheint, das Wasser glitzert. Boote kommen herangeschwommen, größere und kleinere; du kannst ihre Farben und Formen gut sehen. Die Boote sind mit großen Kisten beladen, was sie enthalten, steht in weißer Schrift darauf. Nun kannst du dir vorstellen, auf jedem der Boote ist eine Kiste mit einem von deinen aufdringlichen Gedanken. Du kannst ihn sogar auf der Kiste lesen. Ganz genau schaust du dir jede Kiste an.

Nun siehst du, wie die beladenen Boote mit den Gedanken-Kisten ganz langsam an dir vorbeischwimmen. Der Fluss nimmt sie mit. Sie werden immer kleiner. Irgendwann wird das lange Nachschauen langweilig.

## Übung 6.11: Kettenkarussell

**Vorbemerkung:** Diese Übung trägt ebenfalls dazu bei, einen bewussten Ausstieg aus den Zwangsgedanken zu fördern, also den Modus des Autopiloten zu verlassen und bewusst zu einer achtsamen Betrachtung zu wechseln.

Es ist wichtig, dem Kind genügend Zeit für die Imagination zu lassen. Die drei Punkte … markieren Sprechpausen.

Vielleicht bist du schon einmal mit einem Drehkarussell oder einem Kettenkarussell gefahren? Dann kennst du das sicher, … es dreht sich immer weiter, … Runde für Runde, … ohne zu halten. Wenn du die Augen schließt, kannst du dir gut vorstellen, wie sich die Außenwelt um dich herum dreht, erkennst vielleicht die Menschen, die um das Karussell herumstehen … Sie flitzen vorbei, … ebenso die Bäume … Sie flitzen vorbei … Farben und Formen huschen immer im Kreis um dich herum, … immer weiter, … ohne Pause … Und nun nimmst du dir vor, du willst aus dem Karussell aussteigen! … Es wird langsamer und hält an, … du trittst heraus … Fest durchatmen! …

Nun bewegt sich nichts mehr ... Du kannst dir nun alles in Ruhe anschauen, ... das Karussell selbst, seine bunten Farben ... und die Menschen und Bäume außen herum ... Kannst du alles gut erkennen? ... Dann kannst du langsam wieder zurückkehren ... Atme einige Male tief durch, ... streck dich, ... schüttle dich aus, wenn du magst, ... und mach langsam die Augen wieder auf.

Und nun der Trick: So, wie du aus dem Karussell ausgestiegen bist, kannst du auch aus den Zwangsgedanken bewusst aussteigen! Wenn wir das noch öfter üben, wird es immer leichter.

### 6.3.4 Assoziationsspaltung

Bei diesem Ansatz (Moritz 2009) sollen die neuronalen Verknüpfungen (Assoziationen) von quälenden Gedanken geschwächt werden, die Zwänge zur Folge haben.

Mit Assoziationen sind in diesem Kontext Verknüpfungen zwischen Denkinhalten gemeint. Das können Erinnerungen sein, Wörter, Gefühle oder Handlungsimpulse. Im Gehirn sind Kognitionen als neuronale Netzwerke v.a. im Stirn- und Schläfenlappen verankert. Die Stärke, mit der zwei Gedanken miteinander verknüpft sind, entspricht auf Hirnebene der Übertragungsstärke, mit der Botenstoffe von einer zur anderen Nervenzelle übertragen werden. Damit deutlich wird, inwiefern Achtsamkeit hier hilfreich sein kann, wird im Folgenden das Prinzip der Assoziationsspaltung näher erläutert.

Die Inhalte eines bedeutungsmäßigen neuronalen Netzwerkes pflanzen sich mithilfe der Ausbreitung von Assoziationen fort: Eine Kognition regt die nächste an usw. Wenn wir z.B. ein Gedicht auswendig lernen und später aufsagen, dann schleifen sich zunächst ganz bestimmte Assoziationen ein, die vorher vielleicht nur schwach ausgebildet waren (z.B. beim Reim *Locke* auf *Glocke*). Die Verknüpfungen von Neuronen werden so gestärkt, dass beim späteren Aufsagen eines Schlüsselwortes das nächste Wort quasi „vorgewärmt" ist und schneller auf der Zunge liegt. Folgende Funktionsweisen von Kognitionen bzw. Assoziationen sind zur Behandlung von Zwangsgedanken bedeutsam:

#### 6.3.4.1 Assoziationen sind überwiegend gelernt und erfahrungsabhängig

Es gibt zwar einige evolutionsbedingte Assoziationen, die keiner besonderen Lernerfahrung bedürfen, die meisten Gedankenverbindungen sind jedoch lernabhängig. So lernen wir z. B. erst im Laufe unseres Lebens, dass …

- wir vor einer roten Ampel zu halten haben (Assoziation eines optischen Reizes mit einer spezifischen Reaktion),
- Tisch im englischen *table* heißt (Verknüpfung eines Wortes mit einem anderen Wort),
- man heiße Herdplatten besser meidet (Verknüpfung eines Tastreizes mit einem optischen sowie einem Schmerzreiz).

Assoziationen entstehen automatisch, wenn Gedanken häufig zusammen auftreten (z. B. die Farbe Schwarz beim Anblick von Kaffee). Unser Gedächtnis ist mit Ausnahme der angesprochenen stammesgeschichtlich erworbenen Informationen zunächst mehr oder weniger leer. Da viele Menschen aber einen ähnlichen Erfahrungsschatz aufweisen bzw. unter vergleichbaren Bedingungen sozialisiert werden, produzieren sie ganz ähnliche Assoziationen. Menschen, die aufgefordert werden, spontan Wörter zu vorgegebenen Wörtern zu nennen, reagieren sehr ähnlich. Die meisten assoziieren auf Schwarz das Wort Weiß oder auf Hammer das Wort Nagel.

Abhängig von der spezifischen Lernerfahrung eines Menschen bzw. von seinem Umfeld gibt es auch Abweichungen. Ein Bankangestellter wird auf das Wort Bank spontan eher Geld assoziieren als Park; bei einem Gärtner dürfte es sich andersherum verhalten. Solchen individuellen und v. a. sehr einseitigen Verknüpfungen begegnen wir bei Zwangspatienten häufig. Eine Person mit der Zwangsbefürchtung, ihre Kinder mit dem Messer zu töten, wird beim Anblick eines Messers eher den dazugehörigen Zwangsgedanken denken als an eine neutrale Kognition wie Gabel oder an die Zubereitung eines guten Essens mit einem Messer. Zwar gibt es auch diese eher neutralen Assoziationen, sie sind jedoch sehr viel schwächer gebahnt.

#### 6.3.4.2 Denken ist lenkbar – und wiederum auch nicht

Gedanken kommen und gehen. Experimentelle Studien zeigen, dass die meisten Gedanken sich nach wenigen Hundert Millisekunden von selbst verflüchtigen. Sie stoßen dabei neue Gedanken an, die sich in einer Art Domino-Effekt ausbreiten. Diese Prozesse laufen unbewusst ab und auch unabhängig davon, ob wir nun etwas Bestimmtes denken wollen oder nicht. Hier ein Beispiel für diese Assoziationsausbreitung:

Beantworten Sie schnell die folgenden vier Fragen:

a. Welche Farbe hat ein Eisbär? – [Weiß]!
b. Welche Farbe haben die meisten Kühlschränke? – [Weiß]!
c. Welche Farbe hat ein Arztkittel? – [Weiß]!
d. Was trinkt eine Kuh?

Die meisten Menschen sagen auf die letzte Frage spontan *Milch,* obwohl *Wasser* richtig gewesen wäre. Stellt man hingegen die letzte Frage ohne die drei vorangegangenen, wird meist die richtige Antwort genannt. Dieses Phänomen beruht darauf, dass Inhalte, die mit Weiß assoziiert sind (also auch Milch), durch die ersten Fragen vorgebahnt werden, sodass sie uns bewusstseinsnäher sind bzw. auf der Zunge liegen. Bei der Frage nach der Kuh wird unwillkürlich Milch zu einer dominanten Assoziation, da dieses Wort durch Kuh erneut aktiviert wird, was schließlich zur falschen Antwort führt.

Den Gedankenfluss vollends zu kontrollieren ist weder sinnvoll noch möglich. Vielleicht können wir uns vor dem Reden bestimmte Wörter zurechtlegen oder eine grobe Denkrichtung vorgeben. Bei einem längeren Gespräch die genaue Wortwahl im Voraus zu planen ist aber nahezu unmöglich. Dies übernehmen vorbewusste Prozesse, sogenannte Assoziationskreise. Werden aufkommende Gedanken nicht beachtet, verflüchtigen sie sich meist innerhalb von wenigen Sekunden von selbst.

Doch nicht nur bei Zwangsgedanken gibt es das Phänomen, dass man Gedanken manchmal nicht loslassen kann; ein Beispiel sind angstvolle Gedanken vor einer Prüfung. Assoziationen sind also zum einen automatisch, zum anderen aber auch bewusst lenkbar.

#### 6.3.4.3 Die Verknüpfung zweier Gedanken kann wechselseitig unterschiedlich sein

Häufig führt eine bestimmte Kognition A zu Kognition B – und umgekehrt. Auf Schwarz fällt ähnlich vielen Leute Weiß ein wie umgekehrt. Abhängig von individuellen Lernbedingungen gibt es aber auch Ausnahmen und Einbahnstraßen (also Gedanke A stößt Gedanke B an, aber nicht umgekehrt), wie es meist bei Oberbegriffen der Fall ist.

Wechselseitig unterschiedlich starke oder einseitige Assoziationen begegnen uns häufig bei Zwängen. So wird ein Betroffener mit einer besonderen Furcht vor Erkrankung beim Wort Krebs nahezu ausschließlich an die Erkrankung denken und nicht an andere Bedeutungsfelder (Tier, Sternzeichen, Essen). Eine bewusste Verknüpfung dieser Zwangsgedanken mit neuen Gedanken löst diese alten Assoziationen zwar nicht völlig auf, schwächt sie jedoch.

Die von Moritz (2009) konzipierte Technik macht sich die oben beschriebene Funktionsweise von Assoziationen bzw. Kognitionen zunutze: Das Knüpfen neuer Kognitionen an einen bestehenden Gedanken oder die Stärkung vorhandener früherer Assoziationen führt automatisch zu einer Schwächung anderer Assoziationen. Nach diesem Modell handelt es sich bei Zwangsgedanken um feste Verbände von Assoziationen, die sich gegenseitig in Form eines Teufelskreises verstärken. Ziel ist es daher, das Bedeutungsrepertoire der am Zwangsdenken beteiligten Kognitionen zu erweitern, also neue Assoziationen aufzubauen bzw. schwache Assoziationen zu neutralen Kognitionen zu stärken. Hierzu wird der Betroffene angeleitet, einzelne Wörter herauszufinden, die einen entscheidenden Aspekt des Zwangsgedankensystems darstellen, also Wörter, die meist Bestandteil der beunruhigenden Gedanken sind. Außerdem soll er nach unbelasteten bzw. neutralen Assoziationen suchen.

Die „beunruhigenden" Wörter werden notiert und dazu werden jeweils etwa drei Assoziationen aufgeschrieben, die

a. neutral oder positiv sind (das heißt nicht angstauslösend; Assoziationen, die aus dem Zwangsnetzwerk hinausführen),
b. Sinn machen (also sich entweder auf das Wort reimen oder einen bedeutungsmäßigen Bezug haben; z. B. nicht: „Messer – Haarspray", sondern: Messer – Löffel; Messer – Gabel).

Solche Assoziationen können auch lustig sein, gerade bei Kindern oder Jugendlichen! Es sollen jedoch keine Assoziationen gewählt werden, die den Zwangsgedanken direkt attackieren (etwa: „Krebs – kriege ich nicht!"), da hier keine alternativen Bedeutungen eingeschliffen werden.

**Was wird geübt?** Zum „Einschleifen" dieser neuen Assoziationen wird nun trainiert, sich die Basis des Zwangsgedankens (also z. B. das Wort Messer) im Geiste vorzusprechen und gleich hinterher einen der assoziierten neutralen Begriffe aussprechen, dann wiederum den Zwangsbaustein mit einem zweiten Begriff zu verknüpfen usw. (z. B. Messer – Löffel; Messer – Gabel). Dies soll immer wieder trainiert werden, ca. zehn Minuten täglich. Das Ziel ist: Beim Aufkeimen von Zwangsgedanken wird durch die bewusst gedachten neuen Assoziationen ein Teil der Assoziationsenergie (die z. B. von „Messer" auf „Töten" geht) in die neuen neuronalen Verzweigungen fließen. Die Stärke des Zwangsgedankens soll so geschwächt und der Zwangsgedanke selbst leichter neutralisierbar werden.

Es ist hilfreich, diese neuen Assoziationen mit möglichst vielen Sinnen zu verbinden, wenn möglich also, sie sich in Bild und Klang vorzustellen. Je intensiver diese neuen Assoziationen erlebt werden (z. B. durch unterschiedliche Kanäle wie Sehen und Hören), desto größer ist der Anteil, der den quälenden Assoziationen entzogen wird. Es können sowohl bedeutungsmäßig ähnliche Begriffe wie auch Reimwörter gewählt werden, hier ist Kreativität hilfreich. Günstig sind auch Wörter, die den Übenden zum Lachen bringen oder positiv stimmen. Diese Assoziationsstrategie soll so lange fortgesetzt werden, bis der Zwangsgedanke an Macht verliert.

Anwendungsbeispiele (nach Moritz 2009) sind:

**Zwanghafter Angstgedanke an Einbrecher:**
Einbruch – Ausbruch [Wut, Gefängnis]
Einbruch – Aktien
Einbruch – [ist kein] Beinbruch
Einbruch – Schlittschuh

**Kontrollzwang (Angst, den Herd anzulassen und so ein Feuer zu verursachen):**
Feuer – Feuerstein
Feuer – Diamant
Feuer – Feuerland
Feuer(-Qualle)
Feuer – und Flamme sein
Feuer(-Zangenbowle)
Feuer – teuer
Ofen – Motorrad [heißer Ofen]
Ofen – Beethoven
Ofen – Redensart [„hinter dem Ofen hervorlocken"]
Ofen – Holzofenpizza
Ofen – Sauna

Bei dieser Technik ist es wichtig, gerade Kinder und Jugendliche gut bei der Suche nach günstigen Assoziationen zu unterstützen und zu begleiten.

Bei Jugendlichen mit Zwangsstörungen, die bereits in der Lage sind, eigenständig zu üben, kann das **computergestützte Anti-Zwangs-Training „Brainy"** (Wölk et al. 2002) eingesetzt werden. Dabei handelt es sich um einen virtuellen Co-Therapeuten, der den Anwender darin unterstützt, verhaltenstherapeutische Konfrontationsübungen zur Überwindung der Zwänge durchzuführen.

## 6.4 ADHS/ADS

Die Aufmerksamkeitsdefizit-/Hyperaktivitätsstörung (ADHS), auch als Aufmerksamkeitsdefizit-/Hyperaktivitätssyndrom oder Hyperkinetische Störung (HKS) bezeichnet, ist durch einen frühen Beginn gekennzeichnet (meist in den ersten fünf Lebensjahren, vgl. ICD-10). Kardinalsymptome sind Beeinträchtigungen in den Bereichen Aufmerksamkeit und Impulsivität sowie körperliche Unruhe (Hyperaktivität). Nach der ICD-10 sind die Hyperkinetische Störung sowie ADHS wie folgt aufzuschlüsseln:

- Einfache Aktivitäts- und Aufmerksamkeitsstörung (F90.0)
- Hyperkinetische Störung des Sozialverhaltens (F90.1)
- Sonstige hyperkinetische Störungen (F90.8)
- Hyperkinetische Störung, nicht näher bezeichnet (F90.9)
- Sonstige näher bezeichnete Verhaltens- und emotionale Störungen mit Beginn in der Kindheit und Jugend (F98.8) – umfasst die Aufmerksamkeitsstörung ohne Hyperaktivität (ADS)

Die Prävalenz der ADHS unter Kindern und Jugendlichen wird meist mit 5 bis 7 % angegeben, sodass es sich in dieser Altersgruppe um eine der häufigsten Verhaltensstörungen handelt. Die geschlechtsspezifische Verteilung ist dabei überwiegend aufseiten der Jungen, bei Mädchen gilt die ADS als häufiger. Verlaufsstudien belegen, dass bei 40 bis 80 % der diagnostizierten Kinder auch in der Adoleszenz die Störung fortbesteht und mindestens in einem Drittel der Fälle auch noch im Erwachsenenalter ADHS-Symptome bestehen. Im englischsprachigen Raum sind die Bezeichnungen *attention deficit hyperactivity disorder* bzw. *attention deficit/hyperactivity disorder* (ADHD bzw. AD/HD) sowie ADS als *attention deficit disorder* (ADD) üblich; in der Schweiz nennt man diese Diagnose *Psychoorganisches Syndrom* (POS).

Die Aufmerksamkeitsdefizit-/Hyperaktivitätsstörung gilt als multifaktoriell bedingte Störung mit einer erblichen Disposition. Der Verlauf und die individuelle Ausprägung werden jedoch auch stark von psychosozialen und biologischen Faktoren sowie von Umweltbedingungen determiniert. Jede Therapie ist daher individuell und multimodal zu planen.

### 6.4.1 Verhaltenstherapeutische Ansätze

Da die Probleme vor allem im häuslichen Kontext sichtbar werden, ist zunächst fundierte Psychoedukation der Eltern erforderlich. Häufig werden Verstärkersysteme (Tokens, Response Cost) installiert, um den Aufbau von Strukturen und Regeln zu fördern. Eine Verbesserung der Selbststeuerung (z. B. durch Selbstinstruktionstraining oder Selbstmanagement-Therapie) und die Stärkung des Selbstwertgefühls der Kinder und Jugendlichen sind weitere Elemente der Behandlung. Zum therapeutischen Einsatz kommen meist spezifische Therapieprogramme wie etwa das *THOP* (*Therapieprogramm für Kinder mit hyperkinetischem und oppositionellem Problemverhalten,* Döpfner et al. 2007) oder das *Marburger Konzentrationstraining* (Krowatschek et al. 2004), das sowohl für Kinder als auch für Jugendliche vorliegt, und das *Training mit aufmerksamkeitsgestörten Kindern* (Lauth & Schlottke 1993). Ein Training sozialer Kompetenzen (Hinsch & Pfingsten 2007) unterstützt die soziale Integration, die durch die Symptomatik oft beeinträchtigt ist. Für die Anwendung in Gruppen eignet sich auch das Programm *ATTENTIONER* (Jacobs & Petermann 2008).

ADHS ist eine Störung, die sich nicht „auswächst", sondern in allen Altersstufen erkennbar ist und zu Auffälligkeiten in der Wahrnehmung und in exekutiven Funktionen führt. Dies wird im Folgenden dargestellt (vgl. Bundesverband Elterninitiativen zur Förderung hyperaktiver Kinder 1996, aktualisiert von Skrodzki 2014).

### 6.4.2 Die Symptomatik in den verschiedenen Altersstufen

**Säuglingsalter:** Viele der betroffenen Kinder schreien oft ungewöhnlich viel und ausdauernd und sind in ständiger Bewegung, oft quengelig oder reizbar. Sie werden schnell wütend und lassen sich durch körperlichen Kontakt nur wenig beruhigen. Häufig wird dadurch die Schlafqualität der Eltern beeinträchtigt. In der Familie können daraus Gespanntheit, nervöse Gereiztheit und auch Frustration resultieren.

**Kleinkindalter:** Oft besteht eine ausgeprägte Trotzphase. Typisch ist eine Erprobungsphase, die für die Umwelt anstrengend sein kann. Konstruktives Spielen entwickelt sich bisweilen kaum, die Spiele sind eher chaotisch, häufig gehen Dinge kaputt. Betroffene Kinder laufen öfter weg, klettern riskant, sind insgesamt erhöht unfallgefährdet. Manchmal vermeiden die Eltern aufgrund der Symptomatik Besuche und werden zunehmend isoliert.

Im *Kindergarten* kann es zu Problemen kommen: Bauwerke der anderen Kinder werden umgeworfen, das betroffene Kind kann nicht gut alleine spielen, es spielt nicht ausdauernd. Spielzeug wird oft nicht mehr als einige Minuten und damit nicht sinnvoll benutzt und häufig sagt das von ADHS betroffene Kind: „Mir ist langweilig." Erzieherinnen berichten, dass es Gruppenspiele nicht mitmacht oder dass es ständig zappelt und kaum intensiv spielt.

Eltern berichten: „Unser Kind kann keinen Abend einschlafen, jede Nacht kommt es zu uns, und wenn es dann bei uns ist, ist es so unruhig, dass wir selbst nicht schlafen können." „Wenn es in den Raum kommt, verbreitet es Unruhe, wir werden alle nervös." „Es kann sich nicht selbst anziehen, zieht Kleidungsstücke verkehrt herum an, macht nie einen Knopf zu." Außerdem gibt es Probleme mit der Sauberkeitserziehung.

Im Vorschulalter sind die Probleme für die Eltern meistens noch zu bewältigen, denn der Kindergarten fordert weniger strenge Reglementierung. Manche Kindergärten kennen heute die symptomatischen Anzeichen und fordern Hilfen, sowohl für ihre Gruppen als auch Einzelmaßnahmen für Kind, Eltern und Familie. Meist wird Frühförderung und Ergotherapie empfohlen, gelegentlich auch psychologische Therapie und Medikation.

**Schulalter:** Beim Schuleintritt werden die Anforderungen erheblich größer. Das betroffene Kind soll sich sozial in eine Klassengemeinschaft integrieren und bestimmte Regeln akzeptieren lernen, was jedoch oft rasch zu Problemen führt. Teils versucht das betroffene Kind, die Regeln zu ändern, und wenn die anderen nicht mitmachen, gibt es Streit. Teils will das Kind es besonders gut machen und versucht, die Regeln einzuhalten, was jedoch oft missglückt und beim Kind zum Weinen oder zu Impulsdurchbrüchen führt. Diese Affektlabilität und Frustrationsintoleranz ist jedoch eher typisch für das Kleinkindesalter. Auch Bedürfnisaufschub gelingt nur schwer; betroffene Kinder können einerseits schlecht warten, andererseits sind die Wünsche bei Ablenkung oft rasch wieder vergessen.

Die *Impulskontrolle* ist stark beeinträchtigt, sodass betroffene Kinder in der Schule oft den Finger heben, ehe die Frage des Lehrers vollständig gestellt ist. Wenn sie nicht „drankommen", platzen sie nicht selten mit ihrer Antwort heraus. Die Aufmerksamkeitsspanne ist gerade bei monotonen Tätigkeiten außerordentlich kurz. Daher gehen häufig die Hausaufgaben nicht voran, sie werden schlecht gemacht und benötigen außerordentlich lange Zeit.

Daneben gibt es die Gruppe der *hypoaktiven Kinder,* die nicht herumzappeln oder unruhig wirken, sondern eher verträumt. Sie fallen dadurch zwar weniger auf, zeigen jedoch andere Symptome: Störungen der Konzentrationsfähigkeit und abweichendes Sozialverhalten. Nach außen wirken sie eher unbegabt, leistungsschwach und sozial isoliert. Mädchen sind in dieser Gruppe überrepräsentiert.

**Jugendalter:** Bei manchen der betroffenen Kinder tritt aufgrund psychosozialer Reifungsverzögerung die Pubertät später auf als bei Gleichaltrigen, dann jedoch oft mit starken Auswirkungen. Die Schwierigkeiten und Streitigkeiten mit den Eltern, das oppositionelle Verhalten im Ablösungsversuch von der Familie nehmen teils massive Formen an. Nicht selten bestehen Selbstgefährdung, depressive Tendenzen bis hin zu Selbstmordgedanken, Neigung zu dissozialem Verhalten, Delinquenz und Substanzmissbrauch. Aus der Hyperaktivität wird jetzt häufig ein amotivationales Verhalten, eine „Null-Bock"-Mentalität. Oft fehlt der Antrieb, etwas anzufangen, oder die Ausdauer, um eine Arbeit oder Aufgabe zu Ende zu bringen. Die Berufsorientierung ist schwierig, in der Berufsausbildung kommt es überdurchschnittlich häufig zu Abbrüchen.

**Im Erwachsenenalter:** Die Schwierigkeiten mit der Aufmerksamkeit und Konzentration bleiben meist bestehen. Die Hyperaktivität zeigt sich oft in unstetem Verhalten oder Aktivismus. Es imponieren Stimmungsschwankungen, psychische Labilität mit stark schwankender Emotion und Impulsivität (geschäftlich, finanziell, privat), die häufig zu unüberlegten Entscheidungen führen. Selbststeuerung und Handlungsplanung sind eingeschränkt, Angehörige beschreiben eine Unfähigkeit, das Leben zu organisieren. Ferner sind oft niedrige Stresstoleranz, fehlende Ausdauer, teils übermäßige Großzügigkeit, Unzuverlässigkeit, schnell wechselnde Freundschaften und Bindungen sowie Suchttendenzen (Spiel-, Kauf-, Drogen-, Alkohol-Abhängigkeit) beobachtbar. Gleichzeitig zeigen sich nicht selten viele positive Eigenschaften wie Fantasie, Kreativität, Hilfsbereitschaft, hohe Einsatzbereitschaft, Spontanität und Wärme – Merkmale, die jedoch gerade im beruflichen Kontext oft nicht hoch genug bewertet werden, um die Schwierigkeiten auszugleichen.

### 6.4.3 Zur Ätiologie der Störung

Die Ursachen und Entstehungsbedingungen der ADHS sind nicht vollständig geklärt. Es gilt aber als sicher, dass das Störungsbild nicht auf eine einzige Ursache zurückzuführen ist, sondern dass mehrere Komponenten beteiligt sind. In einem allgemeinen biopsychosozialen Modell lassen sich drei Hauptfaktoren unterscheiden:

- Genetische Faktoren
- Pathophysiologische Faktoren
- Erworbene biologische Faktoren, z. B. durch Komplikationen in der Schwangerschaft und bei der Geburt

Ungünstige psychosoziale Bedingungen können die Symptomatik vermutlich verschärfen. Die Rolle von Ernährung ist nicht geklärt, sie scheint aber eher gering zu sein. Die Pathophysiologie weist auf eine Störung der *Dopamin*-Signale im neuronalen Belohnungssystem hin. So erhöhen Genvarianten im Dopamin-Stoffwechsel das Erkrankungsrisiko. Damit lassen sich auch die Motivationsdefizite vieler Kinder erklären, deren Mitarbeit am schulischen Unterricht sich nach der Gabe von auf das Dopaminsystem wirkenden Stimulanzien, wie Methylphenidat, bessert. Das Belohnungssystem ist im Gehirn im Wesentlichen im Nucleus accumbens lokalisiert und hier sollen vor allem die dopaminergen Fasern, die vom ventralen Tegmentum kommen, von Bedeutung sein. Mehrere Studien mit der funktionellen Magnetresonanztomografie belegen, dass bei ADHS-Patienten der Nucleus accumbens bei Belohnungsreizen vermindert aktiviert wird; die Marker für die Dopamin-Signalweiterleitung in den Synapsen zeigen sich vermindert. Zusätzlich wird ein Einfluss des Neurotransmitters *Serotonin* diskutiert, der ebenfalls an der Steuerung von Impulsivität und Angemessenheit des Verhaltens beteiligt ist. Aufgrund einer gestörten Reizweiterleitung im serotonergen System kommt es bei den Betroffenen möglicherweise zu einer erhöhten Impulsivität, niedrigen Frustrationstoleranz und zu Problemen der Verhaltensanpassung.

Wenn der zu bearbeitende „Stoff" in der Schule oder im Beruf also nicht attraktiv genug ist, fällt Betroffenen eine längere Konzentration schwer. Gelingt es ihnen jedoch zu hyperfokussieren, ist es – trotz Aufmerksamkeitsdefizits – möglich, sich anhaltend für längere Zeit mit einem Thema oder einer Arbeit auseinanderzusetzen. Voraussetzung für den Aufbau eines Hyperfokus ist eine verstärkte, anhaltende Motivation, die aber in der Regel vom Betroffenen nicht willkürlich beeinflusst werden kann.

### *Auffälligkeiten in der Wahrnehmung und in exekutiven Funktionen*

Untersuchungen weisen auf zahlreiche Wahrnehmungsstörungen, Verzögerungen in der psychomotorischen Entwicklung und der sensorischen Integration hin. Zu den Auffälligkeiten gehören:

**Verminderte Erfassungsspanne:** Bei nicht von ADHS betroffenen Kindern erreicht die sogenannte Erfassungsspanne zum Ende des Grundschulalters die Kapazität von Erwachsenen und erfasst rund 7 +/- 2 Einzelelemente. Je vertrauter eine Information ist, desto mehr Umfang kann das Einzelelement haben. Bei vielen Kindern mit ADHS ist die Erfassungsspanne jedoch nicht altersgemäß entwickelt. Diese Verminderung hat in der Schule negative Folgen: Weil vieles nur halb aufgenommen wird, entstehen Lücken, die dem Kind selber jedoch häufig nicht bewusst werden.

**Verminderte Kanalkapazität bei gleichzeitiger Reizoffenheit:** Alle Sinnesreize (z. B. gleichzeitig hören, sehen, riechen, schmecken, tasten oder fühlen) fließen wie in einem Sammelkanal auf uns zu und werden registriert. Dieser Kanal hat nur ein bestimmtes Fassungsvermögen, das bei ADHS-Patienten reduziert erscheint. Die vielen Sinnesreize, die mangels Kanalkapazität nicht mehr aufgenommen werden können, führen aber zu der viel zitierten Reizüberflutung. Das Übermaß an nicht verarbeiteten Reizen bewirkt entweder Überaktivität oder Ausblenden der Reize bzw. „Abschalten".

**Verminderte Diskriminationsfähigkeit:** Verhalten wird u. a. gesteuert durch die Fähigkeit, Unterschiede wahrzunehmen und deren Bedeutung zu erkennen. Wenn ein Kind also Eindrücke nicht fein genug differenziert, kann es Wichtiges und Unwichtiges nicht voneinander unterscheiden. Es verhält sich daher bisweilen unangepasst und ihm fehlt eine wesentliche Kontrolle seines Verhaltens.

**Veränderte Reizschwelle:** Für manche Sinnesqualitäten kann die Reizschwelle bei betroffenen Kindern herabgesetzt sein, sodass z. B. körperliche Berührungen einen unangenehmen Reiz bedeuten können oder aversives Erleben im körperlichen oder psychischen Bereich intensiver empfunden wird. Ein betroffenes Kind kann so zum Schrei-Baby werden.

Andererseits kann die Reizschwelle bei anderen Sinnesqualitäten erhöht sein; z. B. Schmerz wird dann weniger bemerkt. Bei gemindertem Berührungsempfinden werden beispielsweise Spielsachen auffallend häufig in den Mund genommen, um zusätzliche Information zu gewinnen.

**Geringere Umstellungsfähigkeit:** Wenn bestimmte Techniken oder prozessuale Strukturen einmal angebahnt sind, fällt es Kindern mit ADHS besonders schwer, neue Techniken zu erlernen. Bei Abweichungen von vertrauten Bahnen haben die Betroffenen Probleme, sich zurechtzufinden, und sind rasch überfordert.

**Seriale Störung:** Wenn die Wahrnehmung lückenhaft ist, können zeitlich nacheinander folgende Handlungsabläufe schlechter erkannt und reproduziert werden. Von ADHS betroffene Kinder haben häufig Probleme, einfache und sich oft wiederholende Abläufe (wie etwa Jacke und Schuhe anziehen, d.h. Reißverschluss schließen, in die Schuhe schlüpfen, Schnürsenkel binden) automatisiert vorzunehmen und müssen dies oft mühsam lernen. Ein Kind ohne ADHS speichert erlernte Abläufe rascher; dadurch können einmal erlernte Prozesse mit angemessenem Tempo ablaufen. Der Vorgang „Schuhe zubinden" ist für ein gesundes Kind ein einziger Impuls, der weitgehend automatisch abläuft. Für das Kind mit ADHS bleibt es eine große Summe von Einzelelementen: „Schnürsenkel auf beiden Seiten anziehen, Bänder untereinander durchführen zum Knoten, den Knoten zuziehen und festhalten. Ein Band zur Schlaufe legen, das zweite Band um das erste legen, umknicken und darunter durchschieben, beide Enden festhalten und gleichmäßig ziehen, ohne dass die Enden herausrutschen." Ähnlich sieht es beim Schreiben aus: Trotz zahlreicher Wiederholungen bleiben für diese Kinder ganze Bewegungsabläufe immer noch die Summe einzelner Bewegungsschritte. Sie benötigen also für die Wiederholung dieser Vorgänge ungleich mehr Zeit und Energie und dadurch kommt es schneller zur Ermüdung und zum Überdruss.

**Mangelnde Suchstrategien:** Bei manchen Aufgabentypen müssen systematische Suchstrategien eingesetzt werden, um effizient ans Ziel zu kommen. Fehlt eine Suchstrategie, wird eine Lösung bestenfalls zufällig gefunden. Kinder mit ADHS suchen meistens wahllos herum, übersehen ganze Felder, suchen andere mehrfach ab und erscheinen dadurch impulsiv und unsystematisch im Denken, bisweilen sogar unlogisch und intelligenzgemindert, da sie nicht selten, des Suchens müde, irgendeine zufällige und damit oft falsche Lösung nennen.

Um die Wahrnehmungsauffälligkeiten zu überprüfen, wurde in der Schweiz das sogenannte Neuromotorik-Testset (ab elf Jahren) für die neuromotorische und neuropsychologische Untersuchung nach Ruf-Bächtiger entwickelt. Es enthält Testmaterialien zur Überprüfung des neuromotorischen Entwicklungsstandes, der taktil-kinästhetischen Wahrnehmung, visuellen Wahrnehmung, Raumerfassung, auditiven Wahrnehmung und Sprache, der intermodalen und serialen Leistung sowie von metasprachlichen Fähigkeiten, Abstraktionsvermögen und logischem Denken.

Neben der Wahrnehmung sind bei ADHS-Betroffenen häufig auch die **exekutiven Funktionen** beeinträchtigt:

1. Handlungsplanung: Ziele und Prioritäten setzen, Lösungswege finden
2. Organisation des Verhaltens
3. Zeitmanagement, Zeitgefühl
4. Flexibilität des Verhaltens
5. Selbststeuerung, Selbstregulation
   - Selbstregulation der Aufmerksamkeit
   - Selbstregulation des Affekts
   - Impulskontrolle
   - Aufgaben anpacken
   - Aufgaben gut zu Ende führen
6. Metakognitionen
7. Handlungskontrolle, -korrektur und Reflexion

Auch hieraus ergeben sich Ansatzpunkte für Achtsamkeitsübungen (etwa die in diesem Kapitel beschriebene Übung *Meine nächste Stunde*).

## 6.4.4 Evaluation achtsamkeitsbasierter Methoden

Da Achtsamkeit viel mit Wahrnehmung zu tun hat, ist davon auszugehen, dass ADHS-Patienten von einem Achtsamkeitstraining profitieren. Evaluiert wurde dies in der Pilotstudie „Achtsamkeit an Schulen" (Kohls & Sauer 2012): Die Auswirkungen eines achtsamkeitsbasierten Trainings (AISCHU®) wurden mit einer aktiven und einer passiven Kontrollgruppe (Lesetraining und keine Intervention) auf Aufmerksamkeitsleistung, Lebensqualität, Wohlbefinden und Stress hin untersucht.

AISCHU® ist ein erfahrungsbasiertes Lernkonzept mit psychoedukativen Anteilen, das von Kaltwasser (2008) entwickelt wurde, um Achtsamkeitsphasen in den normalen Schulunterricht zu integrieren. Die Schüler sollen durch die Kombination von erfahrungsbasierten und psychoedukativen Modulen nicht nur lernen, ihre persönlichen Stressoren zu identifizieren und durch achtsamkeitsbasierte Maßnahmen ihre psychische Belastung zu senken, sondern auch, einen achtsameren Umgang mit sich selbst und anderen zu praktizieren. Ziel der Pilotstudie war es, zu untersuchen, ob eine achtsamkeitsbasierte Intervention für Schülerinnen und Schüler (Alter zehn bis zwölf Jahre) einer 5. Klasse an einem Gymnasium zur Reduzierung von Stress sowie zur Steigerung des Wohlbefindens und der Konzentrationsfähigkeit führen kann. Im Setting der Studie erhielt eine Schulklasse über einen Zeitraum von ca. fünf Monaten an drei Tagen in der Woche die achtsamkeitsbasierte Intervention AISCHU® (Dauer: jeweils zehn bis 15 Minuten). Eine andere 5. Klasse erhielt im gleichen Zeitraum ein aktives Vorlesetraining (aktive Kontrollgruppe). Bei einer weiteren 5. Klasse, die keine Intervention erhielt, wurden ebenfalls Daten erhoben (passive Kontrollgruppe). Zu drei Messzeitpunkten wurde eine computerbasierte neuropsychologische Testung durchgeführt, die Rückschlüsse über die spezifische Aufmerksamkeitsleistung ermöglicht.

Die Ergebnisse belegen: Bei der Klasse, die das AISCHU®-Training erhielt, zeigte sich im Vergleich zu den beiden Kontrollgruppen eine verbesserte Aufmerksamkeitsleistung. So vielversprechend das klingt, sollten diese Ergebnisse durch weitere Studien, die auf größeren Stichproben und nach Möglichkeit einer randomisierten Gruppenzuweisung beruhen, bestätigt werden.

Lidia Zylowska (Leiterin des Achtsamkeits-Zentrums der Universität Kalifornien) berichtete 2010 im Rahmen des Kongresses der US-amerikanischen Selbsthilfe- und Fachorganisation CHADD (Children and Adults with ADD), wie Achtsamkeitspraktiken bei ADHS eingesetzt werden können. Mit ihrer Studie (Zylowska et al. 2008) belegte sie, dass 15- bis 18-jährige Jugendliche sich durch Achtsamkeitspraxis in verschiedener Hinsicht deutlich verbesserten:

- Reduktion ihrer ADHS-Symptomatik (Verhalten)
- Reduktion von Depression und Angst (häufig komorbid bei ADS)
- geringere Ablenkbarkeit (auch drei Monate nach dem Training noch nachweisbar)

### 6.4.5 Handlungsempfehlungen bei ADHS

Um andere therapeutische Interventionen zu unterstützen oder die Medikamentenwirkung zu stabilisieren und eine nachhaltige Besserung zu erreichen, sind Hilfen durch Eltern, Erzieher/innen bzw. Lehrer/innen wichtig.

- **Strenge, aber liebevolle Führung,** d. h. Konsequenz und Bestimmtheit in allen wichtigen Bereichen, jedoch Nachsicht bei Nebensächlichem
- **Viel Zuwendung und Lob**
- **Ausschaltung unnötiger Reize:** Im häuslichen Bereich etwa unnötige Dinge vom Schreibtisch des Kindes entfernen, Störquellen (Lärm, TV etc.) eliminieren; in der Schule am besten möglichst weit vorne beim Lehrer und neben einem ruhigen Kind platzieren.
- **Direkter körperlicher und Blickkontakt** durch Eltern bzw. Lehrkräfte
- **Versagensangst abbauen**
- **Bewegungsphasen einbauen,** z. B. im schulischen Bereich die Tafel putzen, etwas holen oder Hefte verteilen. Hilfreiche Stimulation tolerieren, etwa das Kauen auf einem Bleistift oder in ein Kritzelheft zeichnen.
- **Kurze Arbeitszeiten** mit **Strukturierung der Aufgaben** in Einzelschritten: Ziel ist es, Aufmerksamkeitsabbrüche wahrnehmen und kontrollieren zu können. Daher sollten unattraktive Aufgaben in kleine Einheiten unterteilt werden („Salamitaktik"); beim Auftreten von Ablenkgedanken diese aufschreiben und zur eigentlichen Tätigkeit zurückkommen, am Ende die Ablenkgedanken durchgehen und auf Wichtigkeit und Dringlichkeit überprüfen.
- **Selbstverbalisierungen** benutzen: „Darum kümmere ich mich später, jetzt erst mal …"
- **Belohnung** nach gelungenem Arbeitsabschnitt

Von Zylowska et al. (2008) werden **Modifikationen der Achtsamkeitsübungen** für die Arbeit mit Kindern und Jugendlichen vorgeschlagen:

- Kürzere Sitz- oder Geh-Meditation (viele ADHS-Betroffene bevorzugen bewegungsaktive Techniken, um zur Ruhe zu kommen, etwa aus dem Qigong oder Tai-Chi)
- Einsatz von Achtsamkeit im Alltag (z. B. achtsam essen, duschen, Zähne putzen, sich anziehen, die Schultasche einräumen)
- Achtsamkeits-Checks: immer wieder überprüfen, wie hoch die Achtsamkeit gerade ist
- Information über ADHS und über Achtsamkeit
- Didaktische Hilfen (Plakate, Signalkarten etc.)
- Erinnerungshilfen (z. B. Armband, Post-it, Sticker)

- Genügend verschiedenartige Wiederholungen
- Kombination mit KVT-Strategien
- *Liebevolle-Güte*-Meditation (siehe Kapitel 8.5) am Ende jeder Sitzung: sich und auch andern etwas Gutes wünschen.

Der letzte Punkt erweitert den Ansatz um eine soziale Komponente. Bei ADHS-Kindern ist bekanntermaßen die Emotionsregulation oft schwierig; daraus resultieren leicht soziale Konflikte, Streitigkeiten oder Tätlichkeiten. Lernt man jedoch, sich selbst achtsam zu spüren, sich in andere einzufühlen, nicht impulsiv zu reagieren und zu reden, statt zu schlagen, ist vielen Kindern oder Jugendlichen geholfen.

In das Freiburger Gruppenkonzept zur Behandlung der Erwachsenen-ADHS ist ein Achtsamkeitstraining integriert: Die meisten Sitzungen beginnen mit einer Achtsamkeitsübung. Dabei lernen die Teilnehmer/innen bereits in den ersten drei Sitzungen das Achtsamkeitstraining nach Linehan kennen, mit den drei „Was-Fertigkeiten" (wahrnehmen, beschreiben, teilnehmen) und den drei „Wie-Fertigkeiten" (nicht wertend, fokussiert, effektiv). Es ist davon auszugehen, dass Kinder und Jugendliche davon ebenfalls profitieren.

### 6.4.6 Übungen

Kinder mit Aufmerksamkeitsstörungen weisen Einschränkungen bei der Verhaltensregulation auf. Sichtbar wird dies als verringerte Selbststeuerungsfähigkeit. Die „inhibitorische Kontrolle" ist meist reduziert, daher können unbeabsichtigte oder ungünstige Reaktionen oft nur schwer unterdrückt werden.

#### Übung 6.12: Affe und Schildkröte

**Vorbemerkung:** Diese Übung hilft Kindern dabei, leichter achtsam wahrzunehmen, in welchem „Modus" sie sich gerade befinden: in rasch wechselnden Gedanken-„Sprüngen", schnell von einer Sache (bzw. von einem Ast) zur / zum anderen hüpfend wie ein junger Affe („monkey mind") – oder in der gemächlichen Betrachtungsweise einer Schildkröte.

**Vorbereitung:** Es werden zwei Sets von jeweils zwei Signalkärtchen erstellt, eines mit dem Bild (Foto oder Zeichnung) eines Äffchens und eines mit dem Bild einer Schildkröte. Die Bilder können dafür auf Karton geklebt und / oder laminiert werden. Ein Set ist für die anschließende Arbeit gedacht, das andere Set kann das Kind mit nach Hause nehmen.

Es ist auch möglich, diese Bildkarten mit dem Kind gemeinsam anzufertigen. Vielen Kindern macht es Spaß, die beiden Tiere selber zu zeichnen bzw. entsprechende Fotos auszusuchen und auszuschneiden.

1. Welche Eigenschaften haben die Tiere?

Betrachten Sie gemeinsam mit dem Kind die Bildkarten von Äffchen und Schildkröte. Sammeln Sie dann Eigenschaften des jeweiligen Tieres und schreiben diese auf. Damit werden die auffallenden Unterschiede deutlich.

2. Bewegungsübung

Danach folgt eine Bewegungsübung, die den Kindern immer großen Spaß macht: Stellen Sie gemeinsam mit dem Kind die Bewegungen der beiden Tiere pantomimisch dar. Zuerst wird also wild durch den Raum gehüpft wie ein junger Affe. So kann das Kind den motorischen Drang ausleben, der meist nach der Betrachtung der Bildkarten entstanden ist. Anschließend wird möglichst ruhig mit rundem Rücken (wie ein Schildkrötenpanzer) auf dem Boden gehockt bzw. auf Knie, Unterschenkel und Unterarme gestützt. Wenn sich die Schildkröte ausruhen möchte, rollt sich das

Kind zusammen, der Rücken ruht entspannt auf den angezogenen Unterschenkeln und Unterarmen. Die Handflächen liegen vor der Brust, auf ihnen kann der Kopf ruhen. Währenddessen wird die Atmung beachtet.

Diese beiden Bewegungsformen können nach Belieben mehrmals hintereinander wiederholt werden. In der anschließenden Nachbesprechung wird das Erleben vertieft, indem Sie Fragen an das Kind stellen:

### 3. Nachbesprechung / Reflexion

Wo im Körper spürst du es am besten, wenn du gerade wie ein junger Affe bist? Wie fühlt sich das an? – Und wie ist es als Schildkröte?

Was bist du im Alltag öfter? Wie ist es in der Schule? Was sind die Vorteile beim Äffchen bzw. bei der Schildkröte? Merkst du es, wem dein Verhalten in einer bestimmten Situation gerade mehr ähnelt? Du kannst versuchen, bewusst umzuschalten, vom Äffchen zur Schildkröte. Dabei kann die Schildkröte auch am Tisch sitzen, etwa bei den Hausaufgaben. Sie bewegt sich dann einfach ganz ruhig und gemächlich und macht immer eines nach dem anderen. So, wie sie beim Krabbeln auf dem Boden ganz langsam ein Bein nach dem anderen bewegt, nimmt sie z. B. bei den Hausaufgaben ruhig die Hefte aus dem Schulranzen, die Stifte, das entsprechende Buch und macht dann ruhig – ganz ohne Hektik – eine Aufgabe nach der anderen. Danach kann der Affe wieder eine Runde durchs Kinderzimmer springen, bevor die Schildkröte die nächste Aufgabe anpackt.

Damit du dich daran gut erinnern kannst, darfst du dir zwei weitere Bildkärtchen von Affe und Schildkröte *(die vorher vorbereitet wurden)* mit nach Hause nehmen.

### 4. Möglichkeiten für die weitere Arbeit mit der Übung

Je nach Alter der Kinder können Sie in weiteren Sitzungen besprechen und vertiefen, dass sich der „Affen-Modus" nicht nur in den Körperbewegungen, sondern auch in gedanklichen Sprüngen zeigen kann. Die langsame Art der Schildkröte entspricht einerseits den ruhigen Bewegungen, bedeutet aber anderseits auch, dass man z. B. jeden Gedanken in Ruhe zu Ende denkt, bevor man sich (bewusst) einem neuen Inhalt zuwendet.

Im Schulalltag kann beispielsweise ein Schildkröten-Sticker auf das Federmäppchen geklebt werden, da in der Schule meist ruhiges Verhalten gefordert wird. Bei einer guten Kooperation mit der Schule kann die Lehrkraft es häufig einrichten, dass nach einer bewegungsarmen Phase dann wieder der „Affe" zu seinem Recht kommt und z. B. die Tafel wischen oder einen Knetball drücken kann.

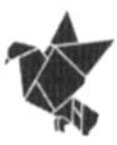

## Übung 6.13: Merken, wenn man „nervig" ist

**Vorbemerkung:** Wie oben erwähnt, haben ADHS-Kinder aufgrund eingeschränkter Verhaltens- und Emotionsregulation öfter soziale Konflikte mit anderen Kindern oder auch mit Erwachsenen. Dabei ist den betroffenen Kindern die Ursache oft unklar, sie merken häufig nicht, wann sie unfreundlich sind oder anderen „auf die Nerven gehen". Die folgende Übung (nach Snel 2013, S. 109 f.) unterstützt Kinder dabei, ihr Verhalten anderen gegenüber achtsamer wahrzunehmen und – falls das Kind sich dafür entscheidet – es in einem zweiten Schritt bewusst verändern zu können.

Heute gebe ich dir ein buntes Gummiband: Du kannst es als Armband am rechten Handgelenk tragen. Das Band soll dich daran erinnern, freundlich zu dir selbst und auch zu anderen zu sein. Jedes Mal, wenn du merkst, dass du jemand anderen ärgerst oder unfreundlich zu jemandem – oder auch zu dir selbst – bist, nimmst du das Armband ab und tust es auf den anderen Arm. Dort bleibt es so lange, bis du dich beim nächsten Mal selbst „nervig" findest oder zu anderen nicht nett bist. Dann wechselt das Armband wieder zum anderen Arm. Auf diese Weise merkst du leichter, wann du dich unfreundlich verhältst. Wenn das vorkommt, dann schimpfe nicht mit dir selbst, sondern lächle lieber und zieh das Band an den anderen Arm. Übrigens: Andere brauchen davon überhaupt nichts zu wissen, du machst das nur für dich selbst!

**Wichtig ist:** „Bei dieser Übung geht es nicht darum, dass man nicht unfreundlich sein darf. Es geht darum zu merken, dass man unfreundlich ist. Solange man es merkt, hat man die Wahl: Mache ich weiter oder höre ich auf?" (Snel 2013., S. 110)

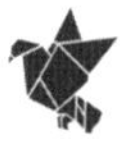

## Übung 6.14: „Nett"-Kärtchen

**Vorbemerkung:** Die folgende Übung (modifiziert nach Snel 2013, S. 111) hilft Kindern dabei, positive Eigenschaften bei sich und anderen bewusst wahrzunehmen. Das stärkt das eigene Selbstwertgefühl und erleichtert oft die Interaktion mit anderen.

**Vorbereitung:** Für jeden Teilnehmer an dieser Gruppenübung werden Kärtchen vorbereitet, auf denen jeweils die Namen aller anderen Gruppenmitglieder stehen. Wird die Übung in einer Familie durchgeführt, sind es die Namen der Familienmitglieder.

An alle Beteiligten werden die vorbereiteten Namenskärtchen mit den Namen der anderen ausgegeben. Nun darf sich jede/r Zeit nehmen und überlegen, was er / sie am anderen schätzt: „Ich finde dich nett, weil …" Alle positiven Eigenschaften, die man an einer anderen Person gern mag, werden auf die Karte geschrieben. Danach werden alle Karten eingesammelt und jeder erhält die Kärtchen, auf denen sein Name steht.

Für die Kinder ist es eine schöne Erfahrung, „schwarz auf weiß in Händen zu halten, was man manchmal einfach zu selten zu hören bekommt" (Snel 2013, S. 111).

## Übung 6.15: Meine Gedankenfabrik beobachten

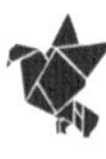

**Benötigt wird:** ein langes Seil

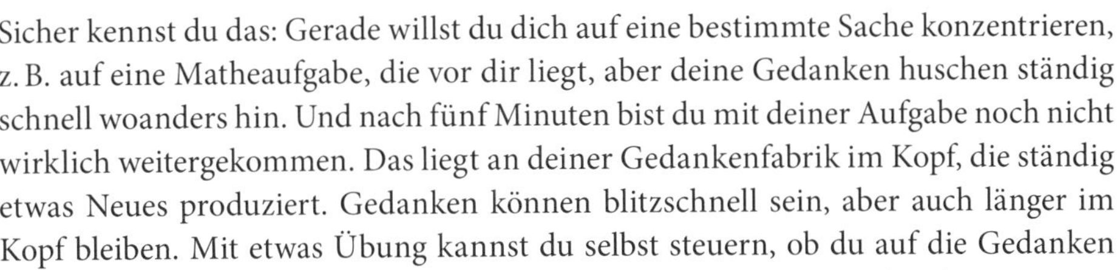

Sicher kennst du das: Gerade willst du dich auf eine bestimmte Sache konzentrieren, z. B. auf eine Matheaufgabe, die vor dir liegt, aber deine Gedanken huschen ständig schnell woanders hin. Und nach fünf Minuten bist du mit deiner Aufgabe noch nicht wirklich weitergekommen. Das liegt an deiner Gedankenfabrik im Kopf, die ständig etwas Neues produziert. Gedanken können blitzschnell sein, aber auch länger im Kopf bleiben. Mit etwas Übung kannst du selbst steuern, ob du auf die Gedanken eingehen willst oder sie nur kurz wahrnimmst und dann weiterziehen lässt.

Heute machen wir ein Experiment, um deine Gedankenfabrik näher kennenzulernen. Ich lege hier ein langes Seil als Spirale auf den Boden. Du sollst nun von außen nach innen auf dem Seil vorsichtig „balancieren", ohne danebenzutreten. Zugleich beobachtest du deine Gedanken: Was geht dir während des Balancierens durch den Kopf? Sprich jeden Gedanken kurz aus.

Im anschließenden Auswertungsgespräch wird gemeinsam nachgeforscht, wie aktiv die Gedankenfabrik war. Sind viele Gedanken aufgekommen? Sind sie rasch weitergezogen oder länger geblieben? In einer zweiten Runde kann das Kind nun üben, die Gedanken zwar achtsam wahrzunehmen, sie jedoch dann zügig zu verabschieden und ziehen zu lassen.

## Übung 6.16: Aufmerksamkeit teilen

**Vorbemerkung:** In der Aufmerksamkeitsdiagnostik wird unterschieden zwischen Daueraufmerksamkeit (Vigilanz), Aufmerksamkeitsaktivierung (Alertness), selektiver oder fokussierender Aufmerksamkeit sowie geteilter Aufmerksamkeit. Im Schulunterricht werden alle Formen benötigt. So ist etwa fokussierende Aufmerksamkeit erforderlich, wenn das Schulkind Aufgaben bearbeiten soll, ohne sich von anderen stören zu lassen oder über die morgige Geburtstagsparty nachzudenken. Geteilte Aufmerksamkeit wird beispielsweise benötigt, wenn etwas von der Tafel abzuschreiben ist und gleichzeitig der Lehrkraft zugehört werden soll. Erfahrungsgemäß ist geteilte Aufmerksamkeit für ADHS-Kinder besonders schwer. Damit Kinder diese kognitiven Konstrukte und Vorgänge verstehen und dann diese Fähigkeit trainieren können, ist die folgende Übung hilfreich. Sie eignet sich gut als Anschlussübung an die „Gedankenfabrik".

**Benötigt wird:** ein langes Seil

**Vorbereitung:** Eventuell können Sie Übung 6.15 als Vorübung machen. Das Seil wird als Spirale auf den Boden gelegt. Dann werden dem Kind die Übung und ihr Zweck erläutert.

Bitten Sie das Kind nun, von außen nach innen auf dem Seil vorsichtig zu „balancieren“, ohne danebenzutreten. Stellen Sie ihm gleichzeitig altersentsprechende kleine Mathematikaufgaben, die im Kopf zu lösen sind. Das Kind soll währenddessen möglichst ohne zu stocken weitergehen.

Für die meisten Kinder ist es interessant und neu, dass sie in der Lage sind, sich auf zwei Sachen gleichzeitig zu konzentrieren.

**Variante:** Das Kind kann während des Balancierens auch einen vorher eingeprägten Text oder auch das ABC von rückwärts aufsagen bzw. von einer bestimmten Zahl ausgehend rückwärts zählen (je nach Alter in Zahlensprüngen).

## Übung 6.17: Meine nächste Stunde

**Vorbemerkung:** Kindern mit ADHS passiert es oft, dass ihnen die Zeit sozusagen „zwischen den Fingern zerrinnt“, ohne dass sie etwas Geplantes damit anfangen. Für die achtsame Wahrnehmung einer bestimmten Zeitspanne sowie für die Handlungsplanung kann die folgende Übung eingesetzt werden.

Vereinbaren Sie mit dem Kind (und auch mit den Eltern) eine ganz bestimmte Zeit, z. B. am kommenden Donnerstag von 17 bis 18 Uhr, in der das Kind bewusst darauf achtet, wie es diese Zeit verbringt. Anschließend soll es aufschreiben, was es gemacht hat.

Kurz vor Beginn dieser vereinbarten Zeit sollten die Eltern das Kind daran erinnern, etwa mit diesen Worten: „Die nächste Stunde gehört dir allein! Du kannst sie genau für das nutzen, was du möchtest! Hier sind Papier und Stift, damit du anschließend festhalten kannst, was du gemacht hast.“

Das Kind kann entweder auf sich zukommen lassen, worauf es in diesem Zeitraum gerade Lust hat, und dies dann (bewusst!) tun, oder es kann sich etwas Bestimmtes vornehmen und dann selbst rückblickend wahrnehmen (und festhalten), ob es dies dann tatsächlich getan hat. Wichtig ist, dass die Eltern in dieser Zeit nicht steuernd eingreifen. Es ist jedoch empfehlenswert, dass sie die Übung im Anschluss mit dem Kind nachbesprechen.

Den Notizzettel, den das Kind nach der Übung über seine Aktivitäten erstellt hat, sollte es zur nächsten Therapiestunde mitbringen.

Neben den in diesem Kapitel beschriebenen Übungen sind auch diejenigen in Kapitel 4 für Kinder mit Aufmerksamkeitsstörungen sehr hilfreich.

## 6.5 Posttraumatische Belastungsstörungen (PTBS)

Entgegen der früheren Auffassung, dass Kinder von traumatischen Lebensereignissen weniger betroffen seien als Erwachsene, weil sie leichter vergessen, weiß man heute, dass das Gegenteil der Fall ist: Die Folgen von Traumata sind meist umso stärker, je jünger der Betroffene ist.

In der ICD-10 wird die Störung in der Ziffer F43 mit verwandten Störungsbildern codiert:
F43 Reaktionen auf schwere Belastungen und Anpassungsstörungen
F43.0 Akute Belastungsreaktion
F43.1 Posttraumatische Belastungsstörung
F43.2 Anpassungsstörungen (mit Unterkategorien)
F43.8 Sonstige Reaktionen auf schwere Belastung
F43.9 Nicht näher bezeichnete Reaktion auf schwere Belastung

Nach einem traumatischen Erlebnis kommt es im Falle einer PTBS zu Symptomen des Wiedererlebens. Entweder drängen sich Erinnerungen auf oder es kommt zu Wiederinszenierungen des Ereignisses in Träumen, Tagträumen oder auch in szenischem Spiel, bei dem eine Sequenz des traumatischen Geschehens nachgespielt wird. Vermeidung bzw. Abflachung der Reagibilität treten ebenfalls häufig auf oder das Kind verliert sein Interesse an Aktivitäten, die es zuvor gerne mochte. Auch reduziert sich die Fähigkeit, Gefühle zu empfinden. Es kann zu einem regressiven Verlust bereits erworbener Fähigkeiten (z. B. Einnässen, obwohl das Kind bereits trocken war) und zu Erinnerungsstörungen (psychogene Amnesie) kommen. Das erhöhte Arousal zeigt sich in Ein- und Durchschlafstörungen, Reizbarkeit, Wutausbrüchen, Konzentrationsschwierigkeiten, erhöhter Wachsamkeit und Schreckhaftigkeit. Motorische Unruhe, aggressives Verhalten und Ängste, insbesondere Trennungsangst, treten vermehrt auf.

Zur Prävalenz ist die Datenlage uneinheitlich. Für den deutschsprachigen Raum liegt eine große epidemiologische Studie (Essau et al. 1999) vor, die bei Jugendlichen von zwölf bis 17 Jahren eine Lebenszeitprävalenz der PTBS von 1,6 % belegt.

Zur Diagnostik sollten unterschiedliche Personen herangezogen und vielfältige Quellen genutzt werden: das Kind selbst, die Eltern, weitere Bezugspersonen und Lehrer sowie Verhaltensbeobachtung, Berichte etc. Es empfiehlt sich der Einsatz von strukturierten Interviews. Bei Steil und Rosner (2009) findet sich ein Überblick über vorliegende Diagnoseinstrumente.

Meistgebräuchlich sind folgende diagnostische Verfahren:
- Strukturiertes Klinisches Interview für DSM-IV (SKID)
- Posttraumatic Diagnostic Scale (PDS)
- Posttraumatic Symptom Scale (PSS)
- Impact of Events Scale – Revised (IES-R)
- Posttraumatic Cognitions Inventory (PTCI)

### 6.5.1 Störungsmodelle

In behavioraler Sichtweise wird die PTBS als klassisch konditionierte emotionale Reaktion betrachtet, die durch negative Verstärkung (das Vermeidungsverhalten) aufrechterhalten wird. Kognitive Modelle betonen dagegen die Bedeutung und Interpretation der traumatischen Ereignisse. Durch das Trauma bilden sich dysfunktionale Schemata aus bzw. werden prätraumatische unangemessene Schemata konsolidiert. Erfährt ein Kind in der Phase der Bildung wichtiger kognitiver Schemata (z. B. über interpersonelles Vertrauen) eine Traumatisierung, kann dies besonders maligne Folgen haben, da in dieser Phase die Vulnerabilität hoch ist.

Biopsychologische und neuro-endokrinologische Modelle basieren auf Befunden zu Dysregulationen in noradrenergen, serotonergen, glutamatergen und neuroendokrinen Systemen. Gerade im Kindesalter ist das sich noch entwickelnde Gehirn vulnerabler gegenüber äußeren Einflüssen. Bildgebende Verfahren weisen auf ein reduziertes Hippocampus-Volumen bei PTBS-Betroffenen hin, wobei hier die kausalen Zusammenhänge nicht eindeutig geklärt sind. Ein verkleinerter Hippocampus ist also auch als Risikofaktor für PTBS interpretierbar.

Pynoos et al. (1995, 1999) legten ein entwicklungspsychopathologisches Modell vor, das eine Reihe von Vulnerabilitäts- und Schutzfaktoren bei Kindern und Jugendlichen umfasst; dazu zählen:
- die Interaktion zwischen intrinsischen Faktoren (wie Alter, Geschlecht, Persönlichkeit) und extrinsischen Faktoren (wie elterliche Psychopathologie, elterliche Traumatisierung, Erziehungsstil, Peers, sozioökonomischer Status),
- die Interaktion zwischen verschiedenen Stadien der kognitiven und emotionalen Entwicklung und der Wahrnehmung und Interpretation traumatischer Ereignisse sowie
- sekundäre Stressoren individueller, familiärer oder gesellschaftlicher Art, die sich aus dem Trauma ergeben.

Für den Behandlungserfolg ist es wichtig, dem Betroffenen das Störungsmodell in altersgerechter Form zu vermitteln. Gute Hinweise für eine geeignete Psychoedukation finden sich bei König et al. (2012, S. 60 f.). Für Kinder und Jugendliche eignen sich möglichst bildhafte Erklärungen wie etwa die Schrank-Metapher: „Das Traumagedächtnis ist wie ein Schrank, in den man alles einfach so hineingeworfen hat. Das Problem ist, dass man jetzt nur in die Nähe kommen muss und die Tür springt auf und alles, was in dem Schrank ist, fällt heraus. Die Aufgabe in der Therapie ist, den Schrank aufzuräumen. Das bedeutet, jedes Teil in die Hand zu nehmen, anzuschauen und einzuordnen. Dann wird der Schrank da weiterhin stehen, mit seinem ganzen Inhalt, aber der Inhalt fällt einem nicht mehr bei jeder Gelegenheit vor die Füße." (ebd.)

### 6.5.2 *Behandlung der PTBS*

Zur Überprüfung der Wirksamkeit von Psychotherapie bei PTBS von Kindern und Jugendlichen liegen mehrere neuere Studien bzw. Metaanalysen vor; eine Übersicht findet sich bei Rosner und Steil (2013). Als empfehlenswert gelten demnach die Kognitive Verhaltenstherapie (KVT), darunter spezifisch die trauma-fokussierte Kognitive Verhaltenstherapie (tf-CBT, Cohen et al. 2006, 2009). Für psychodynamische Therapie, EMDR und Narrative Expositionstherapie (NET) liegt bislang nur eine geringe Datenbasis vor.

Das Konzept der tf-CBT zur Behandlung traumatisierter Kinder bezog sich ursprünglich auf die Behandlung der Folgen von sexualisierter Gewalt, ist jedoch auf alle anderen Formen der Traumatisierung übertragbar und enthält (über einen Zeitraum von zwölf bis 16 Sitzungen verteilt) folgende Elemente:

- Psychoedukation und Förderung der elterlichen Erziehungskompetenzen
- Entspannungstechniken
- Affektregulation
- Identifikation und Bearbeitung dysfunktionaler Kognitionen (angemessene Interpretation und Einordnung des Geschehens)
- Entwickeln eines Trauma-Narrativs (imaginatives Nacherleben, In-sensu-Exposition)
- Konfrontation in vivo mit den Traumatriggern
- Einbezug der Eltern als Co-Therapeuten
- Fördern künftiger Sicherheit

Beim Vermitteln der Entspannungstechniken eignen sich Achtsamkeitsübungen sowie autogenes Training oder Progressive Muskelentspannung. Zur Affektregulation ist Achtsamkeits-Training ebenfalls hilfreich. Viele Kinder und Jugendliche erleben nach einem Trauma schmerzhafte Gefühle oder Affektdysregulation. Techniken der Distanzierung bzw. des De-zentrierens, wie sie in vielen Achtsamkeitsübungen vorkommen, können den Kindern beim Umgang mit starken Gefühlen helfen und damit das Entstehen oder Anwenden dysfunktionaler Vermeidungsstrategien verringern.

Kennzeichen einer Affektdysregulation sind (vgl. Barnow & Lotz 2009) meist folgende:

- Instabilität von Stimmung und Affektivität
- Gestörte Impulskontrolle
- Überschießende Emotionalität
- Hohe Intensität von Emotionen
- Hohe Sensitivität für emotionale (meist aversive) Reize
- Verzögerte Habituation
- Verminderte Fähigkeit zur Aufmerksamkeitsfokussierung
- Undifferenziertes Affekterleben
- Störung der zwischenmenschlichen Beziehungen, z. T. Misstrauen und paranoide Ängste

Es gibt bewährte imaginative Techniken zur Affektregulation, etwa die Container- bzw. Tresortechnik. Dabei sollen aversive, intrusive Inhalte in einen imaginären Container oder Tresor eingeschlossen werden, bis der Patient hinreichend stabilisiert ist für die Bearbeitung der traumatischen Inhalte. Gebräuchlich ist auch die Bildschirmtechnik, bei der negative Bilder auf einen imaginären Bildschirm projiziert werden und dann mit einer imaginären Fernbedienung in ihren Bildmerkmalen verändert werden können. Auch die Vorstellung eines inneren sicheren Ortes hat sich bewährt. Diese Techniken können mit Achtsamkeitsübungen kombiniert werden.

Auch in einem weiteren Behandlungsprogramm kann Achtsamkeit Platz finden: Das Skills-Training in der affektiven und interpersonellen Regulation (STAIR) von Cloitre et al. (2002) umfasst acht wöchentliche Sitzungen und bearbeitet folgende Themenbereiche:

- Identifizierung / Benennung von Gefühlen, Auslösern und Gedanken
- Emotionsmanagement; dazu gehört das Vermitteln von Regulationsstrategien, das u. a. mithilfe von Achtsamkeitsübungen bzw. Selbstinstruktionen erfolgen kann
- Toleranz gegenüber negativen Affekten
- Akzeptanz von Gefühlen, Fördern positiven Emotionserlebens
- Identifikation von Beziehungsschemata aufgrund traumatischer Erfahrungen
- Identifikation von Konflikten zwischen traumagenerierten Emotionen und aktuellen interpersonellen Zielen

In der Psychodynamisch-imaginativen Traumatherapie (PITT) nach Reddemann (2004, 2005) sind ebenfalls verschiedene Techniken zur Affektregulation integriert, ergänzt um die gezielte Arbeit mit *ego states,* Arbeit an Konstellationen der internalisierten Objektbeziehungen („innere Bühne") und das Vermitteln stressreduzierender Strategien. Somit verbindet das Konzept der PITT Imaginationsübungen mit der Arbeit an „inneren verletzten Anteilen" und verletzenden Anteilen (Täterintrojekten). Durch Einsicht, Deutung und Übungen fördert es eine verbesserte innere Kommunikation und Kooperation verschiedener Anteile sowie Nachreifungen dysfunktionaler Anteile. Die psychodynamische Traumatherapie hat das generelle Ziel, die Abwehr und die Kontrollmechanismen so weit zu stärken, dass der Betroffene zu einer „dosierten Erinnerung" in der Lage ist und die traumatische Erfahrung durcharbeiten kann, ohne eine erneute traumatische Reizüberflutung zu erleben (vgl. Reddemann 2009, S. 261). Hier sind Achtsamkeitsübungen, die Distanzierung ermöglichen, sehr hilfreich.

Zur Identifikation dysfunktionaler Kognitionen kann Achtsamkeit ebenfalls gut eingesetzt werden. Zunächst wird den Kindern oder Jugendlichen das „Dreieck" aus Gedanken, Gefühlen und Verhalten anhand alltäglicher Beispiele erklärt. Danach werden typische, nicht hilfreiche Gedanken identifiziert. Diese Gedanken können entweder kognitiv umstrukturiert oder achtsam wahrgenommen und dann wieder „verabschiedet" werden.

Zusammenfassend wird deutlich, dass Achtsamkeit bei PTBS-Patienten sehr vielfältige hilfreiche Wirkungen entfalten kann. So postulieren auch Lohmann und Annies (2013, S. 40): „Achtsamkeitsbasierte Interventionen (...) leisten einen wesentlichen Beitrag zur Stabilisierung der Patienten, indem Fertigkeiten erlernt werden, mit deren Hilfe Emotionen reguliert werden können und damit der Angst vor Überflutung von Gefühlen entgegenwirken. Ein zweiter Aspekt ist die Deautomatisierung von Denk- und Handlungsprozessen, der mit dem Erlernen von Achtsamkeit einhergeht. Der Ausstieg aus automatisiert ablaufenden Informationsverarbeitungsprozessen und mechanisierten Handlungen ermöglicht die Chance, neue Reaktionsweisen anzuwenden. (...) Eine besondere therapeutische Herausforderung in der Arbeit mit Traumatisierten stellt die emotionale Einordnung des Traumas und der Erkrankung in den Lebenszusammenhang dar. Es gilt, die Akzeptanz für das Geschehene zu erhöhen, ohne Fatalismus zu fördern. Achtsamkeit trägt dazu bei, das anzunehmen, was gerade in diesem Augenblick ist."

## 6.5.3 Übungen

### Übung 6.18: 5-4-3-2-1-Übung

**Vorbemerkung:** Die sehr bekannte außenorientierte 5-4-3-2-1-Übung (nach Dolan 1991) ist eine effektive Technik zur Affektregulation oder bei drohender Dissoziation im Rahmen der Traumatherapie. Sie wurde ursprünglich für Erwachsene entwickelt, zeigt jedoch gute Wirksamkeit auch bei Kindern und Jugendlichen. Ziel der Übung ist es, die Betroffenen auf die Gegenwart zu orientieren und damit ein Abgleiten in unkontrollierbare Gedanken und Erinnerungen zu verhindern.

Es werden dabei keine inneren Bilder erzeugt, sondern – bei geöffneten Augen – ausschließlich konkrete Wahrnehmungen im Hier und Jetzt beschrieben. Für manche traumatisierte Kinder und Jugendliche ist das Hier und Jetzt der einzige sichere Ort. Die Übung hilft, aus dissoziativen Zuständen herauszufinden und wieder die Gegenwart und den eigenen Körper achtsam zu erleben. Das hohe Ausmaß an Struktur in der Anleitung kommt dem starken Bedürfnis nach Kontrolle entgegen, das traumatisierte Kinder und Jugendliche oft haben.

Bei folgenden Einsatzbereichen hat sich diese Übung in der Praxis bewährt:

- **Reorientierung bei Albträumen und Flashbacks:** Die Übung ist hilfreich, um sich nach kurzer Übungszeit effektiv aus Albträumen und Flashbacks reorientieren zu können.
- **Gedankenstopp:** Die Übung hilft, Grübeln und sich aufdrängende Gedanken zu unterbinden und dadurch zu kontrollieren.
- **Einschlafhilfe:** Bei Schlafstörungen erleichtert die Übung das bessere Einschlafen.
- **Impulskontrolle:** Akute Spannungszustände mit drohendem selbstschädigendem Verhalten können mit dieser Übung bewältigt werden.
- **Entspannung:** Bei vielen Kindern und Jugendlichen erleichtert diese Übung eine Entspannung.
- **Unterbrechen von Angst- und Panikattacken:** Da Angst- und Panikattacken häufig durch bewusstes oder unbewusstes inneres Erleben ausgelöst sind, ist die Übung auch bei dieser Symptomatik hilfreich.

Du weißt ja, dass es manchmal Erinnerungen an ganz unangenehme Erlebnisse gibt, davon hast du mir schon öfter erzählt. Dann tauchen bei dir plötzlich Bilder und Gefühle auf, die dir viel Stress bereiten. So, als wärst du plötzlich in einem schrecklichen Film. Mit dieser Übung zeige ich dir, wie du aus diesem Film aussteigen kannst. Das ist ganz einfach: Du musst dich nur auf das konzentrieren, was gerade in diesem Augenblick um dich herum los ist. Also auf das, was zu sehen, was zu hören und was zu fühlen ist. Und schon bist du wieder in der Gegenwart!

Du kannst dich jetzt bequem hinsetzen, ganz so, wie es dir angenehm ist. Zuerst erkläre ich dir die Übung und dann kannst du starten.

Zu Beginn der Übung kannst du laut sagen, was du gerade siehst. Also:

„Ich sehe … z. B. einen Stuhl, ein Fenster, eine Blumenvase …“, insgesamt fünf Dinge, die du sehen kannst.

Danach wechselst du zum Hören und zählst fünfmal etwas auf, was gerade zu hören ist. Also: „Ich höre … z. B. die Autos draußen, Leute, die vor dem Fenster reden …“

Und danach beschreibst du wieder fünfmal, was du gerade fühlen kannst, also: „Ich fühle … z. B. dass ich gerade Durst habe, dass mich der Schuh an der Ferse drückt, dass die Stuhllehne an meinem Rücken hart ist …“

Danach kommt die Beschreibung von Sehen, Hören und Fühlen nur noch viermal, dann dreimal, dann zweimal und dann einmal. Du kannst immer wieder neue Eindrücke nennen, du kannst dich aber auch wiederholen. Beides ist o.k.

Hast du noch Fragen dazu? … Dann kann's losgehen!

| | | |
|---|---|---|
| Fünfmal: „Ich sehe …“ | Fünfmal: „Ich höre …“ | Fünfmal: „Ich spüre …“ |
| Viermal: „Ich sehe …“ | Viermal: „Ich höre …“ | Viermal: „Ich spüre …“ |
| Dreimal: „Ich sehe …“ | Dreimal: „Ich höre …“ | Dreimal: „Ich spüre …“ |
| Zweimal: „Ich sehe …“ | Zweimal: „Ich höre …“ | Zweimal: „Ich spüre …“ |
| Einmal: „Ich sehe …“ | Einmal: „Ich höre …“ | Einmal: „Ich spüre …“ |

Hinweise:

- Manche Kinder oder Jugendliche kommen besser mit der Übung zurecht, wenn die Reihenfolge umgedreht verläuft, als 1-2-3-4-5-Übung. Sie benennen nun erst einen Sinneseindruck, dann zwei usw.
- Bei jüngeren Kindern sollte der / die Therapeut/in die Übung mindestens einmal vormachen.
- Wenn gerade jüngere Kinder mit der Abfolge der Übung durcheinandergeraten, ist dies unproblematisch.
- Wenn Kinder während der Fühlübung lieber die Augen schließen wollen, ist das in Ordnung.
- Die Antworten des Kindes sollten v.a. zu Beginn vom Therapeuten durch ein „Mhm“ oder „Ja“ oder „Prima“ bestärkt werden.
- Damit die Betroffenen sich im Stresszustand an die Übung erinnern, kann man sie auf eine Notfallkarte schreiben. Um schneller abrufbar zu sein (mit und ohne Anleitung), sollte sie regelmäßig geübt werden. Es empfiehlt sich, ein Arbeitsblatt

zur 5-4-3-2-1-Übung als Anleitung mit nach Hause zu geben und die Eltern entsprechend mit einzubinden.

- Die Übung kann auch in Alltagssituationen, beim Einkaufen, Essen, Spazierengehen etc. durchgeführt werden. Gerade auch positive Aktivitäten werden dadurch bewusster wahrgenommen.
- Ebenso kann die Übung zur akuten Krisenintervention eingesetzt werden.
- Nach einem Durchlauf sollte man die Übung gemeinsam mit dem Kind reflektieren. Was war leicht? Was war schwierig? Gibt es Fragen dazu?

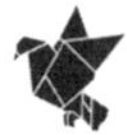

## Übung 6.19: Arm hochhalten

**Vorbemerkung:** Gerade die PTBS ist häufig mit Spannungsgefühlen verbunden. Bei der folgenden Übung (nach McKay & Fanning 1999) erfahren Kinder und Jugendliche, dass durch achtsame Wahrnehmung die Spannung im Körper verändert werden kann. Durch die Übung lässt sich auch sichtbar machen, dass wir bei Stress häufig zu einer Generalisierung von Anspannung neigen.

Du kannst dich nun bequem hinsetzen, den Oberkörper hältst du am besten aufrecht, deine Schultern sind ganz locker. Die Beine stellst du am besten nebeneinander fest auf den Boden. Lass uns nun zusammen dreimal tief und ruhig atmen und unsere Atemzüge wahrnehmen.

Und nun kannst du entweder deine Augen schließen oder dir einen Punkt im Raum suchen, den du bequem anschauen kannst, sodass dein Kopf gerade und entspannt bleibt.

Nun streckst du deinen rechten Arm zur Seite und hebst dann deinen Unterarm gerade nach oben (im rechten Winkel, wobei Ellbogen und Schulter auf der gleichen Höhe sind), so ähnlich, als wolltest du dich in der Schule melden.

Nun hältst du den Arm eine Weile hoch. – An was denkst du dabei? – Vielleicht bemerkst du auch ein Gefühl?

Und nun sieh dir mal deinen rechten Arm genau an: Findest du heraus, welche Muskeln den Arm hochheben? – Und welche Muskeln brauchst du dafür nicht? Diese Muskeln kannst du jetzt entspannen!

Und nun fühl mal: Gibt es in deinem Körper noch andere Muskeln, die du angespannt hast, obwohl du das jetzt gar nicht brauchst? Vielleicht die andere Schulter? Oder den Nacken? Oder den Bauch? Die Beine? – Versuche mal, alle Muskeln locker zu lassen, die du im Moment nicht brauchst!

Und nun lass den rechten Arm langsam sinken und lege ihn auf deinem Oberschenkel ab. Wie fühlt sich das an, wenn die Anspannung im Arm nachlässt?

## Übung 6.20: Wolken am Himmel

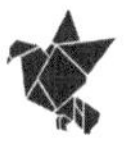

**Vorbemerkung:** Diese Übung fördert zum einen das achtsame Wahrnehmen von traumabezogenen Kognitionen und zum anderen die Distanzierung davon.

**Vorbereitung:** Es eignet sich eine kurze Übung in achtsamem Atmen (siehe Kapitel 4.1).

Du kannst nun die Augen schließen oder auch einfach ruhig auf den Boden vor dir schauen. Und nun stell dir einmal einen Wolkenhimmel an einem Sommertag vor ... Du liegst ganz entspannt auf einer Wiese und schaust den vielen kleinen Wölkchen zu, die am blauen Himmel über dir vorbeiziehen ... Manche der weißen Wölkchen sind größer, manche sind kleiner, alle ziehen gemächlich weiter am Himmel. Immer neue Wolken schieben sich in dein Blickfeld, mal schneller, mal langsamer.

Jede dieser Wolken kann einen Gedanken von dir tragen ... Du kannst nun versuchen, alle Gedanken, die dir gerade durch den Kopf gehen, wahrzunehmen ... Dann kannst du jeden einzelnen deiner Gedanken auf eine der Wolken setzen.

Manche Gedanken setzt du auf eine große Wolke, manche Gedanken setzt du auf eine kleine Wolke. Manche Wolken bleiben vielleicht auch leer. Lass dir Zeit dabei! Bestimmt kommen dir immer wieder neue Gedanken in den Sinn. Die setzt du dann wieder auf die nächste vorbeiziehende Wolke am Himmel.

Nun sind sicher schon einige Wolken mit deinen Gedanken besetzt. Du kannst ihnen zusehen, wie sie langsam am blauen Himmel vorbeiziehen ... Allmählich verschwindet eine Wolke nach der anderen wieder aus deinem Blickfeld ... Lass sie ruhig weiterziehen. Wolken kommen und gehen, auch Gedanken kommen und gehen wieder.

Du hast nun alle Wolken und Gedanken wieder losgelassen, der Himmel ist wieder blau, die Wolken sind weitergezogen.

Nun kannst du dich auf deiner Wiese räkeln und strecken und langsam die Augen wieder öffnen und hierher zurückkommen.

### Nachbesprechung der Übung „Wolken am Himmel"

Je nach Alter des Kindes bzw. Jugendlichen wird in einer Nachbesprechung erläutert, dass wir unsere Gedanken mit etwas Übung achtsam wahrnehmen können und dann wieder auf Distanz dazu gehen können, gerade wenn es belastende traumarelevante Kognitionen sind.

Bei Neigung zu Dissoziation bzw. Flashbacks können folgende Strategien dabei helfen, wieder in die Gegenwart zurückzukommen:

- Radio, TV oder Musik einschalten, sich auf den Inhalt konzentrieren
- Lieblingsmusik hören und mitsingen
- In der Wohnung herumlaufen und dabei alle Gegenstände in der Wohnung benennen
- Einen Gegenstand betasten und das Gefühl in Hand und Fingerspitzen wahrnehmen
- Einen Kalender bzw. eine Uhr anschauen und das heutige Datum mit aktueller Uhrzeit benennen
- Aktuelle Fotos von guten Freunden oder schönen Erlebnissen anschauen
- Einen Text immer wieder lesen, bis man sich konzentrieren kann, und dann den Inhalt wiederholen
- Das ABC rückwärts aufsagen oder aufschreiben
- In Zahlensprüngen (z. B. in Vierersprüngen) von 1000 rückwärts zählen
- Mit jemandem telefonieren, E-Mail oder SMS schreiben.
- Einen angenehmen Geruch einatmen (z. B. Parfum oder ätherisches Öl wie Mandarine, Orange, Lavendel, Vanille, Zimt)
- Einen scharfen Geruch einatmen (z. B. Ammoniak-Riechstäbchen aus der Apotheke, Pfefferminz-Öl oder Eukalyptus
- Sich bewegen, herumlaufen, mit den Füßen stampfen, tanzen, Kniebeugen, Arme schwingen
- Sich am ganzen Körper abklopfen
- Kaltes Wasser über die Handgelenke laufen lassen oder ein Gummiband am Handgelenk hochschnallen und ziepen lassen
- Einen harten Gegenstand (z. B. einen Besenstiel, ein dickes Seil oder auch einen Tennisball) auf den Boden legen und ohne Schuhe darauf stehen
- Chili-Gummibärchen, Chilischoten oder scharfe Kaugummis kauen
- Scharfe Bonbons (z. B. WickBlau, Fisherman's, Ingwer-Bonbons) lutschen
- Scharfen Ingwertee schluckweise trinken oder ein Ingwerstück kauen

Neben den in diesem Kapitel beschriebenen Übungen sind hilfreich:
Sensorische Übungen (siehe Kapitel 4), Body-Scan, Atemübungen.

## 6.6 Essstörungen

### 6.6.1 *Welche Formen von Essstörung gibt es?*

Unter dem Begriff „Essstörungen" werden mehrere Krankheitsbilder subsumiert. Die häufigsten sind die Anorexia nervosa (AN) und die Ess-/Brechsucht Bulimia nervosa (BN); hinzu kommen die Binge Eating Disorder (BED, Episoden von Fressanfällen ohne gewichtsregulierende Gegensteuerung) und die Adipositas (Fettsucht) im Zusammenhang mit anderen psychischen Störungen sowie sonstige atypische Essstörungen. Die Krankheitsbilder, die häufig fließend ineinander übergehen, unterscheiden sich vielfältig. Ihnen ist jedoch gemeinsam, dass aus dem normalen Bedürfnis und der Funktion des Essens ein Problem mit erheblichen somatischen, psychischen und oftmals auch sozialen Konsequenzen entstanden ist. Das Problem dominiert den Tagesablauf ebenso wie soziale Beziehungen.

Wie die KiGSS-Studie (2007) zeigt, sind vorrangig Mädchen und junge Frauen von diesen Erkrankungen betroffen. Der Altersbereich für die Entwicklung einer AN wird zwischen 15 und 24 Jahren angegeben, mit einem Altersgipfel im 14. und 16. Lebensjahr. Für die BN liegt der Korridor für die Entwicklung zwischen dem 16. und dem 19. Lebensjahr, eine Ersterkrankung tritt jedoch häufig auch im dritten Lebensjahrzehnt noch auf. Die BED beginnt in der Regel um das 20. Lebensjahr herum und betrifft zu einem Drittel auch junge Männer. Auch diese Störung kann noch zu einem wesentlich späteren Lebenszeitpunkt einsetzen.

Für die Entstehung von Essstörungen wird ein multifaktorielles Ätiologiemodell mit einer Vielzahl sowohl externer (z. B. gesellschaftlich, familiär, peerbezogen) als auch interner Risikofaktoren (z. B. bestimmte Persönlichkeitsmerkmale) angenommen. Die Propagierung von Schlankheit als gesellschaftlichem Schönheitsideal und deren Gleichsetzung mit Leistung, Erfolg, Anerkennung und Attraktivität gehören ebenso zu potenziellen Auslösern für Essstörungen wie mangelnde innerfamiliäre Abgrenzung, ein überfürsorglicher Erziehungsstil, familiäre emotionale Disharmonie oder psychophysisch bzw. psychosozial wirksame Faktoren wie Übergewicht oder die beginnende Pubertät mit ihren komplexen Rollenanforderungen. Als biologische Faktoren werden genannt: Genetik, Set-Point-Theorie (das Körpergewicht ist genetisch determiniert und kann nicht willentlich verändert werden) und verminderte Serotoninaktivität. Weitere psychogene Faktoren wie Perfektionismus können zu Verunsicherung, geringem Selbstwert und Identitätsproblemen und in der Folge zur Entwicklung von Essstörungen führen. Diese können dabei als fehlgeleitetes Problemlösungsverhalten verstanden werden, bei dem der eigene Körper und dessen Manipulation (Hungern, induziertes Erbrechen etc.) in den Mittelpunkt gestellt werden.

Essstörungen zählen im Kindes- und Jugendalter zu den häufigsten chronischen Gesundheitsproblemen. Eindeutige Prävalenzdaten liegen bislang nicht vor; in der Literatur findet man Schätzungen der Prävalenz für AN zwischen 0,5 und 1 %, für BN bei 2–4 %. Die Angaben über die Letalität von Anorexia nervosa schwanken. Bei einem mittleren Wert von 5,5 % hat sie eine extrem hohe Letalitätsrate. Die Prävalenz für partielle Essstörungen einschließlich Binge Eating Disorder wird auf 10–15 % geschätzt.

Laut der KiGGS-Studie (2007) zeigen mit insgesamt 21,9 % mehr als ein Fünftel der Kinder und Jugendlichen in Deutschland im Alter von elf bis 17 Jahren Symptome einer Essstörung. Erwartungsgemäß liegt der Anteil der Mädchen (Verdacht bei 28,9 %) signifikant höher als der der Jungen. Jedoch auch 15,2 % der Jungen sind bezüglich ihres Essverhaltens auffällig – ein nicht geringer Prozentsatz.

#### 6.6.1.1 Anorexia nervosa

Bei der AN kommt es durch restriktives Essverhalten und eventuell zusätzlich durch Verhaltensweisen wie selbst induziertes Erbrechen, Abführmittelmissbrauch oder exzessives Sporttreiben zu einem selbst induzierten Gewichtsverlust. Generell gilt: Das Körpergewicht liegt mindestens 15 % unter dem für Geschlecht, Größe und Alter zu erwartenden Gewicht (bei Erwachsenen: Body-Mass-Index [BMI] < 17,5 kg/m²), bei Kindern und Jugendlichen unterhalb der zehnten BMI-Altersperzentile. Trotz Untergewichts bestehen die Angst, zu dick zu sein, und eine veränderte Körperwahrnehmung (Körperbildstörung). Die Nahrungsrestriktion hat Folgen auf der körperlichen und psychischen Ebene. So kommt es u. a. zu einer Störung des endokrinen Systems, die sich bei Mädchen und Frauen in einem Sistieren der Monatsblutung zeigt. Bei Kindern kann es zu einer Verzögerung der Pubertät mit einem Ausbleiben der Menarche und einer Stagnation der körperlichen Entwicklung kommen. Auf der psychischen Ebene herrscht zu Beginn oft ein positives Gefühl von Leichtigkeit, Kontrolle und Euphorie vor, das später in Gleichgültigkeit, Reizbarkeit und eine depressive Stimmungslage übergehen kann.

Die AN beginnt am häufigsten in der Pubertät oder Adoleszenz, sehr selten vor Beginn der Pubertät. Das nach außen sichtbare Untergewicht führt zu besorgten Reaktionen der Eltern und anderer Bezugspersonen, wird von den Betroffenen selber jedoch meist negiert. Eine Komorbidität mit anderen Erkrankungen ist häufig, vor allem mit Depressionen, Angststörungen und Zwangserkrankungen. Die Erkrankung verläuft in der Regel über mehrere Jahre. In ungefähr der Hälfte der Fälle kommt es zu Heilungen, in ca. 20 % zu einem chronischen Verlauf.

Wie die aktuelle S3-Leitlinie der AWMF bemerkt, finden sich nur wenige hochwertige Studien zur Behandlung der AN. Alle bislang untersuchten Therapieansätze führen nur zu mäßigen Erfolgsraten, es gibt kaum Hinweise auf die Überlegenheit eines bestimmten Therapieverfahrens. In Deutschland stehen im Rahmen der Richtlinienpsychotherapie die kognitive Verhaltenstherapie sowie die tiefenpsychologisch fundierte Psychotherapie zur Verfügung, flankierend werden familientherapeutische Interventionen empfohlen.

Das therapeutische Vorgehen bei AN muss immer verschiedene Problembereiche berücksichtigen: Essverhalten und Gewicht einschließlich der körperlichen Gefährdung, psychische Problembereiche (z. B. Selbstwerterleben, Leistungsorientierung), eine vorliegende psychische Komorbidität, zwischenmenschliche Schwierigkeiten und das soziale Umfeld (Familie, berufliche Entwicklung).

Die Ziele in der Behandlung der AN sind:

- Wiederherstellung und Halten eines für Alter und Größe angemessenen Körpergewichts,
- Normalisierung des Essverhaltens,
- die Behandlung körperlicher Folgen von Essverhalten und Untergewicht,
- die Beeinflussung der dem Störungsbild zugrunde liegenden Schwierigkeiten auf emotionaler, kognitiver und zwischenmenschlicher Ebene
- sowie eine Förderung der sozialen Integration, die oft mit einem „Nachholen“ verpasster Entwicklungsschritte verbunden ist.

#### 6.6.1.2 Bulimia nervosa

Die Hauptsymptomatik der BN besteht aus Essanfällen, meist verbunden mit nachfolgendem Erbrechen. Die Patientinnen befürchten, durch die Essanfälle an Gewicht zuzunehmen und setzen deshalb selbst herbeigeführtes Erbrechen und andere Maßnahmen zur Gewichtsreduktion ein. Dazu gehören häufige Diäten, Fasten, Vermeidung hochkalorischer Lebensmittel, Missbrauch von Medikamenten (Laxantien, Diuretika, Appetitzügler, Schilddrüsenhormone) und übermäßige sportliche Betätigung. Essanfälle und gewichtsreduzierende Maßnahmen kommen oft mehrmals pro Woche vor.

Viele der Patientinnen weisen ein gering ausgeprägtes Selbstwertgefühl und eine depressive Symptomatik auf. Der Selbstwert ist meist stark an das eigene Körperbild gebunden, die Gedanken kreisen häufig um Figur und Aussehen. Die BN geht häufig mit anderen psychischen Erkrankungen wie Depressionen, Angst- und Persönlichkeitsstörungen einher. Ätiologisch wurden genetische Faktoren, aber auch familiäre

Einflüsse und die psychische Entwicklung in Kindheit und Jugend eruiert, eine besondere Rolle kommt dabei Selbstwertproblemen zu.

Die meisten und stärksten Wirksamkeitsnachweise liegen für die kognitive Verhaltenstherapie (KVT) vor, aber auch andere Psychotherapieverfahren wie die interpersonale Therapie (IPT) und psychodynamische Therapien sind wirksam. Die KVT bei BN beinhaltet in der Regel sowohl kognitive als auch behaviorale Techniken zur Veränderung des gestörten Essverhaltens, zur Veränderung verzerrter Einstellungen zu Figur und zum Gewicht und gegebenenfalls zur Veränderung von unzureichendem Selbstwertgefühl und übersteigertem Perfektionismus. Der Schwerpunkt der IPT liegt auf der Bearbeitung von Problemen in sozialen Rollen und interpersonellen Beziehungen, der Fokus der psychodynamischen Therapie in der Arbeit an zentralen Konflikten, dysfunktionalen Beziehungsmustern sowie strukturellen Beeinträchtigungen (z. B. im Selbstwerterleben, in der Affektregulation) und deren Zusammenhängen mit der Essstörungssymptomatik.

#### 6.6.1.3 Binge-Eating-Störung

Die BED ist gekennzeichnet durch regelmäßige Heißhungeranfälle, bei denen eine sehr große Nahrungsmenge aufgenommen wird; meist geht dies einher mit Kontrollverlust während der Ess-Episode sowie Ekel- oder Schuldgefühlen nach dem übermäßigen Essen. Ein Purging-Verhalten (der Einsatz von selbst induziertem Erbrechen, Laxantien, Fasten, exzessive körperliche Betätigung) erfolgt nicht, weshalb die meisten Betroffenen stark übergewichtig sind. Bei dieser Patientengruppe steht daher häufig – neben der Reduktion der Heißhungeranfälle und der psychischen Folgen – auch die notwendige Gewichtsreduktion oder zumindest die Verhinderung einer weiteren Gewichtszunahme im Fokus der Behandlung. Die psychotherapeutischen Behandlungsverfahren sind überwiegend von den Konzepten der BN-Therapie abgeleitet und modifiziert, bewährt haben sich kognitiv-behaviorale Verfahren.

### *6.6.2 Ansatzpunkte für Achtsamkeit bei Essstörungen*

Generell gilt die Verhaltenstherapie mit gut bewährten Konzepten als erste Wahl zur Behandlung von Essstörungen. Begründet ist dies durch das Störungsmodell: Durch Nahrungsmittelrestriktion bzw. Erbrechen wird die Störung kurzfristig verstärkt und aufrechterhalten (Teufelskreis). Betroffene haben jedoch zusätzlich meist Probleme, ihre Emotionen zu regulieren und zu akzeptieren. Essanfälle dienen also häufig auch der Regulation von aversiven Gefühlszuständen, die mit dysfunktionalen

Kognitionen verbunden sind. Auch die Fähigkeit zu interozeptiver Wahrnehmung ist sehr oft beeinträchtigt; nicht selten können Betroffene beispielsweise nicht wahrnehmen, wie viel Nahrung ihr Körper bis zur Sättigung benötigt. Die beiden zuletzt genannten Aspekte bieten gute Ansatzpunkte für den Einsatz von achtsamkeitsbasierten Interventionen, und zwar bei den weiter oben beschriebenen Essstörungen, aber auch bei Übergewicht bzw. Adipositas.

#### 6.6.2.1 MBCT-Interventionen

So zeigte eine Anpassung der MBCT von Baer, Fischer und Huss (2006) für Betroffene mit Binge Eating Disorder gute Wirksamkeit. Das MBCT-Manual von Segal et al. wurde dafür nur geringfügig verändert, die Anzahl der Sitzungen etwa erhöhte sich von acht auf zehn und die Inhalte bezüglich Depression wurden durch Informationen über Binge Eating Disorder ausgetauscht.

Baer et al. notieren, dass mehrere Publikationen über BED darauf hinweisen, dass achtsame Fertigkeiten möglicherweise bei der Behandlung dieser Störung hilfreich sein könnten. Zum Beispiel vermuten Heatherton und Baumeister (1991), dass BED-Betroffene mithilfe der Störung versuchten, ein Sich-Selbst-Bewusstsein zu vermeiden. Wer sich selbst unter starken Druck setzt und hohe persönliche Maßstäbe hat, wird möglicherweise negative Gedanken und aversive Emotionen entwickeln, wenn die selbst gesteckten Ziele nicht erfüllt werden. Diese Emotionslage wird dann mit Essattacken kompensiert.

Lowe (1993) sowie Craighead and Allen (1995) beobachteten, dass Patienten, die zu Essanfällen neigen, meist eine lange Diätenvergangenheit hinter sich haben, was meist mit einer Beeinträchtigung des Sättigungs- und Hungergefühls einhergeht.

MBCT-Interventionen sollen eine nicht-wertende und nicht-reagierende Haltung und Akzeptanz der eigenen körperlichen Empfindungen, Wahrnehmungen, Kognitionen und Emotionen kultivieren und herbeiführen. Von Essstörungen Betroffene können so eine verbesserte Wahrnehmung des Hunger- und Sättigungsgefühls erreichen und sind möglicherweise eher bereit, sich den aversiven emotionalen Zuständen zu stellen, die Essanfälle auslösen. Generell geht es in den Interventionen darum, das Coping in Stress-Situationen zu fördern.

### 6.6.2.2 Dialektisch Behaviorale Therapie

Auch die Dialektisch Behaviorale Therapie (DBT) nach Linehan wurde für Patienten mit Essstörungen angepasst, in Form der DBT-E (Sipos & Schweiger 2011). Wie in der ursprünglichen Form umfasst auch dieses Programm 20 wöchentliche Sitzungen (sowohl als Gruppen- als auch Einzelsitzungen). Die Basis ist wieder ein Regulationsmodell gegen Essanfälle: Aversive Emotionen werden (kurzfristig) durch Essattacken reduziert. Auch hier geht es darum, die Bewältigungsfähigkeiten der Betroffenen in Stress-Situationen oder bei aversiven Gefühlszuständen zu steigern, sodass restriktives oder übermäßiges Essen vermieden werden kann. Hierfür werden die bewährten Module zum Training von Achtsamkeit, Emotionsregulation und Stresstoleranz eingesetzt.

Verschiedene klinische Fallstudien haben die Wirksamkeit der DBT als Intervention zur Behandlung von Bulimia nervosa und Binge Eating Disorder nachgewiesen, etwa Telch et al. (2000) oder Safer et al. (2001).

### 6.6.2.3 Akzeptanz- und Commitment-Therapie

Die Anwendung der Akzeptanz- und Commitment-Therapie (ACT) bei Patienten mit Anorexia nervosa wurde von Heffner et al. (2002) beschrieben. Die Interventionen enthielten verschiedene achtsamkeits- und akzeptanzbasierte Strategien gegen Gedanken, Bilder und Ängste, die mit dem Begriff „Fett" assoziiert waren. Dabei wurde eine Art **„Gedankenparade"** eingesetzt; hier sollte sich der Patient vorstellen, dass alle seine Gedanken, die um das Thema „Fett" kreisen, auf großen Plakaten stehen, welche von Paradeteilnehmern getragen werden. Die Aufgabe des Patienten bestand darin, die eigenen Gedanken zu beobachten und achtsam wahrzunehmen, wann sie kommen und wann sie wieder verschwinden, ohne sich dabei zu intensiv in sie zu vertiefen oder sich gegen sie zu wehren (vgl. Heffner et al. 2002, S. 234). Diese Übung fördert die Fähigkeit, Kognitionen zum angstbesetzten Stimulus „Fett" nicht-wertend zu beobachten und sie zu akzeptieren, anstatt als Reaktion darauf in das bisherige anorektische Verhalten zu verfallen.

Bei der sogenannten **Busfahrer-Übung**, die der „Gedankenparade" ähnelt, soll sich die Patientin vorstellen, sie sei die Fahrerin eines Busses, der sich auf der Straße ihres Lebens bewegt. Störungsbezogene Gedanken (z. B. auf den Stimulus „Fett" bezogen) veranlassen die Busfahrerin / Patientin dazu, die Fahrspur in Richtung „Anorexia Road" zu wechseln (vgl. Heffner et al. 2002, S. 235). Die Übung unterstützt die Fähigkeit, das Auftreten negativer Gedanken wahrzunehmen, ohne nach ihnen zu handeln und sich weiterhin auf der selbst abgesteckten Lebens-Fahrspur zu bewegen.

Eine ausgewogene Ernährung ist hierfür der benötigte Kraftstoff. Einer der wichtigsten Punkte in dieser Übung ist folglich die Herausarbeitung der Ziele der Patientin (vgl. Kristeller et al. 2006 in Bear 2006, S. 9 f.).

Bei Lohmann und Annies (2013, S. 45) findet man eine ähnliche Intervention: die **Autobahn-Übung**, für die das Bild einer Autobahn mit ihren Ausfahrtsschildern imaginiert wird. Die Ausfahrtsschilder symbolisieren hier die Essstörungsgedanken, wie beispielsweise extra wenig zu essen, Erbrechen zu forcieren, übermäßig Sport zu treiben; das Weiterfahren auf der Autobahn steht für den Weg in die Gesundung:

„Nun möchte ich Sie bitten, sich vorzustellen, dass Sie auf der Autobahn mit Ihrem Auto unterwegs sind. Es ist eine lange Reise, und Sie kommen an vielen Ausfahrtsschildern vorbei. Versuchen Sie sich das einmal vorzustellen. (Pause) Sie fahren weiter. Vergegenwärtigen Sie sich einmal die möglichen Ausfahrtsschilder. Da ist eines, das heißt: *Jetzt erbrechen! Dann fühlst du dich leichter!* Sie fahren weiter. Ein anderes lautet: *Du musst mehr Sport treiben. Du bist zu dick!* Sie fahren weiter. Auf dem nächsten steht: *Iss nie vor 18 Uhr, dann hältst du dein Gewicht.* Und Sie fahren weiter auf der Autobahn. Vielleicht sehen Sie selbst noch weitere Schilder. Lesen Sie diese Schilder und bleiben Sie auf der Autobahn, um zu dem Ziel zu kommen, zu dem Sie sich entschlossen haben. (...) Immer, wenn eines Ihrer Ausfahrtsschilder kommt, sagen Sie sich: *Ich sehe den Satz. Ich verstehe den Inhalt. Und ich fahre weiter!*

Vor der Übung werden mit der Patientin die Ausfahrtsschilder im Sinne der individuellen essstörungsspezifischen Slogans gesammelt. In der anschließenden Reflexion wird eruiert, ob es der Patientin durch die Intervention gelungen ist, eine größere Akzeptanz und weniger Vermeidung gegenüber den Sätzen auf den Schildern zu erreichen. Ziel ist es, diese Sätze akzeptierend wahrnehmen und anschauen und sich dann auch bewusst wieder von ihnen abwenden zu können. Wenn der Patientin der Sinn der Übung deutlich geworden ist, wird besprochen, wie sie diese Imagination in den Alltag integrieren kann. Optimalerweise findet sie zweimal täglich fünf Minuten Zeit dafür.

In der Kinder- und Jugendlichentherapie – die Betroffenen fahren noch nicht Auto – empfiehlt es sich, alternativ eine „Fahrradstrecke“ zu imaginieren (siehe nachfolgend unter 6.6.3).

#### 6.6.2.4 Mindfulness Based Eating Awareness Training

Ein weiteres Konzept ist das Mindfulness Based Eating Awareness Training (MB-EAT) von Kristeller et al. (1999). Es basiert auf Elementen der MBCT und der Kognitiven Verhaltenstherapie und enthält bewährte Achtsamkeitstechniken sowie gezielte Interventionen, die störungsspezifische Probleme wie Figur, Gewicht und essensbezogene Selbstregulationsprozesse fokussieren. Dazu zählen:

- Anleitungen für Achtsamkeits- und Meditationsübungen
- Body-Scan
- sanftes Yoga
- achtsamer Umgang mit dem eigenen Körper
- Herausfiltern der verschiedenen Hunger- und Sättigungsstadien
- Wirkung der verschiedenen Nahrungsmittel
- bessere Entscheidungsfindung bezüglich der Qualität und Quantität der Nahrung

In den Meditationsübungen trainieren die Teilnehmer eine nicht-wertende Aufmerksamkeit bezüglich Empfindungen und Emotionen bei Hunger, Sättigung und Essanreizen. Mehrere Sitzungen schließen körperliches Training mit ein: Auf den Body-Scan folgt die selbstbesänftigende Berührung und gegen Ende des Programms die Gehmeditation.

Auch das MB-EAT Programm kann natürlich mit anderen Konzepten kombiniert werden. Seine Wirksamkeit wurde in zwei Studien positiv belegt (vgl. Kristeller & Hallet 1999 sowie Kristeller et al., 2003).

#### 6.6.2.5 CAMP

Mit dem CAMP-System (Burggraf 2001) steht ein weiteres achtsamkeitsorientiertes Konzept zur Verfügung. Es basiert auf vier Annahmen:

1. Gedankenlose Entscheidungen bezüglich der Ernährung führen zu Unaufmerksamkeit und zum Verlust der Selbstkontrolle.
2. Fehlt diese Fertigkeit dauerhaft, werden Ungleichgewicht, Unwohlsein und Übergewicht verursacht.
3. Durch Achtsamkeit während des Essens und durch Portionierung der Nahrung erlangt der Betroffene seine Selbstkontrolle, seine natürliche Entscheidungsfähigkeit und das körperliche / seelische Gleichgewicht wieder.
4. CAMP ist keine klassische Diät; es unterstreicht die Achtsamkeit in den Bereichen Einstellungen, Essverhalten und Portionen und fokussiert auf eine prozesshafte Veränderung des Ernährungsverhaltens.

Ziel des CAMP-System ist es, anhand verschiedener Übungen wieder Autonomie über das Essverhalten zu erlangen. Die Abkürzung CAMP steht für:

**C**ontrol (Kontrolle): Kompetenz und autonome Kontrolle bezüglich des Essverhaltens als Hauptziel des Systems

**A**ttitudes (Einstellungen): Respekt gegenüber dem Essen, sich selbst. Die Wichtigkeit, in Würde und Wohlwollen zu leben, soll erkannt werden.

**M**indfulness (Achtsamkeit): Zustand bewusster Aufmerksamkeit im gegenwärtigen Moment, speziell in Bezug auf Essen (Eigenschaften, Herkunft, Funktionen)

**P**ortions (Portionen): Einsicht in die angemessene Nahrungsmenge

Dass der Betroffene seine Kontrolle wiedererlangen kann, ist das wesentliche Ziel. Ein Kontrollverlust ist dann vorhanden, wenn:

- die eigene Stärke (power) an andere abgegeben und die Schuld für die Fehlernährung bei anderen gesucht wird,
- andere über die eigene Ernährungsweise entscheiden oder
- der „Autopilot“ bestimmt, wann und wie viel gegessen wird.

Kontrolle ist wieder vorhanden, wenn:

- die eigene Stärke zurückkehrt,
- der Betroffene nicht mehr auf die Entscheidungen anderer hört und sich vor allem nicht mehr der eigenen Entscheidungsmacht entzieht,
- unbewusste Entscheidungen zu bewussten Entscheidungen werden.

Zur Rückgewinnung der Kontrolle ist es häufig nötig, die Einstellungen *(attitudes)* zum Essen zu verändern. Die neuen, funktionalen Einstellungen nach dem CAMP-System unterliegen zehn Prinzipien:

1. Fühl dich nicht benachteiligt.
2. Lebensmittel dienen der Ernährung und sind Substanzen für Körper, Geist und Seele.
3. Alle Lebensmittel sind etwas Besonderes und verdienen unseren Respekt, da sie ein Geschenk sind, das Energie und Mühe kostete.
4. Es wird immer mehr Lebensmittel geben.
5. In einem Land voller Überfluss gibt es keinen Grund, übergewichtig zu sein.
6. Es ist besser, manche Lebensmittel nicht zu essen, als mehr zu essen als notwendig.
7. Hunger kann ein Verbündeter sein, der ein Zeichen gibt, dass der Körper zurück ins Gleichgewicht kommt.
8. Ein gesundes Essverhalten hat eher etwas mit der Harmonie zum Essen als mit Gewichtsverlust zu tun.
9. Wenn wir lernen, in unseren Körper zu hören und diesem zu vertrauen, werden wir bemerken, ob wir in Balance und Harmonie mit unserer Ernährung sind.
10. Sind wir in Balance und Harmonie mit unserer Ernährung, so ist das ein Teil des Lebens in Würde und Anstand.

Aufbauend auf den Veränderungen der Einstellungen wird die Technik des achtsamen Essens *(mindful eating)* geübt:

- Bevor das Essen zum Mund geführt wird, ist es wichtig, langsamer zu werden und der eigenen Bewegung Beachtung zu schenken.
- Ist das Essen im Mund, soll jeweils kurz das Besteck niedergelegt werden, sodass die Hände leer sind.
- Die Nahrung wird nun achtsam gekaut, wobei der Fokus auf dem Prozess des Kauens und der Wahrnehmung des Geschmacks des Nahrungsmittels liegt.
- Das Nahrungsmittel wird so lange gekaut, bis es fast flüssig ist; die neue Konsistenz ist das Signal zum Schlucken.
- Bevor der Nahrungsbrei hinuntergeschluckt wird, ist eine kleine Pause einzulegen, um sich erneut auf den Prozess des Essens zu konzentrieren.

Diese Prozess-Schritte werden bei Burggraf (2001) noch weiter ausdifferenziert:

1. **Arriving** meint die Ankunft des Teilnehmers, wie er bei seinem Essen ankommt und sich dessen bewusst wird.
2. **Awakening:** Bei diesem Aspekt wird die Nahrung mit allen Sinnen wahrgenommen.
3. **Tuning In:** Achtsame Esser achten nicht nur auf den Prozess des Essens, welche Sinne angesprochen werden, sie hören währenddessen auch auf ihren Körper und achten auf jede Bewegung.
4. **Service:** Die Achtsamkeit wird über den Prozess des Essens hinaus erweitert auf alle Aktivitäten, die mit Nahrung und Essen zu tun haben.

Durch Interventionen zum Aspekt der Portionsgröße *(portions)* trainieren die Betroffenen, sich selber Grenzen beim Essen zu setzen und Signalpunkte aufzubauen, um besser wahrzunehmen, was der Körper braucht, wann und wie viel. Hierzu zählen die Aspekte:

- wie oft gegessen wird,
- wie viel sich auf der Gabel oder dem Löffel befindet,
- wie lange das Kauen des Essens dauert,
- wie oft eine Pause eingelegt wird, um zu prüfen, ob man noch mehr Essen benötigt oder bereits satt ist und
- wie lange diese Pausen dauern.

### 6.6.3 *Übungen*

Im MBSR-Training wird die Hinführung zum Prinzip der Achtsamkeit häufig über das achtsame Essen gewählt. So beschreibt Kabat-Zinn (in Bays 2009, S. 13) die in das Training integrierte klassische Intervention: die „Rosinen-Übung". Das langsame, achtsame Essen einer Rosine kann fünf Minuten dauern, manchmal sogar länger. Die Patienten an der *Stress Reduction Clinic* an der University of Massachusetts sind oft überrascht, dass Essen und Stressbewältigung auf diese Weise verbunden werden – und dass Meditation ganz ungeahnte Formen annehmen kann. Sie erfahren, dass grundsätzlich jede alltägliche Beschäftigung Meditation sein kann; einzig auf die Präsenz kommt es an. „Die Wirkung dieser merkwürdigen und etwas künstlichen Übung wird sofort klar – sie liegt schon im Sehen des Gegenstandes, den wir uns gleich einverleiben werden, im Riechen daran, im Beobachten, wie er zum und dann in den Mund gelangt, im Kauen, im Schmecken, in den Veränderungen, wenn sich die Rosine auflöst, im Impuls zu schlucken, im Schlucken selbst, im Verharren für einen Moment unmittelbar danach, alles geprägt von einem intensiven Gewahrsein, das sich mühelos einzustellen scheint. Oft rufen die Leute aus: ‚Ich glaube, ich habe noch nie eine Rosine *geschmeckt*.' – ‚Das ist erstaunlich.' – ‚Ich fühle mich tatsächlich satt.' – ‚Ich fühle mich warm.' – ‚Ich fühle mich heil.' – ‚Ich fühle mich ruhig.' – ‚Ich fühle mich friedlich.' – ‚Ich fühle mich wie ein Nervenbündel.' – ‚Ich hasse Rosinen.' (Es gibt viele unterschiedliche Reaktionen und keine richtigen Antworten – nur die Wahrnehmungen der Menschen.)"

#### Übung 6.21: Verschiedener Hunger

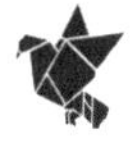

**Vorbemerkung:** Die Ärztin und Achtsamkeitslehrerin Jan Chozen Bays (2009, S. 33 ff.) benutzt die Rosinen-Übung, um daran die verschiedenen Arten von Hunger darzustellen: Sie differenziert zwischen Augenhunger, Nasenhunger, Mundhunger, Magenhunger, Zellhunger, geistigem Hunger und Herzhunger. Eigentlich wurde die Übung für Erwachsene konzipiert. Sie eignet sich auch für Kinder und Jugendliche und kann, je nach Alter der Patienten, sprachlich adaptiert werden. Die beiden Qualitäten „geistiger Hunger" und „Herzhunger" kann man auch zusammenfassen zu „seelischem Hunger", hier ein Vorschlag:

**Vorbereitung:** Für diese Übung brauchen Sie eine einzelne Rosine. Andere Lebensmittel sind auch möglich, etwa eine Mandel, eine Dattel, eine Himbeere, eine Kirschtomate oder ein Keks.

1. Kannst du deinen Hunger einschätzen? Wie hungrig bist du gerade auf einer Skala von null bis zehn? Wo in deinem Körper spürst du, wie hungrig du bist?

2. Stell dir vor, du bist kein Bewohner der Erde, sondern ein Forscher aus dem Weltall auf einer Expedition zur Erde, die du noch nicht kennst. Dein Raumschiff ist gelandet und du betrittst zum ersten Mal den Boden der Erde und zeigst den anderen, die mit dir geflogen sind, wie die Erde aussieht. Da eure Lebensmittelvorräte im Raumschiff aufgebraucht sind, bekommt ihr Hunger. Beim Herumgehen findet ihr einen kleinen Gegenstand, der auf dem Boden liegt, und du hebst ihn auf. Lege ihn nun (die Rosine oder ein anderes kleines Lebensmittel) in deine Hand. **Erkunde ihn mit deinen fünf Sinnen**, den einzigen Werkzeugen, die du dabeihast. Du hast keine Ahnung, was es für ein Gegenstand ist, und hast so etwas noch nie gesehen.

3. **Augenhunger:** Zuerst erforschst du den Gegenstand mit deinen Augen. Betrachte seine Farbe, Form und Oberflächenstruktur. Was könnte das sein, was du in der Hand hast? Wie groß ist dein Augenhunger? Auf einer Skala von null bis zehn, wie viel Hunger hast du darauf, ausgehend von dem, was deine Augen sehen?

4. **Nasenhunger:** Nun erforsche das Ding mit deiner Nase, rieche daran. Dann schätze deinen Nasenhunger ein, wieder auf einer Skala von null bis zehn.

5. **Mundhunger:** Du kannst den Gegenstand mit deinem Mund erforschen. Steck ihn dir in den Mund, aber beiß noch nicht gleich hinein. Du kannst das Ding im Mund herumrollen lassen und mit der Zunge betasten. Was fühlt deine Zunge? Jetzt kannst du vorsichtig hineinbeißen, aber nur einmal. Nachdem du einmal hineingebissen hast, betaste ihn noch mal mit deiner Zunge. Was hat sich jetzt verändert? Wie groß ist nun dein Mundhunger auf einer Skala von null bis zehn, wie viel Hunger hast du auf diesen Gegenstand, ausgehend von dem, was dein Mund schmeckt und spürt?

6. **Magenhunger:** Nun bist du ganz mutig und beschließt, dieses unbekannte Ding zu essen. Kaue ganz langsam und merke, wie sich die Beschaffenheit und der Geschmack im Mund verändern. Dann schluckst du und prüfst, ob noch irgendwelche Reste in deinem Mund sind. Wie lange kannst du das Aroma noch im Mund wahrnehmen? Wie groß ist nun dein Magenhunger auf einer Skala von null bis zehn? Ist der Magen voll oder nicht, befriedigt oder nicht? Wie sehr wünscht sich der Magen mehr von diesem Lebensmittel?

7. **Zellhunger:** Nimm wahr, wie dieses Lebensmittel in deinen Körper übergeht, in alle deine Zellen. Die Aufnahme der Nahrung beginnt, sobald wir anfangen zu kauen. Kannst du spüren, wie dieses Lebensmittel vom Körper angenommen wird? Auf einer Skala von null bis zehn, wie sehr wünschen sich die Zellen mehr von diesem Lebensmittel?

8. **Geistiger Hunger:** Was sagen denn deine Gedanken über dieses Lebensmittel? Wünscht sich dein Kopf mehr davon? Oder sagt eine Stimme: „Nein, das ist nicht gut für dich."
9. **Herzhunger:** Wie fühlst du dich, nachdem du das Ding gegessen hast? Sagt dein Herz irgendetwas über dieses Lebensmittel? Ist es vielleicht beruhigend oder tröstend für dich?

### *Weitere Übungen*

Die folgende Übung wurde in diesem Kapitel (siehe Seite 161) bereits erwähnt, als „Autobahn-Übung". Da Kinder noch keine Autofahrer sind, gibt es für diese Zielgruppe die Fahrradvariante.

### Übung 6.22: Meine Fahrradstrecke

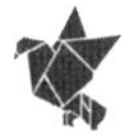

**Vorbereitung:** Die Gedanken des Kindes/Jugendlichen zu seinem Essverhalten wurden vorab geklärt. Sie nämlich finden sich auf den „Wegweisern" in der Übung wieder.

Du hast mir schon öfter von deinen Gedanken berichtet, die mit deiner Essstörung zusammenhängen, z. B.: „Ich habe zu viel gegessen. Jetzt schnell alles erbrechen, damit ich nicht dick werde!" Oder: „Ich muss jetzt ein Abführmittel nehmen, sonst wiege ich morgen mehr!" Oder: „Kein Frühstück! Morgens brauche ich nichts." Oder: „Jetzt viel Sport machen, mindestens eine Stunde Laufen, das macht dünn!" Oder: „Zucker? Kekse? Eis? Nein, auf keinen Fall! Nur einmal am Tag essen, heute gibt es nichts mehr!"

Nun kannst du dir vorstellen, am besten mit geschlossenen Augen, jeder dieser Gedanken steht auf einem Schild, so wie Wegweiser neben der Straße, die die Richtung zu einem bestimmten Ort angeben. Siehst du die Schilder vor dir? Sie können einen gelben Hintergrund haben, mit schwarzer Schrift darauf. Nun wollen wir üben, an diesen Richtungs-Wegweisern vorbeizufahren, ohne in die angegebene Richtung abzubiegen, o. k.?

Du stellst dir also vor, du sitzt auf deinem Fahrrad, die Sonne scheint, und du fährst auf deinem Fahrradweg entlang. Da siehst du das erste Schild am Wegrand, es zeigt nach rechts, da steht: *Ich habe zu viel gegessen, schnell alles erbrechen, damit ich nicht dick werde!* – Du liest es, du erkennst den Gedanken, doch du fährst weiter, du biegst nicht ab, du lässt das Schild hinter dir. – Wieder fährst du gemütlich weiter, spürst den leichten Fahrtwind und die Wärme der Sonne; du spürst auch die Kraft in deinen

Beinen, die in die Pedale treten. – Dann siehst du links wieder eine Abzweigung, ein Wegweiser-Schild in eine andere Richtung. Auf dem Schild steht: *Kein Frühstück! Morgens brauche ich nichts.* – Du liest das, aber du fährst weiter, du bleibst auf deiner Fahrradstrecke. – Wieder fährst du weiter und genießt die Fahrt. Weiter vorne taucht ein neues Schild auf.

(Die Übung wird fortgeführt, bis alle Gedankenschilder passiert wurden.)

Nun kommst du zum Ende deiner Fahrradstrecke. Du wirst allmählich langsamer, der Fahrtwind lässt nach, deine Beine hören auf zu treten, du rollst noch gemütlich aus.

Dann verabschiedest du dich von der Fahrradstrecke. Atme ein paarmal tief ein und aus. Du kannst die Arme und Beine ausschütteln, deinen ganzen Körper ausschütteln, und die Augen wieder öffnen.

In der Reflexion dieser Übung können Sie besprechen, ob die Imaginationen gut erlebbar waren, ob das Weiterfahren leicht oder schwer war. Für die Patienten ist es oft hilfreich, der eigenen Fahrradstrecke einen Namen zu geben, z. B. die Fahrt nach Fithausen o. Ä.

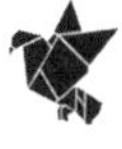

## Übung 6.23: Tiefer in das Essen sehen

**Vorbemerkung:** Die folgende Übung ist die modifizierte Form einer Intervention von Bays (2013, S. 180). In der Anleitung wird ein Stück Brot tiefer betrachtet. Die Übung kann aber auch auf beliebige andere Nahrungsmittel übertragen werden, wie z. B. Milch, Obst oder Gemüse, aber auch auf Salz, Zucker, Reis etc.

**Benötigt wird:** Das Nahrungsmittel, das tiefer betrachtet werden soll, ein Stück Brot, aber auch ein Apfel (oder ein anderes Obst), eine Möhre (oder ein anderes Gemüse), eine Portion gekochter Reis, ein Glas Milch … Da das Nahrungsmittel zum Abschluss der Übung gegessen wird, sollte es verzehrbereit sein.

**Vorbereitung:** Wenn Sie nicht – wie in der Übung beschrieben – mit einem Stück Brot arbeiten wollen, müssten Sie den Weg, den das Nahrungsmittel nimmt, vorher ausarbeiten.

Hier auf dem Teller habe ich etwas Brot; wir werden es gleich gemeinsam essen. Bevor wir das tun, lass uns einen Augenblick Zeit nehmen, um tiefer hineinzusehen, wo das Brot eigentlich herkommt, welchen langen Weg es genommen hat, bis es jetzt auf diesem Teller liegt. Wir können uns diesen Weg vorstellen, dazu können wir auch die Augen schließen.

Da waren viele Menschen beteiligt ... zunächst ein Feld umpflügen, damit die Erde locker wird, ... dann die Getreidekörner säen. Nun braucht es Sonne und ab und zu Regen, damit die Getreidepflanze wächst ... Wenn das Getreide gut gereift ist, trägt es Körner ... Dann muss das Getreide geschnitten und gedroschen werden, damit anschließend die Weizenkörner zu einer Mühle gebracht werden können. – Dort wird es zu Mehl fein vermahlen ... Das Mehl kommt zu einer Bäckerei, ein Teig wird gemacht, mit der Hand oder von einer Maschine geknetet ... Und wenn das Brot dann fertig gebacken ist, muss es auch noch in den Laden gebracht werden, damit wir es kaufen können.

Nun kommen wir zurück zu unserem Brot und können es ganz bewusst und langsam kauen und dabei an seine Herkunft denken.

Insgesamt haben die beschriebenen Übungen das Ziel, den gewohnten Weg des achtlosen Nebenbei-Essens zu verlassen. Es geht darum, während des Essens sowohl achtsam für die aufgenommene Nahrung zu sein als auch für die eigenen körperlichen und seelischen Prozesse.

Und das gilt natürlich auch beim Trinken; bei Bays (2009) findet sich beispielsweise ein gutes Beispiel für bewusstes Teetrinken: Farbe und Duft des Tees werden bewusst wahrgenommen, die Flüssigkeit bewusst in Mund in Kehle gespürt. Und auch hier ist die etwas tiefere Betrachtungsebene impliziert: Sonne, Regen und Erde, die für das Wachstum des Tees wichtig waren, sollen achtsam wahrgenommen werden. Und so heißt es denn auch zum Abschluss: „Durch diese kleinen Momente der Achtsamkeit lösen wir alte Gewohnheiten auf und bringen eine innere Bewegung hin zu mehr Gesundheit in Gang“ (Bays 2009, S. 40).

Übrigens: Beim gemeinsam Essen oder Trinken im Therapieverlauf können Sie als Therapeut/in als wichtiges Modell fungieren.

## 6.7 Borderline-Störungen

In der ICD-10 wird die Borderline-Persönlichkeitsstörung (BPS) als Untertypus der emotional instabilen Persönlichkeitsstörung genannt:
F60.3 Emotional instabile Persönlichkeitsstörung
F60.30 Impulsiver Typus
F60.31 Borderline-Typus

In der Literatur wird die Lebenszeitprävalenz der BPS meist bei etwa 5 % der Bevölkerung angegeben, wobei der Altersgipfel in der Adoleszenz und im jungen Erwachsenenalter liegt. Die BPS ist eine schwere Störung der Affektregulation, begleitet von verzerrter Wahrnehmung des Selbstbildes und Störungen in der zwischenmenschlichen Interaktion. Wird sie in der frühen Adoleszenz entwickelt, sind starke Stimmungsschwankungen, impulsive bzw. aggressive Durchbrüche und schwere Selbstzweifel oft die ersten Anzeichen. Hinzu kommen häufig Selbstverletzungen, Suizidversuche, Drogenprobleme und Essstörungen.

Neben den Auffälligkeiten des Verhaltens und Erlebens ließen sich auch strukturelle und funktionelle Veränderungen zentraler fronto-limbischer Regulationsmechanismen nachweisen (vgl. Bohus et al. 2004). Die meisten klinischen Abweichungen sind demnach entweder als Folge einer gestörten Affektregulation (niedrige Reizschwelle) zu verstehen oder als ein dysfunktionaler Versuch, diese zu bewältigen. Selbstverletzungen, Essanfälle oder Alkoholabusus werden häufig zur Reduzierung von intensiven aversiven Emotionen eingesetzt, die mit starken und oft unspezifischen Erregungszuständen verbunden sind. Langfristig manifestieren sich diese Lösungsversuche häufig als komorbide Störungen. Komorbid werden am häufigsten soziale Phobien und Posttraumatische Belastungsstörungen (etwa 45 %) genannt.

### 6.7.1 *Wie zeigt sich Borderline-Persönlichkeitsstörung und wie wird sie diagnostiziert?*

Zur **Diagnostik** empfehlen sich das SKID II (First et al. 1996), orientiert an den DSM-Kriterien, oder das IPDE (International Personality Disorder Examination; Loranger 1999). Für die Schweregradbestimmung eignet sich die „Borderline-Symptom-Liste" (BSL) (vgl. Wolf et al. 2009). Aus **ätiologischer Sicht** geht man von einem Modell aus, das Wechselwirkungen zwischen genetischen und psychosozialen Variablen (invalidierende Umgebung) sowie dysfunktionalen Verhaltens- und Interaktionsmustern annimmt. Für eine genetische Beteiligung spricht, dass etwa die Hälfte der Betroffenen retrospektiv über ein manifestes Aufmerksamkeitsdefizit- und Hyperaktivitäts-

Syndrom (ADHS) in der Kindheit berichten, bei dem eine genetische Prädisposition gesichert ist. An biografisch relevanten psychosozialen Belastungsfaktoren lassen sich sexuelle und körperliche Gewalterfahrungen sowie schwere Vernachlässigung identifizieren (Zanarini et al. 1997).

Ein Merkmal der emotionalen Dysregulation zeigt sich darin, dass die unterschiedlichen Gefühle von den Betroffenen oft nicht differenziert wahrgenommen, sondern als äußerst quälende, diffuse Spannungszustände erlebt werden. Deren hohe Intensität wiederum bewirkt, dass die Betroffenen ein ausgeprägtes Gefühl der Unwirklichkeit erleben und wesentliche Anteile der zentralen sensorischen Reizverarbeitung, wie etwa die Schmerzwahrnehmung, gestört sind (Dissoziation). Da die beschriebenen selbstschädigenden Verhaltensmuster oft die aversiven Spannungszustände reduzieren, findet aus lerntheoretischer Sicht eine negative Verstärkung statt.

Die dissoziativen Phänomene zeigen sich als Störungen der senso-motorischen Integration, was subjektiv als Verzerrung des Raum-Zeit-Gefühls, als ausgeprägtes Gefühl von Fremdheit und als Verlust der Kontrolle über die Realität erlebt wird. Bisweilen treten Flashbacks auf; auch Albträume sowie Ein- und Durchschlafstörungen sind häufig, diese belasten das Allgemeinbefinden und destabilisieren emotional.

### *6.7.2 Therapie der Borderline-Persönlichkeitsstörung*

Zur Psychotherapie der BPS liegen neben der Dialektisch Behavioralen Therapie (DBT) nach Linehan (1996) bzw. DBT-A (Version für Jugendliche) (Fleischhaker et al. 2011), einem verhaltenstherapeutisch orientierten Konzept, auch manualisierte Behandlungskonzepte aus anderen therapeutischen Schulen vor, etwa die „Transference Focussed Psychotherapy" (TFP) nach Kernberg (Clarkin et al. 2001), das „Mentalization Based Treatment" (MBT) nach Bateman und Fonagy (2001) und die „Schema Focussed Therapy for BPD" nach Young (1999). Allen Therapieformen gemeinsam sind klare Vereinbarungen bezüglich des Umgangs mit Suizidalität, Kriseninterventionen und Störungen der therapeutischen Rahmenbedingungen. Die meisten Verfahren kombinieren verschiedene Module wie Einzeltherapie, Gruppentherapie, Pharmakotherapie sowie Telefonberatung zur Krisenintervention.

Die meisten Wirksamkeitsnachweise liegen für die DBT vor. Die S-2-Leitlinien der AWMF zur Behandlung der Borderline-Störung in Deutschland weisen demnach der DBT den höchsten Evidenzgrad zu. Trotz der insgesamt guten Ergebnisse zeigt sich bei den vorliegenden Studien, dass nur etwa 50 bis 60 % der behandelten Patienten auf die angebotenen Verfahren ansprechen. Die komorbiden Störungen, wie zum Beispiel Posttraumatische Belastungsstörungen (PTBS), soziale Phobien, Essstörungen (häufiger Bulimie als Anorexie), Abhängigkeitserkrankungen und generalisierte Angsterkrankungen dauern häufig an, auch wenn die schweren Störungen auf der Verhaltensebene wie Suizidalität und Selbstverletzungen zeitweilig nachlassen.

Die DBT verbindet kognitiv-behaviorale Techniken mit achtsamkeitsbasierten Techniken. Ein zentrales Element der DBT ist die Dialektik zwischen der Akzeptanz der aktuellen Situation mit all ihren Missständen und dem drängenden Wunsch nach Veränderung der eigenen Lage. Der „Veränderungsaspekt" der DBT-Dialektik beinhaltet Verhaltensanalyse, Verhaltenstraining, Kontingenzmanagement, kognitive Umstrukturierung und Erfahrungsaussetzung. Die Akzeptanzseite baut auf Achtsamkeitstechniken auf, differenziert nach zwei Arten von Achtsamkeitsfertigkeiten:
1. „Was-Fertigkeiten": Beobachten, Beschreiben und Teilnehmen
2. „Wie-Fertigkeiten": nicht-bewertend, konzentriert ganz bei einer Sache sein, wirkungsvoll und zielorientiert

**Die „Was-Fertigkeiten":** Das Training der „Beobachtungs-Fertigkeit" beinhaltet genaues Wahrnehmen (mit allen Sinnen) und das Aufrechterhalten der Aufmerksamkeit auf die momentane Wahrnehmung. Die Betroffenen sollen lernen zu erkennen, wann die „reine" Wahrnehmung sich mit Interpretationen oder Bewertungen mischt und wie diese verschiedenen Prozesse auseinanderzuhalten sind. Beim Üben der „Beschreiben-Fertigkeit" lernen die Betroffenen, die kognitiven Prozesse in Worte zu fassen. Die Fertigkeit „Teilnehmen" hat das Ziel, sich ganz in eine Erfahrung hineinzubegeben.

**„Wie-Fertigkeiten":** „Nicht-bewertend" zielt darauf ab, jede Art von Bewertung – egal ob Ab- oder Aufwertung – während der Übung aufzugeben. Für die extrem spaltenden Borderline-Betroffenen kann das eine schwierige Aufgabe sein. Die Fertigkeit, „ganz bei der Sache" zu sein, bedeutet, das, was gerade getan wird, mit voller Aufmerksamkeit zu tun. Hier haben wir es mit einem der Grundelemente von Achtsamkeit zu tun, das auf die buddhistischen Wurzeln zurückgeht. Ruminationen und automatische Gedanken werden durch diese Fertigkeit gebremst. Im Sinne der Fertigkeit „zielorientiert" soll sich der Betroffene fragen: „Welche Reaktion lässt mich am effektivsten mein wirkliches Ziel erreichen?" In aversiven Situationen wird häufig ein Verhalten gezeigt, das zwar momentane Erleichterung bringt, langfristigen Zielen jedoch im Weg steht (wie Selbstverletzung).

Insgesamt bietet also die Borderline-Symptomatik sehr gute Ansatzpunkte für achtsamkeitsbasierte Interventionen. Vielen der typischen Merkmale der BPS, wie Probleme in der Selbstwahrnehmung, reduzierte Mentalisierungsfähigkeit, Identitätsunsicherheit, starke Gefühle von Leere, schwaches Körperbewusstsein, kann mit einem Achtsamkeitstraining entgegengewirkt werden. Die Betroffenen profitieren von verschiedenen Wahrnehmungs- und Aufmerksamkeitsübungen; das Bewusstsein für innere Prozesse wird dabei geschärft, die Impulsivität besser reguliert und die Selbst-Validierung und die Kontrolle über sich selbst erhöht.

Für die verschiedenen Modalitäten der Achtsamkeitsübungen, also beobachtend, beschreibend, teilnehmend, konzentriert, nicht bewertend und effektiv, gilt, dass diese nicht nur in einer gezielten Übung zum Tragen kommen, sondern auch unter alltäglichen Bedingungen umgesetzt werden können. Damit greift Linehan einen wesentlichen Aspekt des Zen auf, der darauf hinweist, dass die Erfahrung der Achtsamkeit sich auch im Alltag machen lässt. In Zen-Klöstern besteht der Alltag zum großen Teil aus Arbeit, die in Achtsamkeit zu verrichten ist.

Auch Thich Nhat Hanh betont diesen Aspekt der immanenten Säkularisierung und machte damit die Achtsamkeits-Meditation auch unter westlichen Alltagsbedingungen zugänglich. In allen psychotherapeutischen Programmen, die Achtsamkeit vermitteln oder Aspekte der Achtsamkeit integrieren, wird Wert darauf gelegt, in täglichen Übungen die Achtsamkeit in den Alltag einfließen zu lassen. Nachfolgend werden im Übungsteil Beispiele hierfür gegeben.

Zu Beginn der Übungspraxis wird der Betroffene im Sinne der o. g. Modalitäten lernen, interne und externe Informationen achtsam wahrzunehmen und zu beobachten. Um in einer weiteren Stufe nun intrapsychische Prozesse wie Kognitionen oder Emotionen wahrzunehmen und zu beobachten, ist es notwendig, auf einer Metaebene eine beobachtende Position (reflecting self oder Monitor-Position) einzunehmen. Dieser mentale Sprung ermöglicht den Betroffenen eine neue Ebene, von der aus sich viele Komponenten beobachten lassen, etwa die Stärke der physiologischen Erregung, der Muskeltonus, die Atmung und die Körperhaltung, die assoziativ aktivierten Kognitionen, selektive Aufmerksamkeitsprozesse sowie individuelle Handlungstendenzen. Diese nach längerem Üben gewonnene Fähigkeit hat auch positive Wirkungen auf das Kommunikationsverhalten und die zwischenmenschlichen Beziehungen der Betroffenen.

Das Erreichen dieser Metaebene, also beobachtend die eigene aktivierte Emotion wahrzunehmen („Ich bin nicht ein Gefühl, ich habe ein Gefühl"), ist der erste Schritt, um den Handlungsdruck der Emotion relativieren zu können. Alle Achtsamkeitsübungen, die Distanzierung und damit Meta-Kognitionen fördern, sind bei diesem Prozess hilfreich.

Erweitert wird dieser Ansatz durch das Konzept der Akzeptanz. Die DBT gliedert Probleme bzw. die emotionale Reaktion darauf in zwei Gruppen:

1. lösbare Probleme mit aversiven Emotionen und
2. unlösbare Probleme mit aversiven Emotionen.

Lösbare Probleme sollten als solche akzeptiert und dann gelöst werden, die aversiven Emotionen werden sich in der Folge auflösen. Unlösbare Probleme erfordern dagegen eine gezielten Bearbeitung der emotionalen Reaktion (Ablenkung, innere Vergleiche, Sinngebung usw.). Die DBT bewegt sich also dynamisch zwischen zwei sehr unterschiedlichen Ansatzweisen: zwischen einerseits veränderungsorientierten und andererseits akzeptierenden Strategien.

Zu den veränderungsorientierten Strategien zählen:
- Kontingenzmanagement
- Emotions-Exposition
- Kognitive Umstrukturierung
- Vermittlung von Fertigkeiten

Dem gegenüber stehen die validierenden Strategien:
- Akzeptanz
- Empathie
- Wertschätzung
- Reflexion

Akzeptanz besteht aus den folgenden Einzeltechniken:
- Achtsamkeit (Konzentration auf den Augenblick, Atemübungen),
- die Realität ohne Bewertungen anzunehmen sowie
- das zu tun, was in einer bestimmten Situation möglich und sinnvoll ist.

Die nachfolgenden Übungen stammen aus der DBT-A und verdeutlichen das Vorgehen.

### 6.7.3 Übungen

#### Übung 6.24: „Was-Fertigkeiten“ trainieren

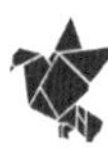
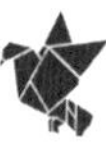

Nimm wahr!

- Achte darauf, was du erlebst.
- Beobachte das Kommen und Gehen deiner Gedanken und deiner Gefühle, wie Wolken am Himmel (oder auch wie Herbstblätter im Wind, wie Blätter, die auf einem Fluss treiben …).
- Lass deine Gedanken und deine Gefühle einfach da sein, anstatt sie wegzuschieben.

Beschreibe!

- Gib dem, was du erlebst oder empfindest, Worte, z. B.: „Jetzt bin ich traurig“ – „Jetzt bin ich hungrig“ – „Jetzt ist mir kalt“ – „Meine Rückenmuskulatur ist gerade angespannt“.

Nimm teil!

- Werde eins mit dem, was du erlebst.
- Lebe, ohne darüber nachzugrübeln.
- Anstatt dir Sorgen wegen morgen zu machen oder über gestern nachzudenken, lebe im Hier und Jetzt, sei aktiv. Höre oder mache Musik, tanze, mach Sport, koche etwas, nähe, stricke oder bastel etwas, versorge ein Tier oder Pflanzen …

#### Übung 6.25: „Wie-Fertigkeiten“ trainieren

Bewerte nicht!

- Nimm wahr, aber (be)urteile nicht.
- Erkenne das Schmerzhafte oder Unangenehme und das Hilfreiche oder Angenehme, aber bewerte es nicht. Wenn du dich über jemanden ärgerst, sag nicht gleich: „Du bist ein Idiot!“, sondern besser: „Ich fühle mich ärgerlich / mies / traurig, wenn du das machst.“
- Lass deine Bewertungen vorbeiziehen, wenn du sie bemerkst.

Bleibe konzentriert!

- Mach immer nur eine Sache auf einmal.
- Lass dich nicht ablenken.
- Konzentriere dich.

Mache, was funktioniert!

- Konzentriere dich auf das, was möglich ist und gut funktioniert.
- Halte dich an die Spielregeln.
- Setze so viele von deinen gelernten Fertigkeiten ein, wie du kannst.
- Mache das, was nötig ist, um deine Ziele zu erreichen.
- Lass Gefühle, die dir nichts nützen oder wehtun, z. B. sinnlosen Ärger, Eifersucht, Rachegefühle, einfach vorbeiziehen.

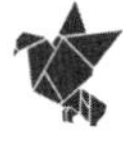

## Übung 6.26: Krisenbewältigung trainieren

Wenn sich die Situation gerade nicht verändern lässt, kannst du folgende Strategien einsetzen, um unangenehme Ereignisse oder schmerzhafte Gefühle auszuhalten: Du kannst dich ablenken, dich beruhigen, den Augenblick verbessern, Vor- und Nachteile abwägen oder die Realität radikal akzeptieren.

**Ablenken** kannst du dich durch:

- Aktivitäten: Rufe jemanden an, besuche Freunde, beweg dich zu Musik, schau dir einen Film an, schreibe etwas, mache Sport oder Computerspiele.
- Unterstützen: Hilf anderen, tue etwas Schönes für einen anderen Menschen oder schenke jemandem etwas.
- Vergleiche dich mit anderen, denen es schlechter geht, z. B. Menschen in einem Krisengebiet oder Flüchtlinge.
- Mache etwas, was in dir andere Gefühle entstehen lässt, höre deine Lieblingsmusik, lies Comics.
- Wegschieben: Schieb die schmerzhafte Situation vorübergehend beiseite, stelle dir z. B. eine Mauer zwischen dir und der Situation vor.
- Beschäftige deinen Kopf, deine Gedanken: Lies etwas, löse Rätsel oder Sudokus, konzentriere dich auf die Farben in einem Bild / Poster.
- Verschaffe dir intensive Körperempfindungen: Nimm einen Eiswürfel in die Hand oder trage ein Gummiband am Handgelenk, an dem du ziehst und es dann wieder loslässt, sodass es ziept.

**Beruhigen** kannst du dich mit deinen fünf Sinnen.

- Sehen: Schau dir ein Foto, Bild oder Poster an, das du magst. Gestalte einen Bereich in deinem Zimmer besonders schön. Betrachte die Natur um dich herum, geh an einem schönen Ort spazieren.
- Hören: Hör dir schöne oder beruhigende Musik an, achte auf Geräusche (Vogelzwitschern, Regen).
- Riechen: Benutze deine Lieblingscreme oder dein Lieblingsparfüm. Zünde eine Duftkerze an, rieche an einem Duftöl.

- Schmecken: Mach dir dein Lieblingsessen oder -getränk oder genieße ein Stück Schokolade, etwas Obst oder anderes. – Und sei beim Essen achtsam, kaue langsam, sodass du wirklich schmecken kannst.
- Fühlen: Lass dich von jemandem massieren oder umarmen oder klopfe dich selber am ganzen Körper ab. Massiere deine Füße oder Handflächen. Nimm eine Dusche oder ein Bad. Bürste deine Haare gründlich. Streichle einen Hund oder eine Katze, wenn du ein Haustier hast. Nimm wahr, dass Berührungen beruhigend sind.

Du kannst den **Augenblick verbessern** durch verschiedene Möglichkeiten:
- Stelle dir etwas Angenehmes vor, erinnere dich an schöne Erlebnisse.
- Begib dich an deinen inneren sicheren Ort, wo du Ruhe hast und niemand dich verletzen kann.
- Richte in einer schmerzhaften Situation deine Aufmerksamkeit auf alle positiven Aspekte, die du finden kannst.
- Entspannung: Atme tief durch, mache Entspannungsübungen, höre entspannende Musik, nimm ein warmes Bad mit Lavendelduft, entspanne deine Gesichtszüge bewusst.
- Gönn dir eine Pause; mach es dir auf dem Sofa gemütlich und lese oder geh ins Freie.
- Mach dir selber Mut und wiederhole für dich passende Sätze wie: „Ich kann es aushalten“, „Das geht vorbei“, „Ich werde das schaffen“.

Warst du in einer Krisensituation und war es sehr schwierig für dich, den Stress auszuhalten oder impulsiv zu handeln, dann wäge nachher ab, welche Vor- und Nachteile ein impulsives oder destruktives Verhalten für dich hat. Bedenke dabei, was kurzfristig und was langfristig ist.

## *Weitere Übungen*

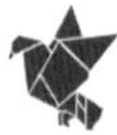

### Übung 6.27: Farbtöne wahrnehmen

Nimm dir ein Foto oder Bild und nimm die verschiedenen Abstufungen einer Farbe wahr. Du kannst auch bei einem Blumenstrauß auf die verschiedenen Grüntöne achten oder dich in eine Waldlichtung setzen und dort die verschiedenen Grüntöne intensiv betrachten.

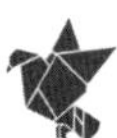

### Übung 6.28: Gemäldeausschnitt

Die Fertigkeit *Beschreiben* kannst du gut üben, indem du ein Bild wählst, auf dem sehr viel zu sehen ist. Das kann ein „Wimmelbild" aus einem Kinderbuch sein (z. B. von Ali Mitgutsch) oder ein Gemälde von einem alten Meister, wie etwa Pieter Bruegel der Ältere, Hieronymus Bosch oder Giuseppe Arcimboldo. Beschreibe einer anderen Person, die das Bild nicht kennt und es nicht sehen kann, einen Ausschnitt so exakt, dass die / der andere sich ein genaues Bild davon machen kann.

Ob das funktioniert hat, könnt ihr testen, wenn die andere Person dann eine Skizze nach deiner Beschreibung zeichnet oder malt.

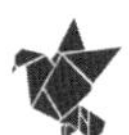

### Übung 6.29: Besen-Balance

Die Fertigkeit *Teilnehmen* kannst du gut üben, indem du einen Besenstiel (oder irgendeine andere Stange oder auch ein dickes Seil) auf den Boden legst und versuchst, von einem Ende zum anderen zu balancieren, mit voller Aufmerksamkeit.

Auch viele andere Tätigkeiten, die hohe Konzentration verlangen, eignen sich dafür: z. B. Billardspielen, Kickern, Bogenschießen, Jonglieren, Slacklining etc.

## 6.8 Chronische Schmerzen

Wie der Kinder- und Jugendgesundheits-Survey (KiGGS-Studie) belegt, sind Schmerzen im Kindesalter sehr häufig (vgl. Ellert et al. 2007): So betrug die Drei-Monats-Prävalenz von Schmerzen bei den Drei- bis Zehnjährigen 64,5 % und bei den Elf- bis 17-Jährigen 77,6 %. Mit steigendem Alter nahm die Prävalenz signifikant zu. Bei 30,6 % der drei- bis zehnjährigen Kinder wurden wiederkehrende Schmerzen in den letzten drei Monaten berichtet; bei den befragten Elf- bis 17-Jährigen waren es sogar 52,9 %.

Bei vielen der Betroffenen sind die Beeinträchtigungen infolge chronischer Schmerzen so hoch, dass negative Folgen wie starke schmerzbezogene Lebensbeeinträchtigung, häufige Schulfehltage und emotionaler Stress sowohl für das Kind oder den Jugendlichen als auch für die Familie die Folge sind. Die dysfunktionalen Reaktionen von Eltern oder Bezugspersonen der betroffenen Kinder verstärken häufig den Teufelskreis der Schmerzen. Inadäquate schmerzbezogene Copingstrategien, katastrophisierende schmerzbezogene Gedanken und fehlende Selbstwirksamkeit bei den Schmerzen der Kinder sind ohne entsprechende Psychoedukation in vielen Familien mit betroffenen Kindern die Regel.

Das gleichzeitige Auftreten körperlicher Beschwerden und seelischer Belastungsfaktoren führt häufig zur Entstehung eines Schmerzgedächtnisses. Dieses kann irgendwann den Schmerz „selbst" hervorrufen.

*Ein Beispiel:*

Ein Jugendlicher hat gelegentlich Kopfschmerzen. Er liest im Internet, dass Kopfschmerzen durch Hirntumore verursacht werden können, was große Angst bei ihm auslöst. Der Jugendliche weiß nicht, dass er Spannungskopfschmerzen hat, die ganz harmlos sind und bei erhöhter Anspannung auftreten können. Jedes Mal, wenn er wieder Kopfschmerzen hat, denkt er, ein Gehirntumor sei die Ursache. Dies bewirkt eine erhöhte Anspannung und Stress und entsprechend häufiger treten seine Spannungskopfschmerzen auf. So entsteht ein Teufelskreislauf, der schließlich zu Dauerkopfschmerzen führt.

Chronische Schmerzen, also Schmerzen, die wiederkehrend und länger als drei Monate auftreten, haben üblicherweise mehrere Ursachen: Der **biologische Anteil** von chronischen Schmerzen kann z. B. eine genetisch bedingte Neigung sein oder auch eine Verletzung oder Entzündung. Zum biologischen Anteil gehört auch das o. g.

Schmerzgedächtnis, also die Ausbildung von neuronalen Verknüpfungen im Gehirn, in denen der Schmerz abgespeichert wird.

Der **psychologische Anteil** sind Gedanken und Gefühle, die mit den Schmerzen verbunden sind. Bestimmte Gedanken (z. B. „Der Schmerz geht nicht mehr weg") oder Gefühle wie Angst und Hilflosigkeit verstärken die Aufmerksamkeit auf den Schmerz und so das Schmerzgedächtnis. Dieser Teufelskreis kann in die sogenannte Schmerzstörung münden.

Bei Kindern und Jugendlichen sind Kopfschmerzen und gastroenterologische Beschwerden die am häufigsten vorkommenden Schmerzarten.

### 6.8.1 Primäre Kopfschmerzen bei Kindern und Jugendlichen

Nicht nur Erwachsene, sondern auch Kinder und Jugendliche sind in zunehmendem Ausmaß von Kopfschmerzen betroffen. Dies ist auch insofern bedeutsam, da Kopfschmerzen häufig mit anderen Störungen (z. B. Schlafstörungen oder psychosomatischen Beschwerden) einhergehen und zu Fehltagen in der Schule führen sowie insgesamt die Lebensqualität von Kindern und Jugendlichen erheblich beeinträchtigen können.

Entsprechend den Kriterien der *International Headache Society* werden primäre und sekundäre Kopfschmerzen unterschieden. Primäre Kopfschmerzen sind eigenständige Krankheitsbilder (z. B. Migräne oder Spannungskopfschmerzen). Sekundäre Kopfschmerzen hingegen entstehen aufgrund anderer Ursachen, z. B. durch ein Schädel-Hirn-Trauma oder im Zusammenhang mit Alkoholkonsum. In diesem Kontext soll es um primäre Kopfschmerzen gehen.

Unter *Migräne* versteht man wiederkehrende Kopfschmerzen von mittlerer bis starker Intensität, die sich durch einen pulsierenden oder pochenden Charakter auszeichnen und durch körperliche Anstrengung, z. B. Treppensteigen, verstärkt werden können. Bei Kindern und Jugendlichen treten sie ein- oder beidseitig auf, meistens im Bereich der Stirn. Migräne geht häufig mit Übelkeit oder Erbrechen sowie mit Licht- oder Geräuschempfindlichkeit einher und kann von reversiblen visuellen Symptomen (z. B. flackernde Lichterscheinungen), der sogenannten Aura, angekündigt oder andauernd begleitet werden.

*Spannungskopfschmerzen* haben eher eine leichte bis mittlere Intensität und sind durch einen dumpf-drückenden bis ziehenden Charakter gekennzeichnet. Sie treten beidseitig auf, mit einer Verteilung von der Stirn bis in den Nacken. Im Unterschied zur Migräne werden sie durch Bewegung akut nicht verschlechtert und gehen nicht mit Übelkeit, Erbrechen, Licht- oder Geräuschempfindlichkeit einher.

Zur Prävalenz von Kopfschmerzen lässt die Datenlage darauf schließen, dass etwa 5–10 % aller Kinder und Jugendlichen an Migräne und weitere 15–20 % an Spannungskopfschmerzen leiden. Dabei sind deutliche Unterschiede zwischen Jungen und Mädchen sowie zwischen verschiedenen Altersstufen festzustellen.

In zwei deutschen Studien wurde die Häufigkeit von Kopfschmerzen bei Schülern detailliert untersucht (Fendrich et al. 2007, Kröner-Herwig et al. 2007). Mit den Befunden dieser beiden Studien korrespondieren auch die Ergebnisse einer Untersuchung von Milde-Busch et al. (2010). Besorgniserregend ist die Tatsache, dass die Häufigkeit von Kopfschmerzen bei Kindern und Jugendlichen im Verlauf der vergangenen Jahrzehnte scheinbar gestiegen ist (verglichen mit Befunden von Sillanpää und Anttila 1996 oder Laurell et al. 2004). Aufgrund des hohen und lebenslangen Chronifizierungsrisikos (Gerber et al. 2010) ist gerade hier eine frühe und gezielte Behandlung sehr wichtig. Im Kindesalter nicht behandelte Kopfschmerzen werden sonst leicht chronisch.

### Risikofaktoren für Kopfschmerzen

*Nicht modifizierbare Risikofaktoren:* Hierzu zählen Geschlecht und Alter, sozioökonomischer Status, Ethnie und Genetik. Kopfschmerzen treten häufiger bei Mädchen und Frauen auf, ebenso steigt die Kopfschmerzprävalenz bei Kindern und Jugendlichen mit zunehmendem Alter. Ferner wurde festgestellt, dass Angehörige von ethnischen Minderheiten sowie Personen mit geringerem sozialem Status häufiger unter Kopfschmerzen leiden. Das gilt auch für Kinder und Jugendliche, deren Eltern unter Kopfschmerzen leiden. Auch im Zusammenhang mit Kopfverletzungen treten häufig (sekundäre) Kopfschmerzen auf.

*Modifizierbare Risikofaktoren:* Hier werden häufig *Ernährungsgewohnheiten* vermutet. So gehen Essstörungen, wie Adipositas, aber auch Anorexia nervosa und Bulimia nervosa, häufig mit Kopfschmerzen einher. Auch unregelmäßige Mahlzeiten, z. B. das Auslassen von Mahlzeiten oder Fasten („Ramadan-Kopfschmerzen"), sind ebenfalls häufig mit Kopfschmerzen assoziiert. Insgesamt scheint es einen Zusammenhang mit einer zu *geringen Aufnahme von Flüssigkeiten* zu geben, aber auch mit *Koffein*: Bei exzessivem Konsum von Kaffee treten häufig Kopfschmerzen auf, jedoch auch als Entzugserscheinung bei der Reduktion der täglichen Koffeinmenge. Schüler versuchen gelegentlich, sich bei Prüfungsvorbereitungen bis in die Nachtstunden mit Kaffee oder koffeinhaltigen Energy-Drinks wachzuhalten – eine eher kontraproduktive Strategie.

Ferner gilt der Einfluss *mangelnder Bewegung* als gesicherter Auslöser. Dies trifft speziell für Spannungskopfschmerzen zu, die häufig durch muskuläre Verspannungen im Kopf-, Schulter- oder Nackenbereich oder durch eine schlechte Körperhaltung verursacht werden. Aber auch psychologische Faktoren, wie *übermäßiger Stress* wegen zu hoher Anforderungen oder nicht ausreichender Bewältigungsstrategien, können zu Kopfschmerzen führen, ebenso wie eine *überhöhte Neigung zu Besorgnis oder Angst.* Auch *Schlafstörungen* und Kopfschmerzen treten oft gemeinsam auf.

Diskutiert werden die etwaigen Zusammenhänge mit *Umweltbelastungen*, etwa die Hypothese, dass eine Exposition mit elektromagnetischen Feldern oder die häufige Benutzung von Mobiltelefonen Kopfschmerzen verursachen würden. Vermutet werden auch Assoziationen zwischen der Nutzungsdauer von elektronischen Geräten wie Computer, Spiel-Konsole oder TV und dem Auftreten von Kopfschmerzen. Es fehlen jedoch bisher Studien, die hierzu eine belastbare Datenlage liefern. Eine Übersicht von Studien zur Identifizierung der Risikofaktoren findet sich bei Straube et al. (2013, S. 814).

Aufgrund der o. g. Risikofaktoren werden bei Kopfschmerzen im Kindes- und Jugendalter zunächst allgemeine Maßnahmen wie regelmäßige Mahlzeiten, ausreichende Flüssigkeitszufuhr, angemessene körperliche Aktivität und ausreichender Schlaf empfohlen. Im zweiten Schritt sind dann psychotherapeutische Verfahren indiziert, verbunden mit Stressbewältigungstraining, Entspannungsverfahren und achtsamkeitsbasierten Interventionen.

### 6.8.2 Bauchschmerzen bei Kindern und Jugendlichen

Die Prävalenzdaten rezidivierender Bauchschmerzen variieren von 0,3–19 % (Claßen 2011). Nach den Rom-III-Kriterien werden folgende Störungen unterschieden:

- funktionelle Dyspepsie
- funktionelle Bauchschmerzen
- Syndrom der funktionellen Bauchschmerzen
- Reizdarmsyndrom
- abdominelle Migräne

Beim Auftreten von chronischen Bauchschmerzen bei Kindern und Jugendlichen sind zunächst körperliche Ursachen zu prüfen. Dazu zählen beispielsweise Nahrungsmittelunverträglichkeiten (z. B. von Fructose oder Lactose) oder chronisch-entzündliche Darmerkrankungen. Da funktionelle Beschwerden besonders häufig im Kindergarten- und Grundschulalter auftreten, ist die Mitarbeit der Eltern unverzichtbar.

Im Folgenden werden einige der als gesichert geltenden Faktoren beschrieben (vgl. Claßen 2011):

- *Genetische Faktoren* spielen offensichtlich auch für die Entstehung funktioneller Bauchschmerzen im Kindesalter eine Rolle. Familiäre Häufungen und erhöhte Risiken für eineiige Zwillinge wurden nachgewiesen. Allerdings könnten auch Ernährung, Coping-Strategien oder Umgebungsfaktoren eine Rolle spielen.
- Welche Rolle genau die *Ernährung* spielt, ist noch nicht hinreichend untersucht. Kohlenhydratmalabsorptionen sind per definitionem auszuschließen.
- Bei Sieben- bis Zehnjährigen mit funktionellen Bauchschmerzen gibt es Hinweise auf *entzündliche Prozesse* und auf eine erhöhte Permeabilität des Dünn- und Dickdarms.
- Kinder mit funktionellen Bauchschmerzen haben eine viszerale *Hypersensitivität*. Auf einfache Dehnungsreize des Darms (Rektum, Magen) reagieren sie eher mit der Empfindung von Schmerzen.
- Es gibt Belege für Einflüsse *psychischer und sozialer Faktoren* auf kindliche funktionelle Störungen, doch eine Mono-Kausalität ist nicht bewiesen. Kinder mit funktionellen Bauchschmerzen haben nach fünf Jahren erhöhte Prävalenzen psychosozialer Probleme und eine geringere soziale und schulische Kompetenz (Walker et al.1998).

Bei Jugendlichen und jungen Erwachsenen wird das Ausmaß der funktionellen Beeinträchtigung durch Reizdarmsyndrom-Symptome davon beeinflusst, wie die Patienten ihre Kompetenzen in verschiedenen Bereichen (schulisch, sportlich, sozial) einschätzen (Claar et al. 1999). Bei britischen Schulkindern waren funktionelle Bauchschmerzen mit einer veränderten Selbstwahrnehmung und vermehrter Besorgnis über den eigenen Gesundheitszustand verbunden (Thomson & Dancey 1996) – beides Faktoren, die sich durch achtsamkeitsbasierte Übungen günstig beeinflussen lassen.

Bei der Therapie funktioneller Störungen ist Psychoedukation von Kindern und Eltern wesentlich. Die Beschwerden der Kinder sollten ernst genommen werden. Auch wenn es keinen pathologischen Befund gibt, sollten die Eltern verstehen, dass die Bauchschmerzen von den Kindern so wahrgenommen werden. Hilfreich kann hier Informationsmaterial sein, z. B. das Infoblatt „Mein Kind hat Bauchschmerzen", das kostenlos bei der DGKJ bestellt werden kann.

Das Konzept funktioneller Beschwerden und das biopsychosoziale Bauchschmerzmodell sollten frühzeitig erläutert werden, denn seine Akzeptanz durch die Eltern verbessert den Outcome bei Kindern mit rezidivierenden Bauchschmerzen (vgl. Crushell et al. 2003). Eine Schulung der Eltern zum richtigen Umgang mit den Schmerzen unter dem Aspekt „Ablenkung statt Verstärkung" kann einen positiven Einfluss auf den Verlauf der Symptomatik haben (vgl. Walker 2006).

Für Kinder und Jugendliche mit funktionellen Bauchschmerzen empfehlen sich überwiegend kognitive Verhaltenstherapie, Entspannungsverfahren, hypnotherapeutische und achtsamkeitsbasierte Interventionen. Von Groß und Warschburger (2012) wurde ein Behandlungsmanual zur Behandlung von chronischen Bauchschmerzen im Kindesalter vorgelegt („Stopp den Schmerz mit Happy-Pingu"-Programm), das in Einzel- und Gruppentrainings Bewältigungsstrategien im Umgang mit den Schmerzen vermittelt.

### 6.8.3 Bei Kindern Schmerzen diagnostizieren, Kinder auf Schmerzen vorbereiten

Schmerzen von Kindern werden oft nicht ernst genommen bzw. als übertrieben und damit nicht als behandlungsbedürftig angesehen. Wegen der oft eingeschränkten Schmerzartikulation ist die Diagnostik schwierig. Im Säuglings- und Kleinkindalter ist man dabei auf Fremdbeobachtung angewiesen; mit zunehmender kognitiver Entwicklung können dann im Kindergarten- und Schulalter auch Selbstauskunftsskalen eingesetzt werden. Diese reichen von Farbtafeln über Smileys bis hin zur Visuellen Analogskala (VAS) und zu komplexen Schmerztagebüchern; eine Beschreibung findet sich bei Cegla et al. (2008, S. 172 f.).

Ziel der Schmerzdiagnostik und -dokumentation ist die Prüfung der Therapieindikation und -effizienz. Außerdem unterstützt die Schmerzdokumentation dabei, für das Schmerzerleben von Kindern zu sensibilisieren und eine kindgerechte Schmerzprophylaxe umzusetzen.

Schon frühzeitig sollten Kinder lernen, mit Schmerzen adäquat umzugehen. Hierfür eignen sich eine spielerische Aufklärung über bevorstehende Schmerzen sowie die Nachbearbeitung von schmerzhaften Prozeduren wie Impfungen, Blutabnahmen, Zahnarztbesuchen o. Ä. Aber auch Modelllernen durch Rollenspiele, vorherige Arztbesuche ohne schmerzhafte Intervention oder entsprechende Videos sind Möglichkeiten.

### 6.8.4 Achtsamkeit in der Schmerztherapie

Inzwischen bildet Achtsamkeit nicht nur einen Teilaspekt einiger psychotherapeutischer Verfahren, sondern etablierte sich weiterhin durch die Entwicklung von achtsamkeitsbasierten störungsspezifischen Konzepten. Für Schmerzstörungen wurde ein solches Konzept von Tamme (2010) vorgelegt, das im Folgenden vorgestellt wird:

die Achtsamkeitsbasierte Schmerztherapie (ABST). Obwohl für Erwachsene entwickelt, ist das Konzept gut bei älteren Jugendlichen anwendbar.

Durchgängiges Prinzip von Tammes Konzept der Schmerzlinderung durch Achtsamkeit ist der Grundgedanke: Vieles von dem, was wir denken, fühlen, tun, ist Folge unbewusster impliziter Prozesse. Hinzu kommt die Beobachtung, dass es nicht möglich ist, aversive Reize loswerden zu wollen. Im Gegenteil: Symptome verstärken sich, wenn man sie weghaben möchte. Geläufige Beispiele dafür sind etwa das Einschlafen (je mehr man es will, desto weniger klappt es), einen Juckreiz loswerden oder entspannen zu wollen. Tammes Konzept fördert daher ein Ende der „Gegnerschaft" zum beklagten Symptom.

Ziele der Achtsamkeitsbasierten Schmerztherapie (ABST) sind:

- Verständnis für das Wesen der Schmerzerkrankung zu erlangen sowie für die Faktoren, die den Schmerz auslösen, aufrechterhalten und verstärken.
- Sanftes, wohlwollendes Gewahr-Werden von Körperempfindungen, Gedanken, Gefühlen, Situationen, Antrieben und Gewohnheiten im Hier und Jetzt.
- Eine andere Beziehung zu Körperempfindungen, Gedanken, Gefühlen, Situationen, Antrieben und Gewohnheiten entwickeln, indem Unerwünschtes und Leidvolles urteilsfrei angenommen wird.
- Den übermäßigen Wunsch, den Schmerz loszuwerden, aufgeben.
- Den übermäßigen Wunsch, glücklich zu sein, aufgeben, genauso wie das fortwährende Bemühen, Unzufriedenheit zu beseitigen und Zufriedenheit zu erlangen.
- Akzeptanz, das heißt damit aufhören, ständig zwischen dem gegenwärtigen und dem erwünschten Zustand zu vergleichen.
- Loslassen: stereotype Reaktionsweisen aufgeben, nicht mehr gewohnheitsmäßig automatisiert reagieren.

Mithilfe einer therapeutisch unterstützten Selbstexploration wird beim Patienten die Fertigkeit entwickelt, ungünstige Zustände zu erkennen, zu beschreiben und anzuschauen. Diese ungünstigen Geisteszustände sind verschiedenen Bereichen zuzuordnen (vgl. Tamme 2010):

*Verhaltensmuster:* nonverbales Schmerzverhalten (z. B. Mimik, nicht notwendige Gehhilfe), ausgeprägt verbales Schmerzverhalten (weitschweifende Beschreibungen, unangemessen hohe Skalenwertangaben), unangemessenes Durchhaltevermögen, Nichteinhalten erforderlichen Gesundheitsverhaltens (z. B. Pausen einlegen).

*Einstellungen:* Dagegen-Anrennen, häufige Therapeutenwechsel, hartnäckige Versuche, ein unlösbares Problem lösen zu wollen; fortgesetzte Ursachensuche, Schmerz als Mittel zur Beziehungsregulierung, Schmerz als Mittel zur Regulierung sozialer Probleme, Flucht in Selbstmedikation oder zu unqualifizierten Anbietern.

*Stressverarbeitung:* Vermeidung, Resignation, Kontrollillusionen, ärgerbetonte Stressverarbeitung, Bagatellisierung, Katastrophisierung, übermäßige Ablenkung.

*Belastungen:* Konflikte in der Familie, Schule oder am Arbeitsplatz; Bedrohung der existenziellen Basis, ungünstige Erziehungsbedingungen mit emotionaler Entbehrung, schwere körperliche oder psychische Erkrankung naher Angehöriger, drohender oder realisierter Verlust naher Angehöriger oder Bezugspersonen.

*Emotionen:* ärgerlich-gereizte Stimmung, leichte innere Erregbarkeit, übertrieben positiver Emotionsausdruck oder traurig-niedergeschlagene Stimmung.

*Glaubenssätze:* willkürliche Schlussfolgerungen, emotionale Beweisführung, Resignation, etwas zu persönlich nehmen, Schwarz-Weiß-Denken, ausgeprägte Selbstaufmerksamkeit für körperliche Vorgänge, pessimistische Grundeinstellung, Feindseligkeit.

Diese ungünstigen Zustände bei sich selbst wahrzunehmen bedarf einer geschulten Introspektionsfähigkeit. Die Interventionen der ABST verlaufen in sieben aufeinanderfolgenden Schritten:

1. Als Gegenmittel zur Übererregtheit wird Ruhe zugelassen, unterstützt von einer beobachtenden, fokussierenden Meditation, die innere oder äußere Phänomene zum Objekt nimmt. Atemmeditation eignet sich besonders gut, denn die Atmung ist ein automatisierter Vorgang, der aber jederzeit durch eigenes Zutun selbst gesteuert werden kann..
2. Durch Einsetzen eines „inneren Beobachters“ wird von Automatisierung auf „Selbststeuerung“ umgestellt (Wahrnehmungs-Komponente).
3. Der Schritt „Gewahrsein“ verhindert ein Abgleiten in die Vergangenheit oder Zukunft; die Aufmerksamkeit wird im Hier und Jetzt verankert (Aufmerksamkeits-Komponente).
4. Durch Disidentifikation wird eine innere Distanz geschaffen und verhindert, dass der Betroffene sich mit seinen Wahrnehmungen und Gefühlen identifiziert. So entfällt auch ein Teil der Schmerzverstärkung.
5. Akzeptanz bedeutet, Bewertungen und Analysen zu vermeiden. Stichworte sind: nicht-bewertend, wohlwollend, annehmend.
6. Gleichmut ist inkompatibel mit Ablehnung / Aversion einerseits und Haben-Wollen / Verstrickt-Sein andererseits.
7. Loslassen ist der letzte Schritt der Achtsamkeits-Kaskade. Der Patient übt das Loslassen des Verstrickt-Seins und der Verwicklung in schmerzassoziierte Gedanken oder Gefühle.

Die ABST wird üblicherweise in Gruppen angewendet, in acht Sitzungen von je 90 Minuten. Regelmäßiges Üben zu Hause soll parallel erfolgen. Die ersten vier Sitzungen legen den Schwerpunkt auf Konzentration, also auf die Fokussierung des zerstreuten „monkey minds". Die Teilnehmer erfahren einerseits, wie abgelenkt ihr Geist ist, und andererseits, wie er sich auf das gewünschte Objekt zurückrichten lässt. Die Fokussierung soll anhaltend sein, denn das Abschweifen der Gedanken begünstigt negative Körperempfindungen, Kognitionen und Gefühle. In der vierten Sitzung beobachtet der Patient auch seinen Schmerz, erfasst die verschiedenen Charakteristika (Wie fühlt er sich an?) und die damit verbundenen Gefühle und Gedanken.

In der fünften bis achten Sitzung gibt es entweder analysierende oder autosuggestive Schwerpunkte. Zunächst bereitet den Betroffenen meist die Vorstellung Probleme, dem so quälenden Erleben von Schmerz urteilsfrei und nicht-wertend gegenüberzutreten. Dies wird mit einem Stufenplan trainiert:

Stufe I beinhaltet die Konzentrations-Fokussierung auf das Atmen. Das allgemeine Erregungsniveau wird so herabgesetzt und der Patient erfährt, wie er beim Ausatmen auf natürliche Weise „loslassen kann".

In Stufe II, der Konzentrations-Generalisierung, wird die Konzentration nun auf den gesamten Körper ausgedehnt. Manchmal mindern sich dadurch bereits die unangenehmen Empfindungen bzw. das Schmerzerleben.

Stufe III: Die erste analysierende Möglichkeit besteht in einem Gewahr-Werden des Schmerzes von einem inneren Beobachterposten aus. Dabei wird Folgendes bedacht: Der Schmerz setzt sich zusammen aus einem tatsächlich vorhandenen Reiz und aus damit verbundenen Gedanken, die den Prozess verstärken. Die zweite (autosuggestive) Möglichkeit besteht darin, den Vorgang der Atmung zu nutzen. Die Übenden stellen sich vor, wie der Atem in verschiedene Körperbereiche vordringt. Überall dort, wo er sich einfindet, entsteht das Gefühl des „Angenehmen" und des „Kontrollierbaren". Beim Ausatmen erfahren sie das natürliche „Loslassen". Nach anfänglichem Aussparen der Schmerzregion nähert sich der „angenehme Kontrollbereich" dem Schmerzgebiet, bis schließlich auch Schmerzzonen eingeschlossen werden.

Die ABST beinhaltet Imaginationen, Entspannungsübungen, Körperreisen und kleinere Meditationen. Zunächst liegt der Schwerpunkt auf der Wahrnehmung körperlicher Vorgänge und Zustände. Als Nächstes nimmt der Kursteilnehmer Gefühle und Gedanken wahr und schließlich wird der Fokus auf Situationen, Antriebe und Gewohnheiten gelenkt.

Zur Wirkung achtsamkeitsbasierter Übungen bei Kindern und Jugendlichen mit Schmerzstörungen sind uns derzeit keine belastbaren Ergebnisse bekannt. Wie jedoch Achtsamkeit zur Verminderung des Leidensdrucks von Schmerzen bei Erwachsenen beitragen kann, untersuchten Wissenschaftler aus Gießen in Zusammenarbeit mit amerikanischen und niederländischen Forschern (Gard et al. 2011). Das in dieser Studie ermittelte Muster der neuronalen Aktivierung bei Schmerzreizen liefert Hinweise darauf, dass achtsamkeitsgeschulte Probanden mit Schmerz besser umgehen können. Den erhaltenen Schmerzreiz empfanden sie als signifikant weniger unangenehm und hatten deutlich weniger Angst vor ihm.

Generell gilt: Für Kinder und Jugendliche mit chronischen Schmerzen ist es wichtig, trotz der Beeinträchtigung durch Schmerzen nicht auf viele angenehme Aktivitäten zu verzichten und am Leben und am Alltag teilzunehmen. Darauf weisen auch Dobe und Zernikow (2012, 2014) hin. Denn: „Schmerz ist Bestandteil des menschlichen Lebens, aus Schmerz wird Leid bzw. ‚neurotisches Elend' (S. Freud), wenn Bewertungen, Grübeleien, Warum-Fragen und innere Anklagen hinzukommen. Diese leidvollen Prozesse finden im Kopf statt und verhindern oft die Teilnahme am Leben mit all seinen widersprüchlichen Erfahrungen. Deshalb gilt: Raus aus dem Kopf und rein ins Leben!" (Anderssen-Reuster 2011).

Von Wicksell und Greco (2011, S. 99 ff.) wird die Akzeptanz- und Commitment-Therapie (ACT) als Therapieansatz für Kinder vorgestellt, die unter chronischen oder rezidivierenden Schmerzen und damit zusammenhängenden Beeinträchtigungen leiden. Sie legen Empfehlungen zur Durchführung einer Verhaltensdiagnose gemäß der ACT vor und zur Anpassung dieser Methoden auf die spezifische Arbeit mit kindlichen Schmerzpatienten und ihren Familien.

## 6.8.5 Übungen

In der Schmerzforschung wurde festgestellt, dass sich Hirnregionen, die beim Schmerz aktiviert sind, durch Ablenkung und innere Bilder beeinflussen lassen. Von Psycho-Onkologen, etwa von Simonton (2001), wurden eindrucksvolle Veränderungen bei Patienten beschrieben, die imaginative Verfahren bzw. innere Bilder eingesetzt haben.

Über innere Bilder / Vorstellungen können wir also unser Befinden beeinflussen, auch bei Kindern und Jugendlichen gelingt dies überraschend gut. Doch es erfordert einige Übung, daher ist es gerade zu Beginn wichtig, dass ein Therapeut die Imaginationen einleitet und begleitet. Wenn das Prinzip einmal „funktioniert", kann der Patient auch alleine weiter üben.

Die Wirkung von imaginierten inneren Bildern kann man auf vielerlei Weise nutzen: Zum einen können sich Kinder und Jugendliche Bilder „zurückholen" – von Erlebnissen, Erfahrungen, Augenblicken, Landschaften, Menschen, die ihnen guttun. Zum anderen können sie auch Bilder entstehen lassen von nicht real erlebten Situationen; von Traumwelten, die sie durch Fantasie in ihrem Inneren entwickeln können: Vorstellungen von einem guten Ort, der Wohlbefinden bringt und der immer zur Verfügung steht.

### Übung 6.30: Mein Wohlfühl-Ort

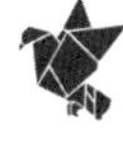

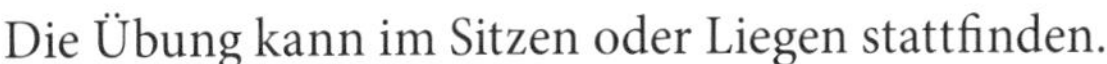

Die Übung kann im Sitzen oder Liegen stattfinden.

Schließe deine Augen und lass uns dann gemeinsam ein paarmal tief ein- und wieder ausatmen … Du kannst dir jetzt vorstellen, du bist an einem Ort, an dem du dich richtig wohl fühlst … Lass dir ruhig Zeit, dann wird in dir das Bild dieses Ortes auftauchen … Was kannst du an deinem Wohlfühl-Ort sehen? Ist es ein Raum oder befindet er sich im Freien? Wie ist das Wetter? Scheint die Sonne? … Ist es ganz hell oder weniger hell oder eher dunkel? … Welche Farben umgeben dich? … Ist es warm oder kühl? … Was ist zu hören? Gibt es Geräusche oder ist es still? … Kann man an dem Ort etwas riechen? Gibt es dort einen Duft?

Genieße das wohlige Gefühl an diesem Ort! … Dein ganzer Körper fühlt sich wohl und behaglich … Mit jedem tiefen Atemzug nimmst du das wohlige angenehme Gefühl in dich auf … Du kannst dieses schöne Gefühl so lange spüren, wie du magst … Dann kannst du allmählich deinen Körper wieder sanft bewegen, die Finger und Hände lockern, dich strecken und räkeln oder gähnen … Langsam kehrst du zurück in das Hier und Jetzt, die Augen öffnen sich sachte … An diesen Wohlfühl-Ort kannst du jederzeit zurückkehren, auch wenn du gerade Schmerzen hast.

## Übung 6.31: Schmerz – Klang – Farbe

**Vorbemerkung:** Unter Anleitung kann das Kind bzw. der Jugendliche auch Bilder entwickeln von den Vorgängen im eigenen Körper, von den Kräften und Ressourcen, die es / er hat, von seiner „Reparaturfähigkeit" (z. B. eine bessere Durchblutung einer schmerzhaften Stelle). So sind beispielsweise Menschen, die sich während einer Chemotherapie positive Vorstellungen von ihrer Behandlung machen (die sich z. B. die Chemotherapie als heilsame Flüssigkeit vorstellen und nicht als „Zellgift"), nachweislich deutlich weniger von Nebenwirkungen beeinflusst.

Die betroffenen Kinder und Jugendlichen können sich auf diese Weise auch ein Vorstellungsbild von „ihrem" Schmerz machen, von seiner Gestalt, seiner Form, seiner Farbe, seiner Aktivität. Durch eine Veränderung dieses Bildes vom Schmerz kann die Intensität der Schmerzerfahrung verändert und – vorübergehend, vielleicht auch dauerhaft – gelindert werden. Hierzu eine Anregung:

**Vorbereitung:** Mit achtsamem Atem (siehe Kapitel 4) wird auf die Übung eingestimmt.

Du hast mir schön öfter von deinem Kopfschmerz (bzw. Bauchschmerz oder andern Schmerzen, je nach Symptomatik) erzählt … Wenn dein Schmerz eine bestimmt Farbe hätte, welche Farbe wäre das? … Hat dein Schmerz auch einen bestimmten Klang? Klingt er eher hell wie eine Glocke? Oder kreischend wie eine Säge? Oder dumpf wie eine Holztrommel? Oder ganz anders? … Und welche Form hat dein Schmerz? … Gibt es eine Bewegung? Ist der Schmerz ruhig, steif oder pochend und pulsierend?

Anschließend können **Modifikationen** geübt werden: Das Kind kann beispielswiese versuchen, den Schmerz klein und rund werden zu lassen oder die Farbe von rot bzw. schwarz nach hell oder gelb zu verändern. In welcher Form und Farbe lässt sich der Schmerz am besten ausatmen?

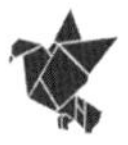

## Übung 6.32: Kerzen ausblasen

**Vorbemerkung:** Die folgende Übung ist einerseits in einer akuten Schmerzsituation (etwa bei einer Spritze) hilfreich, kann andererseits aber auch bei chronischem Schmerz helfen, die Schmerzspitzen zu lindern.

Du kannst dir jetzt vorstellen, wie du ganz viele Kerzen auf einmal auspustest, … vielleicht wie bei deinem Geburtstag, als viele Kerzen auf dem Kuchen waren … ganz kräftig: fffffhhh … Prima! … Und noch weitere Kerzen: fffffhhh … Nach einem tiefen Einatmen kannst du es noch einmal versuchen … Wie lange reicht dein Atem?

## Übung 6.33: Stark wie ein Baum

**Vorbemerkung:** Die folgende Fantasiereise muss nicht exakt in der vorliegenden Form verwendet werden, sondern kann auch individuell variiert werden.

**Vorbereitung:** Hier eignet sich eine Übung in achtsamem Atmen (siehe Kapitel 4).

Die Übung kann im Liegen oder Sitzen durchgeführt werden.

**Einführung der Fantasiereise:** Unsere Gedanken flitzen oft ganz schnell ... Sie springen sozusagen quer durch Zeit und Raum, ein Gedanke jagt den nächsten. Während wir hier sitzen, denken wir vielleicht daran, was heute Morgen war oder auch gestern, oder daran, was später sein wird, vielleicht heute Abend noch oder morgen. Wir stellen uns vielleicht den Ort vor, wo wir waren oder sein werden. Vielleicht kommen uns auch die Menschen in den Kopf, mit denen wir gerade zusammen waren. Wir schweben mit unseren Gedanken mit, in verschiedene Zeiten und Situationen. Dabei bemerken wir kaum, dass wir nur wenig wahrnehmen von dem, was jetzt gerade los ist, nämlich „hier und jetzt".

Oft ist es sehr praktisch und nützlich, dass wir mit unseren Gedanken in die Vergangenheit oder Zukunft wandern können, denn so können wir zum Beispiel uns an etwas Schönes zurückerinnern oder etwas Zukünftiges planen. Wenn wir mit unseren Gedanken anderswo sind als im „Hier und Jetzt", dann funktionieren wir oft wie auf „Autopilot" und wir nehmen vieles nicht bewusst wahr. Sicher kennst du das – und oft ist unser innerer Autopilot sehr praktisch. Wir müssen z. B. nicht mehr darüber nachdenken, wie man Fahrrad fährt oder wie man am besten und schnellsten zur Schule kommt. Manchmal ist es aber auch so, als würden die Dinge irgendwie viel zu schnell an uns vorüberziehen. Dann können sich unsere Wahrnehmungen oder auch unsere Gefühle dazu nur zum Teil entfalten. Wenn wir z. B. im Wald spazieren gehen, aber mit unseren Gedanken bei der morgigen Mathe-Prüfung sind, dann werden wir nur wenig wahrnehmen vom Duft der Bäume und Sträucher oder von der Weichheit des Waldbodens, und wir werden das Rauschen der Blätter im Wind nicht hören. Stattdessen gehen uns Formeln und Zahlen durch den Kopf.

Wir machen nun gemeinsam eine Übung, die dir dabei hilft, ganz bewusst ins „Hier und Jetzt" zu kommen.

**Fantasiereise:** Du kannst jetzt deine Augen schließen. Und nun achte einmal ganz bewusst auf die Dinge, die ich gleich nennen werde. Wenn du merkst, dass du dabei müde wirst, dann bewege dich einfach ein bisschen, damit du gut wach bleiben kannst.

Nimm nun die Fläche, auf der du liegst (bzw. sitzt), ganz bewusst wahr. Spüre die Stellen deines Körpers, mit denen du auf dem Untergrund aufliegst (bzw. spüre deine Sitzknochen auf dem Stuhl und deine gerade aufgerichtete Wirbelsäule, die den Hals und den Kopf trägt). Du bist stabil und sicher im Hier und Jetzt.

Und nun richte deine Aufmerksamkeit auf deinen Atem. Spüre, wie du sanft einatmest … und wie du wieder lange ausatmest.

Lass deinen Atem fließen und spüre, wie die Luft deinen Körper beim Ein- und Ausatmen durchströmt – von der Nase bis tief hinein in den Brustraum und in deinen Bauch. Spüre, wie die Luft alle unangenehmen Gefühle und Spannungen löst und mit nach außen trägt. Alle Verspannungen und Anspannungen lösen sich auf …

Und mit jedem neuen Atemzug fließt neue Energie in dich hinein. (Kurze Pause) Nun kannst du dir vorstellen, du bist gerade auf einem Spaziergang. Du gehst über eine grüne Wiese, einen schmalen Weg entlang. Vor dir siehst du einen Wald. Du gehst gemütlich weiter. Nimm den Takt deiner Schritte wahr …

Links … rechts … links … rechts.

Nun folgst du einer kleinen Biegung – und dann weiter.

Links … rechts … links … rechts.

Spüre den Untergrund unter deinen Fußsohlen. Auf dem Weg sind Kieselsteine. Wenn du barfuß bist, kannst du sie fühlen. Spüre den Druck des Bodens unter deinen Fußsohlen.

Du gehst noch ein Stückchen weiter.

Links … und rechts … links … und rechts.

Atme dabei ganz ruhig weiter, tief ein – und aus.

Nun betrittst du den Wald. Viele Laubbäume umgeben dich, ihr Laub ist hellgrün, von der Sonne beschienen. Doch es ist etwas kühler auf der Haut als vorhin auf der Wiese.

Der Boden unter deinen Fußsohlen ist nun weicher. Das kannst du beim Gehen spüren.

Du kannst den Duft des Waldes riechen, frisch und etwas erdig.

Gleich vor dir steht ein besonders großer und schöner Baum.

Du trittst ganz nah an diesen Baum heran.

Nun kannst du ihn genau betrachten: Du siehst nach oben, die große und mächtige Baumkrone, viele lange und starke Äste, die sich weit nach oben recken.

Der Baum trägt viele Blätter, sie sind hellgrün im Sonnenlicht. Dazwischen siehst du kleine Stellen vom blauen Himmel. Du blinzelst nach oben, der Sonne entgegen.

Nun richtest du deinen Blick wieder nach unten, blickst geradeaus. Du siehst die kräftige Rinde des Baumes. Du kannst die Rinde mit deinen Fingern ertasten. Du spürst die Rillen, die raue Oberfläche mit deinen Fingerspitzen. Wenn du die ganze Hand auf den Baumstamm legst, spürst du, dass sie rau und fest ist, vielleicht etwas kratzig.

Wenn du mit der Nase ganz nah rangehst, kannst du vielleicht den Duft des Baumes riechen.

Beim Einatmen kannst du jetzt spüren, wie der Duft des Baumes in deine Lungen strömt.

Du kannst dich jetzt an den starken Stamm des Baumes lehnen – wenn du beide Arme ausbreitest und um den dicken Stamm legst, spürst du, wie breit und mächtig der Baum ist. Deine Arme können ihn nur halb umfassen, so viel Umfang hat der Baum. Du kannst spüren, welche Kraft und Stärke von dem Baum ausgeht. Er steht ganz stabil und fest da. Weil du so nah stehst und den Baum mit den Armen und deinem Körper umfängst, spürst du seine Kraft und Stärke besonders gut.

Du kannst wahrnehmen, wie die Kraft und Stärke des Baumes nun auch auf dich übergehen; mit jedem Atemzug ein bisschen mehr. Du atmest tief ein – und aus – und nimmst dabei die Kraft und Stabilität des Baumes in dich auf.

Lass dir ruhig Zeit, dieses schöne Gefühl ganz bewusst wahrzunehmen.

Du kannst dieses Gefühl in dir speichern – und in einem Augenblick, wo du dich wegen deiner Schmerzen etwas schwach fühlst, kannst du dieses Gefühl der Stärke in dir wieder zurückholen. Du stellst dir dann wieder diesen großen kräftigen Baum vor – stark und stabil wie du.

Nimm dir genügend Zeit, damit du das schöne Gefühl von Stärke gut in dich aufnehmen kannst.

Dann kannst du allmählich deine Arme wieder vom Baumstamm lösen. Lockere deine Arme etwas, schüttele sie ein bisschen wach. Dann nimm noch ein paar tiefe Atemzüge – und kehre langsam zurück in das Hier und Jetzt. Du kannst dich strecken und sanft schütteln und langsam deine Augen wieder öffnen.

**Weitere empfehlenswerte Übungen bei chronischen Schmerzen sind:**

Gedankenstopp

Bauchatmung

Führen eines Schmerz-Tagebuches

5-4-3-2-1-Übung (Übung 6.18, Seite 150)

# 7. Achtsamkeitspraxis für Therapeuten

Mehr als andere Therapieansätze ist das Konzept der Achtsamkeit auch prägend für den Therapeuten, der damit arbeitet. Wer selbst keinen Zugang zum Konzept Achtsamkeit hat, wird seinen Patienten diesen kaum vermitteln können. Ihre Haltung ist also hier eine wichtige Basis. Andererseits können Ihnen aus gelebter Achtsamkeitspraxis viele Ressourcen erwachsen.

## 7.1 Achtsamkeit und die Haltung des Therapeuten

*„Achtsam sein heißt, wach werden für das, was unsere Sinne uns erzählen."*

(Silverton 2012, S. 10)

Therapeuten, die Achtsamkeit in ihre Arbeit einbetten wollen, brauchen eine Haltung, die Präsenz und Offenheit ausdrückt, Akzeptanz und nicht-wertende Neugierde; eine Haltung, die einen Raum öffnet, in dem sich der Patient[3], egal ob Erwachsener, Kind oder Jugendlicher, entwickeln kann.

Eigene Erfahrung in Achtsamkeitstraining oder Meditation ist eine gute Ausgangsbasis für eine achtsame Haltung. Diese können Sie stetig weiterentwickeln. Ein guter Impuls hierfür kann beispielsweise der Besuch eines MBSR-Kurses oder eines Achtsamkeitstrainings im Rahmen der Selbstfürsorge sein. Ihre fachliche Spezifizierung – egal, ob verhaltenstherapeutisch oder psychodynamisch – spielt keine Rolle.

Eine Haltung der Achtsamkeit basiert u. a. auf den verschiedenen Säulen der buddhistischen Lehre. Dazu zählt der *Achtfache Pfad,* dessen wesentliche Elemente im Folgenden kurz beschrieben werden sollen.

---

3 Wenn in diesem Kapitel von „Patienten" die Rede ist, können damit Eltern, Kinder oder Jugendliche gemeint sein.

## Der Achtfache Pfad

**Erkenntnis:**

1. *Rechte Anschauung:* Die Einsicht, dass das Leben voll Leid ist und dies überwunden werden kann.
2. *Rechtes Denken:* Die Fähigkeit, eigene Denkprozesse kritisch zu hinterfragen und Gewohnheitsmuster wahrzunehmen.

**Ethik:**

3. *Rechte Rede:* Bewusstheit dafür entwickeln, dass Worte wirken und heilsam bzw. nicht heilsam sein können.
4. *Rechtes Handeln:* Das Wahrnehmen von unheilsamen Geisteszuständen. Rechtes Handeln soll Freude, Kraft und Energie wecken.
5. *Rechte Lebensweise:* Der eigene Lebenserwerb soll anderen Menschen nicht schaden; es braucht Respekt und Beachtung von Werten.

**Meditation** (im Sanskrit *samadhi* und in Pali *sati-pathana*).

6. *Rechtes Handeln:* Entwicklung von Liebe und Gewaltlosigkeit, auf geistige und körperliche Gesundheit achten.
7. *Rechte Achtsamkeit:* Achtsamkeit ist jedem Menschen, unabhängig von seiner Weltanschauung, zugänglich und ist Teil der Geistesschulung. Dies bedarf der Übung. Das eigene Tun und die geistige Tätigkeit werden bewusst wahrgenommen.
8. *Rechte Sammlung:* Konzentration und Fokussierung; Sammlung des Geistes; Zähmung des Affengeistes, unserer Gedanken. Ziel sind Gleichmut und innerer Frieden (vgl. Anderssen-Reuster, Meibert & Meck 2013, S. 66; Ceming 2013).

In der Arbeit mit Patienten jeglichen Alters sind wir als Therapeutinnen und Therapeuten täglich mit Leiden konfrontiert: Leiden als Teil unseres Daseins und Leiden als etwas, das es zu umgehen / vermeiden gilt. Der Leidensdruck der Patienten, ob jung oder alt, ist oft groß. Leiden und der Umgang damit sind das zentrale Thema der buddhistischen Psychologie. Achtsamkeit hilft bei der Überwindung von Schmerz und Leid.

In den *Vier Edlen Wahrheiten* ist die Lehre Buddhas verkürzt enthalten. Sie lauten:

1. Es gibt kein Leben ohne Leiden.
2. Ursachen des Leidens sind Gier, Hass und Unwissenheit.
3. Aufhebung des Leidens geschieht, wenn die Ursachen erlöschen.
4. Beendigung des Leidens und Erlösung vom Leiden geschieht durch Befolgung des Achtfachen Pfades (vgl. Anderssen-Reuster 2013, S. 15).

Achtsamkeit kann eingeübt werden. Neben dem Achtfachen Pfad und den Vier Edlen Wahrheiten sind die vier weiteren „Säulen“ dieser Haltung: Achtsamkeit auf den Körper, Achtsamkeit auf Gefühle, Achtsamkeit auf den Geist und die Bewusstseinszustände, Achtsamkeit auf die Vorstellungen (vgl. Anderssen-Reuster, Meibert & Meck 2013, S. 67).

Im Zusammenspiel der einzelnen Komponenten können Sie eine beobachtende Haltung entwickeln, die nicht bewertet und Raum gibt für Präsenz, Empathie und Wachheit. In diesem Raum kann sich der Patient öffnen, er fühlt sich getragen und kann mit Ihrer Hilfe sein Leid lindern und andere Wege im Umgang damit erfahren.

Sie nehmen eine Beobachterrolle ein und reflektieren das Geschehen, Sie identifizieren sich nicht mit dem Narrativ des Patienten. Für beide Seiten ergeben sich durch einen solchen Perspektivenwechsel neue Einsichten in das psychische Geschehen. Es findet sozusagen eine Neu-Ausrichtung statt – ohne Bewertung. Eine achtsame Haltung aufseiten des Therapeuten erlaubt eine Fokussierung auf die gegenwärtige Erfahrung; mögliche Brüche im Beziehungsgeschehen können so früher erkannt und bearbeitet werden. Dem Patienten erleichtert sie die Hinwendung zum Hier und Jetzt, zum „neugierigen“ Anfängergeist (vgl. Anderssen-Reuster, Meibert & Meck 2013, S. 277 ff.).

Eine *achtsame therapeutische Haltung* beinhaltet weiterhin:

- Einen sicheren Raum gewähren für die Betrachtung des Geschehens in der inneren Welt des Patienten
- Achtsames Zuhören und achtsames Sprechen
- Eine nicht-wertende, nicht-urteilende Haltung im Verlauf des therapeutischen Prozesses einnehmen, dem Patienten gegenüber und seinem Narrativ
- Den Patienten einladen, sich auf die eigene innere Achtsamkeit einzulassen; sich selbst wahrzunehmen und dem „inneren Beobachter“ Raum zu geben
- Den Patienten zum Perspektivenwechsel einladen, neue, andere Erfahrungen in seinem Leben und Alltag zuzulassen

Um dem, was von Moment zu Moment geschieht und auftaucht, vorbehaltlos Raum zu geben und eine Haltung von Präsenz, Offenheit und Respekt aufrechtzuerhalten, braucht der Therapeut ein „Expertenwissen seiner selbst“ (vgl. Wurl 2011, S. 120). Dazu gehören:

- Die eigene innere Welt zu kennen,
- Achtsamkeit für die eigenen Gedanken, Gefühle und Körperempfindungen, auch um den Patienten einfühlsam halten zu können,
- Gewahrsein der eigenen Anteile im Sinne der Übertragung / Gegenübertragung.

Die achtsame Haltung des Therapeuten ist *unmittelbar therapeutisch hilfreich.* Wenn Sie für sich selbst Achtsamkeit praktizieren, wissen Sie um das Leiden und die Vergänglichkeit von Leiden. Therapeutische Fähigkeiten wie Gelassenheit, Empathie und der Zugang zu den eigenen Gefühlen werden so verstärkt. Während der Therapie-Sitzungen verdeutlichen Zuhören, eine achtsame Atmosphäre und eine wertschätzende Haltung dem Patienten die Bedeutung der Achtsamkeit. Auch durch die in der Therapiesitzung erlebte Beziehungserfahrung wird der Prozess positiv unterstützt (vgl. Huppertz 2009, S. 158 und S. 174).

**Zusammenfassend sind für Achtsamkeit im therapeutischen Prozess folgende Aspekte zu nennen:**

- Präsent und im Hier und Jetzt zu sein, achtsam zu sein
- Respektvolle Würdigung des Patienten und des Geschehens in der Sitzung
- Anteilnehmende Neugierde und Arbeit am Prozess (nicht am Ziel)
- Vertrauen in die eigenen Ressourcen
- Seins-Qualität

## 7.2 Eine achtsame Haltung des Therapeuten in der Arbeit mit Kindern und Jugendlichen

Auch in der Therapie mit Kindern und Jugendlichen braucht es eine authentische psychotherapeutische Präsenz, im Sinne von Achtsamkeit in der Beziehung. Es geht hier um ein *wirklich* Beim-Geschehen-Sein, sodass das Kind oder der Jugendliche sich im therapeutischen Kontakt gut begleitet fühlt. Unangenehme Erfahrungen und Brüche sind Teil des Prozesses. Die achtsame therapeutische Haltung unterstützt das Wahrnehmen des Oszillierens von Distanz und Nähe. Die besondere Haltung ermöglicht es, immer wieder in die Beobachterposition zu treten und sich zu fragen, was sich jetzt eigentlich im Therapeuten und im Kind abspielt und was das für die Therapiesituation bedeutet (vgl. Goodman 2009, S. 286 ff.).

Eine auf Achtsamkeit basierende Gesprächsform ist auch in der begleitenden Elternarbeit, einem wichtigen Teil der Therapie mit Kindern und Jugendlichen, für die Beziehungsgestaltung förderlich. Der *Anfängergeist* kultiviert das Gespür für das Verständnis der Familiendynamik. Sie können sich in die Beobachterposition begeben und sind doch mit im Geschehen. Die achtsame Haltung, ähnlich einer „dezentrierten und liebevoll aufmerksamen Haltung“ erlaubt in der Beziehung zu Kindern und Eltern ein Zusammensein, das mehr ist als die physische Anwesenheit. Es geht hier um das „gefühlte Erleben von Beziehung in achtsamer Verbundenheit“ (Lysack 2010, S. 210).

Achtsamkeit, im Sinne von „Nicht-Werten, Geduld, Anfängergeist, Vertrauen, Nicht-Erreichen-Wollen, Akzeptieren und Loslassen“, stellt nach Kabat-Zinn die Verbundenheit in einer Beziehung als Kern des seelischen Wohlbefindens in den Mittelpunkt, eine Qualität, die für den Verlauf des therapeutischen Prozesses wesentlich ist. Der therapeutische Prozess befindet sich sozusagen im Seins-Modus, ist also prozessorientiert und offen für das, was entsteht (vgl. Lysack 2010, S. 212 ff.) – kurzgefasst:

„Im Anfängergeist gibt es viele Möglichkeiten, im Geiste des Experten nur wenige“ (Shunuryn Suzuki 2011, S. 20).

## 7.3 Achtsamkeit als Ressource für Psychotherapeuten

Achtsamkeitspraxis im Sinne der Selbstfürsorge ist eine Ressource, für approbierte Psychotherapeuten genauso wie für Therapeuten in Ausbildung. Bei den Letztgenannten kann Achtsamkeit während der langen und inhaltlich dichten Ausbildung die Fähigkeiten schulen, die ein Therapeut in seiner täglichen Arbeit braucht. Zudem kann das Üben von Achtsamkeit auch ein Schutz gegen Stress, Überforderung oder Burnout sein.

Daher wäre es wünschenswert, wenn sich Ausbildungsinstitute für die Achtsamkeitspraxis noch mehr öffnen und etwa MBSR-Kurse oder achtsamkeitsbasierte Seminare anbieten würden. Die angehenden Therapeutinnen und Therapeuten könnten dadurch ihre Körperwahrnehmung schulen und die Bedeutung des Perspektivenwechsels erfahren. Sie könnten ihre Kompetenzen bezüglich Aufmerksamkeit und Regulation der Emotionen weiterentwickeln. Sie könnten zusätzliche „Skills" erlernen, wie etwa Reize bewusst wahrnehmen, um von ihnen nicht überwältigt zu werden, sowie eine „de-automatisierte" Aufmerksamkeitslenkung auf das gegenwärtige Erleben und nicht auf Erwartungen. Dieses sind Basisfähigkeiten und machen die Haltung eines achtsam arbeitenden Therapeuten mit aus. Die erlangte Haltung wird somit bereits zu einer Ressource und kann therapeutisch tätigen Berufsanfängern Sicherheit geben.

Die erlangte achtsame Haltung unterstützt die therapeutische Arbeit mit den Patienten, den Kindern und Jugendlichen und den oft hilflosen und ohnmächtigen Eltern, die Therapie manchmal als ein schambesetztes und stigmatisierendes Instrument verstehen. Nicht selten wird Therapie zu Beginn nicht als Hilfe und Unterstützung wahrgenommen, steht doch anscheinend die elterliche Unzulänglichkeit im Vordergrund. Außerdem existieren Ängste vor einem Zusammenbruch des scheinbar funktionierenden Familiensystems.

Achtsamkeit entwickelt die „therapeutische Präsenz" und fördert eben die Qualitäten von Präsenz, Akzeptanz, Mitgefühl und Empathie. Eine bewusste und nicht urteilende Haltung des Therapeuten hilft, die oftmals schwer zugänglichen seelischen Prozesse, Verhaltensweisen und Denkmuster zu erkennen und aufzuzeigen und im Anschluss daran, zusammen mit den jungen Patienten und deren Eltern, Lösungsansätze zu finden (vgl. Anderssen-Reuster et al. 2013, S. 296 ff.).

## 7.4 Achtsamkeitspraxis im Alltag – praktische Anregungen für Therapeutinnen und Therapeuten

Sich in Achtsamkeit zu üben braucht keine Frage der Zeit zu sein – sie kann immer und jederzeit geübt und gelebt werden. Zum Einstieg gibt es diverse Möglichkeiten. Sie können beispielsweise einen MBSR- oder MBCT-Kurs besuchen, um ein Gespür für die Bedeutung von Achtsamkeit zu bekommen. Bei Interesse können Sie ein Meditationszentrum aufsuchen, um dort in einem Retreat die Zeit der Stille zu erfahren und gleichzeitig herauszufinden, ob Vipassana oder Zen für Sie ein ansprechender Weg sein könnte.

Im Kollegenkreis, bei der Suche nach einer Intervisionsgruppe oder nach einem geeigneten Supervisor könnten Sie recherchieren, wer Achtsamkeitserfahrung hat. Sie könnten auch eine Meditationsgruppe aufsuchen, um dort zusammen zu meditieren und um bei Fragen und Hindernissen erfahrene Ansprechpartner zu haben.

Der Alltag selbst bietet viele Möglichkeiten, präsent zu sein und sich in Achtsamkeit zu üben. Für Jan Chozen Bays, eine amerikanische Kinderärztin und Meditationslehrerin, bedeutet Achtsamkeit, „dem, was um Sie herum und in Ihnen geschieht – in Ihrem Körper, Herzen und Geist –, bewusst die volle Aufmerksamkeit zu schenken. Achtsamkeit ist Aufmerksamkeit ohne Kritik und ohne Urteil“ (Bays 2013, S. 8 ff.).

Achtsamkeit ist kein Zaubermittel und löst nicht die Probleme des Lebens, weder beim Patienten noch beim Therapeuten. Doch sie schafft Raum, um Abstand zum Problem zu haben, für sich Möglichkeiten für Lösungen zu finden und so die Autonomie zu stärken. Das Sich-Üben in Achtsamkeit spart Energie, es gibt kein ständiges geistiges Pendeln zwischen Vergangenheit und Zukunft, wie etwa: „Hätte ich doch damals …“ oder „Wenn …, dann …“ oder „… wieder nicht darauf geachtet …“ Achtsamkeit schult den Geist, macht klarer, offener und neugieriger und lässt uns mit den laufenden Veränderungen besser umgehen.

Es folgt nun eine Reihe ganz praktischer Vorschläge, Achtsamkeit im Alltag zu üben. Dazu vorab ein Hinweis: Die Übungen sind als Anregung zu verstehen. Sie sollten bei der Ausführung liebevoll zu sich selbst sein, nicht wertend oder urteilend. Die Zeit, die Sie als Therapeut für die Übungen benötigen, ist eine wertvolle Zeit, die Sie sich selbst schenken können.

## Übungsmöglichkeiten im Alltag:

- Eine Alltagsverrichtung achtsam ausführen, z.B. Essen, Duschen, Haare waschen, sich rasieren, Zähne putzen, Hände waschen, die Praxis betreten etc. Der Autopilotmodus wird dadurch unterbrochen.
- Bei Autofahrten oder auf dem Weg zur Arbeit das Mobiltelefon ausschalten.
- Rote Ampeln oder einen Verkehrsstau als „Glocke der Achtsamkeit" nutzen und als Einladung zum Innehalten annehmen.
- Wenn Sie beim Autofahren Verspannungen wahrnehmen, kehren Sie zu Ihrem Atem zurück, indem Sie auf ihn achten. Versuchen Sie, Schultern, Gesicht und Mund zu entspannen.
- Schauen Sie beim Lüften zwischen den Therapiesitzungen aus dem Fenster und atmen Sie tief durch. Falls Bäume zu sehen sind, bringen Sie diese in den Fokus.
- Nehmen Sie Geräusche wahr, etwa das Läuten der Glocken, wenn eine Kirche in der Nähe ist. Oder das Türklingeln beim Eintreffen des nächsten Patienten bzw. das Klingeln des Telefons. *Die Geräusche wahrnehmen, innehalten und durchatmen.*
- Essen Sie in der Mittagspause achtsam. Nehmen Sie wahr, was in den Mund wandert, wie Sie kauen und wie das, was Sie zu sich genommen haben, schmeckt. *Beim Vorgang des Essens sein und nicht bei den noch kommenden Stunden des Tages.*
- Wenn Sie in einer Praxisgemeinschaft arbeiten, achten Sie im kollegialen Austausch darauf, wie oft Sie zuhören und achtsam antworten, also wirklich bei Ihrem Gegenüber sind.
- Am Ende des Arbeitstages: Spüren Sie nach, wie Sie die Praxis verlassen und wie Sie die Welt außerhalb der Praxis wahrnehmen.
- Wie öffnen Sie die Tür des Autos? Wie erleben Sie die Fahrt mit dem Bus, dem Fahrrad, der Tram oder U-Bahn? Wie ist Ihre Körperhaltung? Wo sind Ihre Gedanken?
- Nehmen Sie wahr, wie Sie zu Hause ankommen und die Haustüre öffnen.. Welche Gedanken, Bedürfnisse tauchen auf?
- Die Übung *Drei Minuten Atemraum* (siehe Seiten 56 und 97) können Sie auch im Alltag, außerhalb des therapeutischen Arbeitens, zu den verschiedensten Tageszeiten ausführen. Die Übung hilft, wieder zu sich selbst zu kommen. Sie können sie in der Mittagspause, auf der Toilette, vor dem Fenster etc. machen. Möglich sind auch feste Zeiten während des Tages oder vor anstrengenden Gesprächen.
- Die *Geh-Meditation* (siehe Seite 95) können Sie auf dem Weg zum Auto, zur Tram etc. üben, aber auch am Arbeitsplatz, auf dem Weg zum Kopierer, beim Abholen des wartenden Patienten oder beim Treppensteigen oder in der Natur, bei einem Spaziergang oder beim Gang zum Supermarkt und beim Einkaufsbummel.

- Der *Body-Scan* ist eine Übung für zu Hause, um zur Ruhe zu kommen und den Arbeitstag für sich abzuschließen.
- Viele schätzen es, am Abend die erfreulichen Erlebnisse in ein „Dankbarkeitstagebuch" oder „Freudetagebuch" zu schreiben. Oft sind es die kleinen Dinge im Alltag, die uns Freude machen, kurze Momente, die man leicht übersieht.
- Körperarbeit: In der Freizeit könnten das Yoga, Qigong oder Tai-Chi sein. Doch auch während der Pausen zwischen den Therapiestunden sind kurze Körperübungen zum Dehnen, Strecken oder Wachwerden empfehlenswert.
- Machen Sie die *STOP-Übung* (siehe Seite 98), zwischendurch oder auch im Gespräch mit Patienten, um Abstand zu halten und präsent bleiben zu können.
- Lenken Sie die Aufmerksamkeit auf Ihre Fußsohlen. Wie stehen Ihre Füße auf dem Boden, wie fühlt es sich an? Die Übung führt zu geistiger Stabilität und emotionaler Gelassenheit.
- Nehmen Sie sich in der Pause zwischen den Patienten Zeit zu einer Körperübung, etwa eine einfache Stehhaltung aus dem Yoga.
- Auch der Gang zur Toilette kann ein Schnitt im routinierten Alltagsablauf sein. Auf dem Weg dorthin versuchen Sie, ganz bewusst zu gehen. Nehmen Sie das Öffnen und Schließen der Tür wahr. Nehmen Sie wahr, dass Sie in einem anderen Raum sind und alleine. Nehmen Sie die Stille und die Geräusche um Sie herum bewusst wahr. Seien Sie beim Händewaschen bewusst, beim Einseifen der Hände, beim Geruch der Seife. Spüren Sie bewusst das Fließen des Wassers beim Abwaschen der Hände. Versuchen Sie, sich dabei zu entspannen. Öffnen Sie die Tür aufmerksam und schließen Sie sie wieder mit der gleichen Aufmerksamkeit.
- Vor dem Abnehmen des Telefonhörers: dreimal ein- und ausatmen.
- Beim Öffnen der Tür: Spüren Sie die Klinke, welche Form diese hat, welche Temperatur. Kommen Gedanken und Erwartungen zum nächsten Patienten auf? Wie fühlt sich der Körper beim Öffnen der Tür an?
- Beim Bearbeiten Ihrer E-Mails, vielleicht vor jedem Versenden oder auch beim Eintreffen einer neuen Nachricht: Halten Sie kurz inne. Erlauben Sie sich hier, zu experimentieren und das herauszufinden, was zu Ihnen passt.
- Als Erinnerungsstütze: Installieren Sie eine „Achtsamkeitsglocke" auf Ihrem Computer (siehe Link im Anhang). Die Glocke kann Ihrem Bedürfnis entsprechend programmiert werden und erinnert ans Innehalten.
- Beim Abarbeiten der „To-do-Liste": Freuen Sie sich über die Aufgaben, die schon bewältigt sind. Richten Sie Ihr Augenmerk nicht allein auf die noch nicht erledigten Aufgaben.
- Ein medienfreier Tag: Legen Sie für sich am Wochenende einen Tag fest, an dem Sie all Ihre elektronischen Medien ausschalten (inkl. Smartphone, Handy, PC ...). Wie ergeht es Ihnen alleine bei der Vorstellung? Wie fühlt sich so ein „freier" Tag an?

- Beim Schreiben von Therapieanträgen oder in Examenszeiten; bei allem, was belastet und Stress verursacht: Immer wieder innehalten.
- Bei der Quartalsabrechnung: Halten Sie immer wieder inne und gönnen sich Zeit. Vielleicht finden Sie auch einen bestimmten Tag oder Zeitabschnitt, an dem Sie Ruhe für diese Tätigkeit haben, und sie nicht schnell in der Mittagspause oder abends nach einem langen Arbeitstag erledigen müssen.
- Beim Joggen oder Walking: Auf das Ausatmen achten.
- Verändern Sie Ihre Alltagsroutine, die gewohnten Wege und Handlungen. Wie fühlt sich das „Ausbrechen“ an?
- Sich und anderen gelegentlich ein Lächeln schenken.
- „Die Hände ruhen lassen“: Entspannen Sie im Verlauf des Tages immer mal wieder Ihre Hände und lassen Sie sie still im Schoß ruhen. Lenken Sie Ihre Aufmerksamkeit auf die Empfindungen, die in den stillen Händen auftauchen.
- Die Räume zwischen den Dingen wahrnehmen, zwischen Objekten im Therapiezimmer, aber auch die Räume zwischen den Möbeln oder Bildern an den Wänden. Der Geist bekommt so Raum.
- Versuchen Sie, pünktlich zu sein, wenn Sie zur Unpünktlichkeit neigen. Und wenn Sie gewohnt sind, pünktlich zu sein, versuchen Sie sich in kleineren Unpünktlichkeiten. Wie fühlt sich das an? Was geschieht im Außen und im Inneren? Im gegenwärtigen Moment ist immer viel Zeit.

Grundsätzlich kann alles im Alltag eine Erinnerungshilfe zum Innehalten sein: Geräusche, Stundenwechsel, das Läuten des Telefons oder der Türglocke und selbstverständlich die Übungen, die der Therapeut den Patienten anbietet. Unter den oben beschriebenen Übungsmöglichkeiten sind „Hände ruhen lassen“, „Räume wahrnehmen“, „Lächeln“, „Ausbrechen aus Alltagsgewohnheiten“, „Umgang mit Pünktlichkeit“ und „Blick aus dem Fenster“ modifiziert nach Bays (2013).

## 7.5 Übungen im Umgang mit anderen

Therapeuten sind den ganzen Tag im Kontakt mit Menschen. Es gibt zahlreiche Übungen, die während des Kontaktes oder in der Vorbereitungsphase zu einem Gespräch unterstützend sind. Einige davon werden im Folgenden beschrieben.

### Übung 7.1: Bewusster Kontakt

Um sicherzustellen, dass Sie in einer Begegnung wirklich im Kontakt mit Ihrem Gegenüber sind, überprüfen Sie die folgenden Punkte bzw. vollziehen die beschriebenen Schritte.

- Die Körperhaltung bewusst wahrnehmen: Fühlen Sie, wie Sie sitzen oder stehen. Lassen Sie sich bewusst auf das Sitzen oder Stehen ein, spüren Sie den Kontakt zum Stuhl oder zum Boden (Erdung).
- Sind Sie wirklich bei der Begegnung, beim Zuhören – oder urteilen bzw. bewerten Sie gerade? Wenn Sie das Wandern Ihrer Gedanken wahrnehmen, lächeln Sie innerlich und gehen Sie wieder zur Begegnung zurück.
- Sich und dem Gegenüber Raum geben: Nehmen Sie den Abstand (im Stehen oder Sitzen) wahr. Spüren Sie für sich nach, ob es eventuell einer Veränderung bedarf.
- Achten Sie auf Ihren Atem. Verstärken Sie den Kontakt zum Boden oder Stuhl.
- Wie fühlt sich Ihre Mimik an, wie das Einatmen und das Ausatmen?
- Schauen Sie Ihr Gegenüber an. Spüren Sie dabei mit Ihren eigenen Füßen die Erdung.
- Achten Sie im Gespräch auf Ihre Gedanken. Sind es Bewertungen oder Urteile?

Die folgenden Übungen (vgl. Grijns 2007, S. 101 ff., S. 116 ff.) sind hilfreich etwa vor Elterngesprächen, vor schwierigen Telefonaten, vor Prüfungen u. Ä.

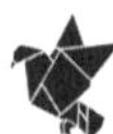

## Übung 7.2: Unsicherheit und Angst begegnen

Atmen Sie im Stehen ein und aus und „lockern" dabei Ihre Gedanken. Finden Sie einen stabilen Stand und strecken Sie dann die Arme nach oben zur Decke. Die Augen folgen der Armbewegung. Lassen Sie dann die Arme wieder langsam nach unten zur Seite sinken.

Wiederholen Sie diese Abfolge noch zweimal. Danach lassen Sie die Schultern locker nach unten senken. Spüren Sie für eine Weile in Ruhe nach.

Wo spüren Sie Angst oder Unsicherheit im Körper? Welcher Ton oder welche Farbe passt dazu? Es darf alles so sein, wie es ist, nichts braucht verändert zu werden. Es ist in Ordnung, was Sie fühlen.

Wenden Sie sich nun dem Atem zu, wie er ganz von alleine ein- und ausfließt. Atmen Sie dann mehrmals und bewusst langsam in den Bauch.

Lassen Sie den Blick in die Weite schweifen. Was nehmen Sie im Außen wahr? Was brauchen Sie im Umgang mit der Unsicherheit? Welche Veränderung kann Sie unterstützen? Geben Sie sich Zeit!

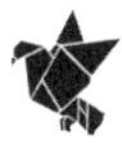

## Übung 7.3: Umgang mit Ärger

Wenn Sie spüren, dass Ärger oder Wut bei Ihnen hochkocht, stellen Sie beide Füße bewusst und fest auf den Boden.

Lenken Sie dann Ihre Aufmerksamkeit auf Ihren Atem. Atmen Sie einmal etwas tiefer ein und langsam wieder aus. Lassen Sie dabei die Schultern nach unten fallen.

Zählen Sie beim Ausatmen bis zehn und spüren Sie der Ruhe nach, die aufkommen mag.

**Anmerkung:** Beim Ausatmen wird der Vagus angeregt, der Nerv, der entspannt.

## Übung 7.4: Umgang mit Irritation

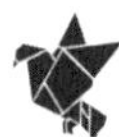

Nehmen Sie sich Zeit und konzentrieren Sie sich auf die irritierende Situation und die möglichen Reaktionen darauf.

Fragen Sie sich dann: „Was genau ist mein Problem? Wie reagiere ich gewöhnlich darauf?“ Welche Gedanken tauchen dabei auf?

Sie brauchen nichts zu verändern. Betrachten Sie in aller Ruhe das, was auftaucht, auch das Unangenehme. Fragen Sie sich: „Was genau passiert jetzt in mir?“ Spüren Sie dann dem nach, was hochkommt.

Spüren Sie in Ihren Körper. Wo nehmen Sie das Gefühl am deutlichsten wahr, wo sitzt die Spannung? Atmen Sie etwas tiefer ein und langsam wieder aus. Seien Sie dabei freundlich zu sich selbst und haben Sie Geduld. Heißen Sie die Irritation, den Ärger und Ihr Urteil über die Situation willkommen, es ist nun mal so, wie es ist. Es sind „alte Bekannte“. Auch wenn diese Situation Sie immer wieder belastet, bleiben Sie bei der unangenehmen Situation, atmen Sie dabei in Ihrem natürlichen Atemrhythmus weiter und beobachten Sie, wie die Empfindungen sich verändern.

Fragen Sie sich, was Sie brauchen und was Ihnen guttun würde: Tut es gut, über die Gefühle zu sprechen? Wie fühlt sich das „Schlucken“ des Ärgers an? Können Sie die unerwünschte Situation verändern? Ist es hilfreich, sich mit einem vertrauten Kollegen darüber auszutauschen? Kann der Weg nach Hause eine Strecke sein, die Ihnen Raum zum Abschalten gibt?

Zum Abschluss atmen Sie etwas tiefer ein und langsam wieder aus. Zählen Sie vielleicht beim Ausatmen bis zehn, um den Vagus anzuregen und für sich zur Ruhe zu kommen (vgl. Grijns 2010, S. 108 ff).

## Übung 7.5: Umgang mit schwierigen Gefühlen[4]

Nehmen Sie eine würdevolle Haltung ein und schließen Sie die Augen.

**Erster Schritt: Gewahrsein**
Nehmen Sie die momentane Erfahrung, ob angenehm oder unangenehm, wahr. Seien Sie dabei freundlich zu sich selbst; wahrnehmen ohne Bewertung. Benennen Sie für sich Ihre Gedanken oder Gefühle, wie z. B.: „Da ist Unsicherheit."

**Zweiter Schritt: Sammlung**
Spüren Sie Ihrem Atem nach, wie er Sie atmet, in welchem Rhythmus er durch Sie einströmt und wieder ausströmt.

**Dritter Schritt: Ausdehnen**
Erweitern Sie jetzt Ihr Gewahrsein, sodass Sie den Atem und Ihren Körper als Ganzes spüren. Erlauben Sie sich, die unangenehmen Gefühle und Empfindungen wahrzunehmen. Das mögen Unruhe, Widerstand, Anspannung oder Traurigkeit sein. Bleiben Sie bewusst bei den Empfindungen, lassen Sie den Atem in diese hineinströmen, und beim Ausatmen lassen sie die Empfindung wieder los. So können Weite und Offenheit entstehen. Sagen Sie sich beim Ausatmen anerkennend: „Es ist in Ordnung." „Was auch immer auftaucht, es ist o.k." „Möge ich offen sein für dieses Gefühl."

Beenden Sie die Übung in Ihrem Tempo.

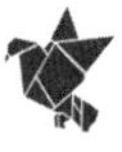

## Übung 7.6: Bergmeditation

**Vorbereitung:** Diese meditative Übung zur Erdung können Sie in jeder Sitzposition vornehmen.

Nehmen Sie eine würdevolle Haltung ein, der Rücken ist gerade, das Becken leicht nach vorne geneigt, ohne ein Hohlkreuz zu bilden. Die Arme sind entspannt, die Hände ruhen locker auf den Oberschenkeln oder ineinandergelegt im Schoß. Spüren Sie nach, wie Sie sitzen, und vielleicht können Sie auch etwas von der Schwere des Körpers an den Boden abgeben, der Sie trägt und erdet. Die Augen können Sie schließen oder, wenn es für Sie angenehmer ist, geöffnet lassen, mit einem zum Boden geneigten Blick, ohne dort einen bestimmten Punkt zu fixieren.

Richten Sie nun Ihr Augenmerk auf die Empfindungen des Atems, das Ein- und Ausatmen und die Atempause dazwischen. Spüren Sie bewusst jede Einatmung und Ausatmung, verfolgen Sie achtsam, wie der Atem einströmt und ausströmt, und neh-

---

4 Variante des *Drei Minuten Atemraums* (vgl. Alsleben 2014, S. 227).

men Sie auch die Pause zwischen den Atemzügen wahr, ohne dabei etwas verändern zu wollen.

Erlauben Sie sich, in Stille zu sitzen, in würdevoller Haltung, mit dem Gefühl des Ganz-Seins.

Lassen Sie nun vor Ihren Augen das Bild eines Berges entstehen; einen Berg, den Sie gut kennen, oder einen Berg Ihrer Fantasie. Lassen Sie das Bild des Berges deutlich werden, wie er fest und stabil da steht, das Felsgestein und seine Flanken. Nehmen Sie wahr, wie der Berg, aus der Nähe und der Ferne betrachtet, schön ist. Vielleicht hat er einen Gipfel oder mehrere oder ein Plateau. Sie sitzen ruhig da und atmen bewusst. Betrachten Sie das innere Bild des Berges und werden Sie sich seiner Eigenschaften bewusst.

Und nun, wenn Sie möchten, versuchen Sie, ob Ihr Körper mit dem Bild des Berges verschmelzen kann, sodass Ruhe und Stabilität in Ihr Sitzen kommen und Sie selbst zum Berg werden. Sitzen in Stille, wie ein Berg.

Würdevoll und still. Ihr Kopf ist der Gipfel, Arme und Rumpf sind die Flanken; Po, Beine, Füße sind fest mit der Erde verankert. Spüren Sie die Qualität des emporsteigenden Berges, unerschütterlich in Stille ruhend, das zu sein, was Sie sind, eine geerdete und unerschütterliche Präsenz.

Licht und Schatten, Tag und Nacht, Sonne und Mond, Stürme und Regengüsse erlebt der Berg und lässt dies ohne Veränderung über sich ergehen. Er bleibt unveränderlich, still und ruhig stehen. Er überdauert jede Veränderung.

In allen Jahreszeiten steht er unveränderlich, fest und unberührt. Seine Großartigkeit und Schönheit sind nicht vom Gesehen-Werden oder Wetter abhängig. Er sitzt ruhig und still und ist ganz er selbst.

Und während Sie sitzen, können auch Sie die gleiche unerschütterliche Stille und Gelassenheit verkörpern und sie in Ihrer Meditationspraxis erfahren. Auch wenn unser Körper sich verändert, wir den Stürmen des Lebens ausgesetzt sind, Zeiten des Lichts und der Dunkelheit, Zeiten der Trauer und des Zweifels erleben, ebenso wie Zeiten des Glücks und der Freude, so können wir uns immer mit der Ruhe und der Stabilität des Berges verbinden.

Wir können jedem Augenblick unseres Lebens mit Gleichmut und Klarheit und Achtsamkeit begegnen, den Stürmen des Geistes und des täglichen Lebens wie der Berg standhalten. Wir können die Stürme nicht beeinflussen, doch wir können sie beobachten und respektieren. So gelangen wir zu tiefer Ruhe und Weisheit.

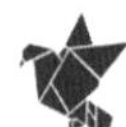

## Übung 7.7: Meditation der liebevollen Güte (Metta-Meditation) für Therapeuten

**Dauer:** 20–30 Minuten

**Vorbemerkung:** Die folgende Übung fördert das Mitgefühl sich selbst und anderen gegenüber. *Metta* ist ein Begriff aus dem Pali, der Sprache, die zu Lebzeiten Buddhas gesprochen wurde. *Metta* bedeutet liebevolle Güte, Wohlwollen oder auch Freundlichkeit. In dieser Praxis geht es darum, mit dem eigenen Herzen in Kontakt zu kommen und eine innere liebevolle und gütige Haltung zu nähren – zu uns selbst genauso wie auch zu anderen.

Richten Sie sich gut in Ihrer Sitzposition ein. Nehmen Sie den Kontakt zur Unterlage wahr und spüren Sie die Qualität des Sich-Niederlassens auf Ihrem Platz und die Aufrichtung nach oben, würdevoll und entspannt.

Bringen Sie Ihre Aufmerksamkeit zu Ihrem Herzraum und lassen Sie Ihren Atem in diesen Raum hineinfließen. Spüren Sie für sich nach, ob Sie sich liebevoll mit dem Herzraum verbinden können. Erspüren Sie den Raum Ihres Herzens, vielleicht ist da Enge – oder aber Weite oder liebevolles Gewahrsein. Und wenn es Sie unterstützt, können Sie auch die Hände auf Ihre Herzgegend legen. Spüren Sie nach und verweilen Sie für einige Momente.

Ich lade Sie nun dazu ein, sich aus den folgenden vier Sätzen den Satz auszuwählen, der Ihnen am besten zusagt. Und wenn Sie für sich wahrnehmen, dass die Sätze im Moment nicht passen oder nicht stimmig sind, dann folgen Sie Ihrem Atemfluss und spüren für sich nach, wie sich die Sätze anhören und was in Ihnen auftaucht. Auch hier, wenn Sie mögen, kann die Hand zur Unterstützung auf dem Herz liegen. Vielleicht taucht auch ein eigener Satz auf; dann nehmen Sie diesen Satz in Ihr Herz.

*Möge ich glücklich sein.*
*Möge ich sicher und geborgen sein.*
*Möge ich gesund sein.*
*Möge ich mit Leichtigkeit leben.*

Wählen Sie den Satz, der Ihnen zusagt, oder Ihren eigenen Satz und lassen diesen in Ihrem Herzen wirken, und nehmen Sie all das wahr, was auftaucht. Vielleicht sind da Gedanken, Gefühle, Bilder, Empfindungen. Alles darf da sein. Grübeln Sie nicht nach, folgen Sie dem Satz, der in Ihrem Herzen die größte Resonanz hat. Vielleicht bemerken Sie auch, dass Ihr Herz sich diesem Wunsch gerade nicht öffnen kann. Auch das ist in Ordnung. Versuchen Sie dann, so gut es geht, sich diesem Zustand zuzuwenden.

Dehnen Sie nun Ihr Herz aus auf die Menschen, die Sie lieben.

Wählen Sie nun für sich einen Satz und lassen ihn in Ihrem Herzen wirken.

*Mögest du glücklich sein.*
*Mögest du sicher und geborgen sein.*
*Mögest du gesund sein.*
*Mögest du mit Leichtigkeit leben.*

Öffnen Sie nun Ihr Herz für die Menschen in Ihrer Umgebung und suchen sich für diese einen passenden Satz.

*Mögen alle Menschen/alle Lebewesen glücklich sein.*
*Mögen alle Menschen/alle Lebewesen sicher und geborgen sein.*
*Mögen alle Menschen/alle Lebewesen gesund sein.*
*Mögen alle Menschen/alle Lebewesen mit Leichtigkeit leben.*

Dehnen Sie nun, wenn es Ihnen möglich ist, Ihr Gewahrsein aus auf alle Menschen und Lebewesen dieser Erde.

Kommen Sie nun mit Ihrer Aufmerksamkeit zu Ihrem Körper und zum Atem zurück, lassen Sie die Sätze ausklingen, nehmen Sie Ihr Herz wahr und spüren Sie noch mal in Ihren Herzraum.

Zum Abschluss dieser Übung würdigen Sie Ihr Bemühen, Gutes in die Welt zu bringen. Würdigen Sie das Leben.

## Übung 7.8: Meditation des offenen Gewahrseins

**Dauer:** ca. 5–10 Minuten

**Vorbemerkung:** Die folgende Übung eignet sich gut zur Stärkung der Resilienz (vgl. Graham 2013, S. 95 ff.).

Nehmen Sie eine würdevolle Haltung ein, eine Haltung, in der Sie wach und präsent sein können. Lenken Sie nun Ihre Aufmerksamkeit auf den Atem, das Ein- und Ausatmen und die Atempause dazwischen. Nehmen Sie die Stille wahr, in der alles seinen Raum haben darf. In dieser Stille darf alles in Ihr Gewahrsein treten, Gedanken, Geräusche, Körperempfindungen und Gefühle. Das Kommen und Gehen beobachten. Alles darf vorbeiziehen, wie die Wolken am Himmel, ohne dass diese den Himmel verändern, also ohne Anhaftung oder Bewertung. Bleiben Sie ganz im Gewahrsein. Und wenn Sie bemerken, dass Sie sich in Gedanken oder Geschichten verfangen, dann kehren Sie wieder zu Ihrem Atem zurück, präsent für den Augenblick.

Erlauben Sie sich, das Gewahrsein wahrzunehmen. Vielleicht die Geräusche von der Straße oder im Raum, eine summende Heizung oder das Ticken einer Uhr. Vielleicht auch das Brummen aus dem Magen. Das Kommen und Gehen der Empfindungen wahrnehmen. Es mögen auch Gefühle wie Ungeduld oder Langeweile auftreten oder angenehme oder unangenehme Erinnerungen. Sie erleben dieses Kommen und Gehen der Empfindungen in einem weiträumigen und friedlichen Gewahrsein.

Wenn es für Sie passt, lenken Sie die Aufmerksamkeit wieder auf Ihren Atemrhythmus und nehmen Sie wahr, wie Sie sitzen.

Erlauben Sie sich, den Erfahrungen nachzuspüren, jeder möglichen Veränderung. Vielleicht gibt es klare Einsichten und daraus die Möglichkeit zu einem flexiblen Reagieren.

Das folgende Gedicht des persischen Dichters Rumi (zit. nach Seiffarth 2014, S. 69) vergleicht all die angenehmen wie unangenehmen Gefühle und Empfindungen, die während der Übungspraxis aufkommen können, mit ungebetenen Gästen, die spontan an der Tür erscheinen.

**Das Gasthaus**

Dieses menschliche Dasein ist ein Gasthaus.
Jeden Morgen ein neuer Gast.
Freude, Depression und Niedertracht –
auch ein kurzer Moment von Achtsamkeit
kommt als unverhoffter Besucher.
Begrüße und bewirte sie alle!
Selbst wenn es eine Schar von Sorgen ist,
die gewaltsam dein Haus
seiner Möbel entledigt,
selbst dann behandle jeden Gast ehrenvoll.
Vielleicht reinigt er dich ja
für neue Wonnen.
Dem dunklen Gedanken der Scham, der Bosheit –
begegne ihnen lachend an der Tür
und lade sie zu dir ein.
Sei dankbar für jeden, der kommt,
denn alle sind zu deiner Führung
geschickt worden aus einer anderen Welt.

Dschalal ad-Din Muhammad Rumi (1207-1273)

# 8. Elternarbeit

*„Kinder sind unsere wirklichen Lehrer. Lerne, ihnen zuzuhören. Sie erzählen dir von der Schönheit und der Sorglosigkeit, die du nur im gegenwärtigen Moment wiederfindest.“*

(Valentin 2013, S. 17)

## 8.1 Achtsame Eltern-Kind-Beziehungen und was Therapeuten dazu beitragen können

Elternarbeit hat, neben der therapeutischen Arbeit mit Kindern und Jugendlichen und den damit verbundenen Elterngesprächen, einen ebenso bedeutenden Stellenwert in der Therapie.

Als Kinder- und Jugendlichen-Psychotherapeuten, die für sich Achtsamkeit praktizieren oder sich darin üben wollen und Achtsamkeitsübungen in die Therapiestunden mit einbeziehen, können Sie Eltern das Angebot machen, sie ebenfalls mit anzuleiten. Wenn Sie als Therapeut/in mit einer Haltung von Achtsamkeit Ihre Präsenz in der Elternarbeit zeigen, können Sie Eltern empathisch begleiten. Sie können ihnen vermitteln, auf liebevolle Weise wieder die Einzigartigkeit ihres Kindes zu sehen. Eltern können so auch erkennen, dass elterliche Verantwortung, bei allen unangenehmen Begleiterscheinungen, auch Reichtum birgt und dass sie sich bewältigen lässt. Von dem auf ein Ziel gerichteten Tun-Modus (Autopilot) können sie sich lösen und sich dem Seins-Modus öffnen und damit im Prozess des Geschehens bleiben.

Eltern stehen häufig unter hohem Druck, haben den Anspruch, einem Ideal von fehlerloser Erziehung ihrer Kinder sowie eigener Vollkommenheit zu entsprechen. Manchmal können sie deshalb sich selbst und der eigenen Intuition nicht mehr vertrauen. Hier mag die Vorstellung der „hinreichend guten Mutter“ (good enough mother) von Winnicott helfen, die Anforderungen an die Eltern und die damit verbundenen Schuldgefühle zu relativieren. Bisweilen leiden Eltern selbst unter psychischen Konflikten oder Störungen. Hinzu kommt der ganz normale Alltagsstress im Leben mit Kindern und Jugendlichen, der so oft zu einer Herausforderung wird. Und alles ist in ständiger Veränderung begriffen, denn Kinder entwickeln sich, durchlaufen im Laufe des Heranwachsens viele Stadien. Immer wieder aufs Neue müssen Eltern sich diesen Veränderungen anpassen.

Die Geburt eines Kindes verändert nicht nur den Rhythmus des Alltags mit all seinen Aufgaben, sie hat auch Einfluss auf die Paarbeziehung. Aus einer Zweierbeziehung wird eine Dreierbeziehung. Manche Paarbeziehung kann hier nicht bestehen. Es kommt zur Trennung oder Scheidung, teilweise noch vor der Geburt, wenn Paare spüren, dass sie nicht zueinander passen. Patchwork-Familien bzw. alleinerziehend zu sein bergen eigene Stressfaktoren – mit Auswirkungen auf die Erziehung. Wer unter starkem Stress steht, hat nicht immer vollen Zugriff auf seine (elterlichen) Kompetenzen. Erwartungsdruck von außen und der eigene innere Anspruchsdruck erhöhen den Stress. Die möglichen Folgen, Schläge bzw. überzogenes Verhalten wie Schreien oder Drohen, erzeugen wiederum Schuldgefühle – ein Teufelskreis.

Wenn Eltern sich von dem Druck des Perfekt-Sein-Wollens lösen können, eröffnet sich ein Raum, sich in die Kinder oder Jugendlichen einzustimmen und auch in sich selbst. Eltern, die loslassen können, vertrauen eher in die Fähigkeiten von Kindern oder Jugendlichen, den eigenen Weg zu finden (vgl. Germer & Siegel 2014, S. 485).

Für diesen Weg, sich selbst und den Kindern bzw. Jugendlichen zu vertrauen, sich einander emotional zu öffnen und sich auf den Wandel des Lebens und des Miteinander einzulassen, können Sie als Therapeutinnen und Therapeuten den Eltern achtsame Begleitung und Orientierungshilfen anbieten.

Das Gefühl der Eltern, nicht zu genügen, findet Raum in der Einführung in die Achtsamkeit. Das Problemverhalten eines Kindes ist nicht selten ein Symptom für eine aus den Fugen geratene Familiendynamik, die durch einen erfahrenen Therapeuten Regulation finden kann. Geübte und gelebte Achtsamkeit der Eltern, auch gemeinsam mit den Kindern, kann ein tieferes Verständnis für die Kinder und für sich selbst fördern, indem bewusst nicht-urteilende Aufmerksamkeit im Hier und Jetzt in den Erziehungsalltag und in die Familie gebracht wird.

Flankierend hat dieser Prozess auch positiven Einfluss auf die neuronalen Bahnen; es werden andere Denkmuster angesprochen und aufgerufen. Veränderungsprozesse werden so unterstützt und die Eigenverantwortung der Eltern wird gefördert.

## Was heißt achtsames Eltern-Sein?

Achtsames Elternsein ist eine fortlaufende Praxis, ein kreativer Prozess. Für das Ehepaar Kabat-Zinn ist das achtsame Elternsein eine Praxis, die bewirken kann,

- „dass wir mehr Bewusstsein für die Einzigartigkeit des Kindes entwickeln, für dessen Gefühle und Bedürfnisse,
- dass wir präsenter sind und in der jeweiligen Situation wirklich zuhören,
- dass wir Dinge so erkennen und akzeptieren, wie sie eben sind, ob angenehm oder unangenehm,
- dass wir unsere eigenen Impulse und die Reaktionen darauf erkennen lernen und freundlich, klar, kreativ und angemessen reagieren" (zitiert nach Bögels & Restifo 2014, S. 197).

In der therapeutischen Arbeit mit den Eltern und bei der Unterstützung einer achtsamen Erziehung der Kinder und Jugendlichen spielen eine gute Bindung und gute Kommunikation eine wichtige Rolle. Deshalb folgt nun ein Exkurs in die Bindungstheorie, unter achtsamkeitsbasiertem Blickwinkel.

## 8.2 Bindungstheorie und Bindungsforschung

Die Praxis der Achtsamkeit lehrt, in positiven wie negativen Erfahrungen gegenwärtig zu sein, sie wahrzunehmen und zu akzeptieren. Es entwickelt sich eine freundlichere und mitfühlendere Haltung sich selbst gegenüber und auch dem Kind gegenüber. Diese Erkenntnis führt zu einer neuen Sichtweise der gegebenen Umstände und zu Veränderungen der Handlungs- und Reaktionsmuster.

Manche Eltern leben weiterhin in den Beziehungsmustern, den internalisierten Elternschemata, die sie selbst in der eigenen Kindheit erfahren und gelebt haben. Oft sind diese für das eigene Kind nicht ausreichend passend. Hier kann Achtsamkeit, im Sinne des Anfängergeistes, Veränderung bringen. Eltern steigen aus dem bekannten Muster aus und ändern somit ihr Verhalten und ihre Reaktionen. Ermutigend hierfür ist, dass die Beziehungen und die Bindungen eines Kindes zu den Eltern im Verlauf des Entwicklungsprozesses Veränderungen durchlaufen. Das lässt Raum für eine positive Wendung.

Die **Bindungstheorie** nach Bowlby und Ainsworth betont die Bedeutung der frühen Eltern-Kind Beziehung für den Umgang miteinander, für den Aufbau tragender Beziehungen im späteren Erwachsenenalter und die emotionale Stabilität und Sicherheit im Erobern der Welt. Eine sichere Bindung bildet die Basis, die Kindern die Möglichkeit gibt, etwas über sich und andere zu erlernen und zu erfahren. Menschen sind soziale Wesen und kommen als solche zur Welt. Die Persönlichkeit eines Kindes formt sich im Zusammenspiel von Genen und sozialen Erfahrungen. Nach Roth und Strüber (2014) stellen sich die Entwicklungsbeziehungen wie folgt dar.

**Die erste Phase (0 bis 2 Monate)** besteht in sozialen Reaktionsweisen wie etwa Anschauen, Schreien und Umklammern. Diese treten noch eher reflexartig auf und sind noch nicht auf eine bestimmte Person gerichtet. Hier wäre auch der Beginn der Dyade zu nennen; Bowlby nennt die Dyade „Zweier-Einheit".

Die Choreografie der Beziehung formt sich weiter in der **zweiten Phase (2 bis 6 Monate)**:
Der Säugling richtet seine sozialen Signale, z. B. Lachen, Lallen, Ausstrecken der Arme, nun bevorzugt an seine Mutter oder wenige vertraute Bezugspersonen. Blickkontakt, Mimik und Gestik werden immer mehr zu einem Miteinander. Nach Winnicott sind Mutter und Kind aufeinander abgestimmt. Nach Bollas wird die Mutter in dieser Phase zum „Verwandlungsobjekt": Sie „verwandelt", also verändert den Säugling. Parallel ändert sich aber auch die Mutter durch den Umgang mit ihrem Kind (vgl. Junker 2013, S. 73ff.).

In der **dritten Phase (6 bis 12 Monate)** hat der Säugling das Bild der Mutter zunehmend verinnerlicht. Er begibt sich auf die Suche nach ihr oder ruft nach ihr. Er lernt die Reaktionen von Bezugspersonen auf sein Verhalten vorherzusagen und kann sich an Bezugspersonen anpassen.

Die „Theory of Mind" (vgl. Allen & Fonagy 2006, S. 15ff.), die Fähigkeit, sich die mentalen Zustände anderer vorstellen zu können, bildet sich zwischen der dritten und vierten Phase aus.

In der **vierten Phase (Vorschulalter)** entwickelt sich ein Verständnis für die aktuellen Ziele und Absichten der Bezugsperson und die möglichen Interessenskonflikte zwischen dem Vorhaben der Mutter und den Wünschen des Kindes. Das Kind wird jetzt versuchen, Mutter oder Vater zu beeinflussen. Dabei erreicht es entweder, was es will, oder lernt, Kompromisse zu schließen (vgl. Roth & Strüber 2014, S. 167 ff.).

### *Weitere wichtige Merkmale eines Bindungsprozesses*

- **Einstimmung:** Der „Tanz" zwischen dem inneren Zustand der Eltern bzw. eines Elternteils und dem inneren Zustand des Kindes, sichtbar in Gestik, Mimik und Sprache.
- Durch die Einstimmung erlangen Kinder ein **Gleichgewicht** von Körper, Gefühlswelt und Geisteszuständen.
- **Kohärenz:** Kinder entwickeln durch die Beziehung ein Gefühl der Integration und fühlen sich sowohl innerlich als auch äußerlich mit anderen verbunden (vgl. Siegel & Hartzell 2009, S. 121).

## 8.3 Bindungsmuster und Achtsamkeit

Bowlby und Ainsworth haben in ihrer Arbeit mit Kindern verschiedene Bindungsmuster festgestellt. Sie sollen im Folgenden kurz und knapp vorgestellt werden. Wenn der Begriff „Laborsituation" fällt, so bezieht sich dieser auf Versuchsanordnungen von Bowlby und Ainsworth.

**Sicher gebunden:** Eltern sind emotional zugänglich, aufgeschlossen und einfühlsam (z. B. Weinen des Säuglings mit Hunger in Verbindung bringen). In der Laborsituation waren sicher gebundene Kinder während einer Trennung vielleicht aufgebracht, suchten jedoch nach Rückkehr der Bezugsperson deren Nähe, ließen sich trösten und kehrten zum Spiel oder den Erkundigungen zurück.

Achtsame, liebevolle und zugewandte Bezugspersonen lindern Angst, indem sie empathisch auf das Kind und dessen Bedürfnisse eingehen. Sie nehmen die Bedürfnisse des Kindes achtsam wahr. Das Kind fühlt sich sicher und wagt sich hinaus in die Welt, um diese zu erforschen, und „… in Zeiten wahrgenommener Bedrohung oder Gefahr wird die körperliche Nähe einer Bezugsperson gesucht" (Bowlby, zitiert nach Graham 2014, S. 36).

Eine sichere Bindung ist zudem auch die Basis für Resilienz und Wohlbefinden. Die frühesten Resilienzpfade werden bis zum Alter von zwölf bis 18 Monaten fest in den neuronalen Schaltsystemen verankert und beeinflussen das weitere Heranreifen des Gehirns. Resilienz ist die Fähigkeit, sich von negativen Zuständen zu erholen, ohne diese vollkommen aus dem Leben zu eliminieren.

**Unsicher gebunden – vermeidend:** Eltern sind emotional unzugänglich, unsensibel, verschlossen und ablehnend. Beispielsweise wird der schreiende Säugling nicht gehört; es erfolgt keine adäquate Reaktion. In der Laborsituation zeigte sich, dass unsicher-vermeidend gebundene Kinder scheinbar gar nicht wahrnahmen, dass die Bezugsperson den Raum verlassen hatte. Sie spielten weiter und ignorierten die Rückkehr der Bezugsperson.

**Unsicher gebunden – ängstlich-ambivalent:** Die Eltern sind nicht immer zugänglich, einfühlsam und aufgeschlossen, nehmen oft eigene Bedürfnisse und die des Kindes nicht achtsam wahr; sind teils aufdringlich oder schwankend. Beispielsweise schreit der Säugling, der Vater hört das Schreien und möchte helfen, ist in seiner Handlungsweise unentschlossen, weiß nicht so recht, ob und wie er helfen kann. Der Vater ist – mit besorgter Miene – nicht bei seinem Tun; er vermittelt Unsicherheit und Nichtanwesenheit. In der Laborsituation waren die Kinder bei Trennung von der Bezugsperson ängstlich und schwer zu trösten. Auf die Rückkehr der Mutter reagierten sie mit Wut und Widerstand, zeigten gleichzeitig jedoch ein Bedürfnis nach Kontakt.

**Unsicher gebunden – desorganisiert:** Im Kontakt zwischen Eltern und Kind kommt es zu übergriffigen Handlungen, was möglicherweise eine Folge früherer Traumatisierung der Eltern ist. Vater oder Mutter können beispielsweise das Schreien des Kindes nicht ertragen. So entsteht Anspannung, jeder bleibt für sich in seinem inneren Gefühlszustand. Es kommt zu keiner adäquaten Spiegelung und auf Dauer zur Eskalation. Das Tun der Eltern verängstigt, beunruhigt und verwirrt die Kinder, was sich in ihren desorganisierten Reaktionen zeigt.

Im Laufe der Entwicklung des Kindes verfestigen sich die oben beschriebenen Bindungsmuster. Hier ein **Vergleich** zwischen den **Bindungsmustern beim Kind und beim Erwachsenen**:

| Kind | Erwachsener |
|---|---|
| sicher gebunden | sicher (frei und selbstständig) |
| vermeidend gebunden | abweisend |
| unsicher-ambivalent gebunden | besorgt und verstrickt |
| desorganisiert gebunden | desorganisiert; starr, nicht verarbeitetes Trauma oder nicht verarbeiteter Verlust |

Die Kenntnis der oben aufgeführten Bindungsmuster stellt ein Rüstzeug für die therapeutische Arbeit dar und dient zum Verständnis der jeweiligen Eltern-Kind-Beziehung. Man sollte sie jedoch nicht als allzu starre Kategorien begreifen. Die Muster wechseln und sind auch in sich flexibel (vgl. Siegel & Hartzell 2009, S. 147).

## 8.4 Welche Bedeutung haben die Bindungsmuster für die Elternarbeit?

Das achtsame Wahrnehmen der Bindungsmuster hilft Ihnen als Therapeut/in, die Verstrickungen in der familiären Beziehungsdynamik zu erkennen. Wie wirken sich die Bindungsmuster im Erwachsenenalter aus? Wie können Eltern dies für sich erkennen und achtsam mit sich selbst und ihren Kindern umgehen?

**Sicher-gebundenes Bindungsmuster:** Langzeitstudien und auch das AAI (Adult Attachment Interview) zeigen, dass Erwachsene mit sicherem Bindungsmuster in der Lage sind, ihre Lebensgeschichte kohärent zu erzählen. Die Vergangenheit kann mit der Gegenwart und der Zukunft verbunden werden. Das Narrativ ist in sich stimmig. Auch eine später erworbene Sicherheit spiegelt sich in der aufgearbeiteten Lebensgeschichte wider.

Im Kontakt mit dem Kind reagieren Eltern in der Regel vorhersehbar und angemessen. Die Bedürfnisse der Kinder werden nicht ignoriert oder zurückgewiesen. Kinder können sich vertrauensvoll an die Eltern wenden. Die Eltern sind validierend und damit die Basis für weitere Explorationen.

**Vermeidend-gebundenes Bindungsmuster:** Die eigene Lebensgeschichte wird oberflächlich reflektiert, das Narrativ erscheint logisch und schlüssig. Es tauchen aber keine persönlichen Erinnerungen an eine als „schön“ erlebte Kindheit auf. Eltern mit einer vermeidenden Bindungseinstellung nehmen die Signale der Kinder kaum wahr, sind emotional wenig zugänglich. Sie scheuen Nähe, ziehen Unabhängigkeit vor und haben zudem oft wenig Bezug zum eigenen Körper.

**Ängstlich-ambivalentes Bindungsmuster:** Besorgte Eltern können die Signale der Kinder nicht wirklich verlässlich wahrnehmen und deuten. Vielleicht haben sie Zweifel und verlassen sich dann auf andere. Narrative sind unzusammenhängend und zeigen Sprünge in die Vergangenheit und wieder in die Gegenwart zurück. Der Erzählende ist in seinen Kindheitserlebnissen verstrickt, es fehlt die Distanz. Solche Eltern haben möglicherweise Schwierigkeiten im Kontakt mit ihren Kindern und im Umgang mit Emotionen.

**Desorganisiertes Bindungsmuster:** Die Narrative bei diesem Bindungsmuster beschreiben traumatische Erfahrungen und sind in sich unzusammenhängend, verwirrend und inkohärent. Zwischen positiver und negativer Sichtweise wird hin und her gependelt, oft sind Antworten irrational. Stimmungswechsel aus dem Nichts heraus können Kinder verstören. Beispielsweise lacht und singt das Kind; der Vater wird urplötzlich wütend und schlägt zu. Das Kind war ihm zu laut. Nicht aufgelöste innere Spannungszustände erzeugen abrupte Verschiebungen, die das Kind nicht einordnen kann und es dadurch zutiefst beunruhigen und verunsichern (vgl. Siegel & Hartzell 2009, S. 148 ff.).

## Achtsamkeit, Bindung und Neuroplastizität

Die Neurowissenschaft nimmt an, dass die neuronalen Fasern (präfrontaler Cortex), die an der Achtsamkeitspraxis beteiligt sind, auch mit der sicheren Bindung zu tun haben. Sie helfen bei der Regulation des Körpers und bei der Einstimmung auf andere Menschen. Sie gleichen Emotionen aus, fördern das moralische Empfinden und die Empathie mit anderen. Sie verringern Ängste und beruhigen. Vergangenheit, Gegenwart und Zukunft werden einsichtsvoll miteinander verbunden. Die Fähigkeit zu Flexibilität erweitert sich durch regelmäßiges Achtsamkeitstraining. Gleiches gilt für das Wissen um die eigene Intuition und das Vertrauen in sie (vgl. Germer & Siegel 2014, S. 489).

## Achtsamkeit, Bindung und Kommunikation

Bindungserfahrung lässt sich nicht ohne Kommunikation machen. Wie aber kommunizieren wir? Welche Signale und Botschaften senden wir? Sind wir offen für konstruktive Kommunikation?

Wie alle anderen Menschen senden auch Eltern *verbale* und *nonverbale* Botschaften. Verbale Botschaften sind alle geäußerten Worte. Zu den nonverbalen Botschaften gehören u. a. Mimik, Tonfall, Gesten, Haltung und Blickkontakt. Oft passen die gesprochenen Worte nicht zu den nonverbalen Signalen. Beispiel: Das Kind fragt seine Mutter, ob sie sauer ist, und die Mutter sagt Nein, obwohl ihr Ärger deutlich in ihrem Gesicht zu sehen ist.

Mit zunehmendem Training in Achtsamkeit nehmen Eltern immer besser wahr, ob ihre Botschaften inkongruent sind, ob also die verbalen und nonverbalen Signale voneinander abweichen. Eltern sind zudem meist eher im Tun-Modus, Kinder eher im Seins-Modus. Achtsamkeit kann Eltern helfen, leichter in den Seins-Modus zu kommen und sich mehr auf den Kommunikationsprozess einzulassen.

Eltern, die achtsam auf die Signale von Kindern und Jugendlichen achten, können mehr über deren Wesen und Bedürfnisse erfahren. Werden diese Bedürfnisse, etwa nach Liebe, Nähe und Unterstützung, bei Entscheidungen berücksichtigt, eröffnen sich Möglichkeiten für eine auf Achtsamkeit basierende Kommunikation – ein fortwährender Prozess von Geben und Nehmen.

Durch achtsame Kommunikation lernen Eltern nicht nur etwas über die Gefühle und Bedürfnisse von Kindern und Jugendlichen. Sie lernen auch, ihre eigenen Gefühle, Gedanken und Bedürfnisse bewusst wahrzunehmen und ggf. zu hinterfragen (vgl. Siegel & Hartzell 2009, S. 105 ff.). In diesem Prozess können Kinder und Jugendliche für ihre Eltern zum Modell werden.

## 8.5 Mit Eltern Achtsamkeit üben

### *8.5.1 Gelebte Achtsamkeit*

Im Folgenden finden Sie als Therapeutinnen und Therapeuten Anregungen dafür, wie Sie Eltern unterstützen können, Achtsamkeit in den eigenen Alltag zu bringen, und außerdem, wie Eltern zusammen mit den Kindern oder Jugendlichen Achtsamkeit leben können. Leben nämlich Eltern Achtsamkeit vor, gestaltet sich der Alltag häufig gelassener und entspannter.

Nach Kabat-Zinn (2009, S. 34 ff.) bedeutet Achtsamkeit für Eltern, Gewahrsein und Aufmerksamkeit für jeden Augenblick zu entwickeln und dies stetig zu verfeinern: „Achtsamkeit beinhaltet für uns als Eltern, dass wir uns daran erinnern, diese Art der Aufmerksamkeit, Offenheit und Weisheit in allen Situationen, in denen wir mit den Kindern zusammen sind, zu entwickeln."

Oder in anderen Worten: „Achtsamkeit unterstützt uns in unseren täglichen Bemühungen, mit unseren Kindern wirklich in Kontakt zu sein. Sie hilft uns, für unsere Kinder Quellen bedingungsloser Liebe zu werden, Augenblick für Augenblick, Tag für Tag, uns und unsere Kinder immer wieder neu zu sehen, eine Herausforderung" (Valentin & Kunze 2011, S. 18).

Auch die Metapher von Kornfield „Du kannst die Wellen des Lebens nicht aufhalten, doch du kannst lernen, auf ihnen zu reiten" (vgl. Valentin & Kunze 2011, S. 17) beschreibt sehr anschaulich, wie schwierig das scheinbar Leichte ist. Das „Surfen"-Lernen im Alltag mit Kindern ist eine komplexe Aufgabe, die Geduld, inneres Gleichgewicht, stete Präsenz, Gelassenheit und Akzeptanz erfordert. Um in der Metapher zu bleiben: Achtsamkeit kann hier das Surfbrett sein. Mit dem bewussten Leben verbunden, bringt es uns in das Hier und Jetzt zurück – und nicht ins Dort und Dann oder Wenn und Bald und Aber.

In der therapeutischen Arbeit kann man Eltern ermuntern, den Anfängergeist wieder zu beleben, den sie selbst als Kinder gelebt haben. Im Gegensatz zu Kindern, die die Welt immer wieder neu erleben, sehen Erwachsene die Welt ihrer Kinder meist durch „verfärbte Brillengläser": Sie haben Erwartungen, sie bewerten und beurteilen. Mit der Brille des Anfängergeistes können sie sich von ihren Denk- und Wahrnehmungsmustern lösen und mit Neugierde, Offenheit und Klarheit in die Welt schauen. Im Sinne des Anfängergeistes können Eltern oft leichter genießen oder zusammen mit den Kindern lachen, singen, scherzen und tollen; etwa auf dem Spielplatz zusammen schaukeln, rutschen, wippen, Sandburgen bauen oder eine Höhle aus Kartons und Tüchern etc.

Wie fühlt sich das an, Momente des Alltags im Anfängergeist zu leben? Wie nehmen Eltern sich und das Kind dabei wahr, wie ist der Umgang miteinander? Anhand der folgenden Experimente können Sie als Therapeut/in den Eltern das Prinzip der Achtsamkeit veranschaulichen und sie dazu einladen:

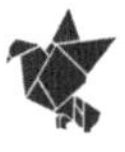

## Übung 8.1: Achtsamkeit im „Laborversuch"[4]

**Benötigt werden:** ein Glas bzw. Glaszylinder; Backpulver, bzw. Salz

Fühlen Sie sich zu einem *Experiment* eingeladen, das verdeutlichen kann, was Achtsamkeit ist. Sie können es für sich alleine durchführen oder auch zusammen mit Ihren Kindern.

Füllen Sie einen durchsichtigen Zylinder oder ein Glas mit Wasser. Dann schauen Sie selbst oder zusammen mit Ihren Kindern durch den Glaszylinder / das Glas, um zu erkennen, was auf der anderen Seite zu sehen ist.

Schütten Sie nun reichlich Salz oder Backpulver hinein und schütteln Sie das Glas. Können Sie immer noch hindurchsehen? Vermutlich nicht: Die Wolken des Salzes oder Backpulvers trüben das Wasser und verhindern die Sicht. Und ebenso können Gedanken, Emotionen und mit Stress verbundene Lebensereignisse unsere Sicht trüben.

Nach ungefähr ein bis zwei Minuten schauen Sie noch einmal das Wasser an. Was passiert mit dem Wasser, wenn man es in Ruhe lässt? Es wird wieder klar, das Pulver hat sich am Grund des Glases abgesetzt. Verschwunden ist es natürlich nicht. Doch es befindet sich am Boden und trübt das Wasser nicht mehr.

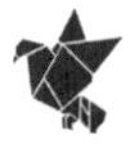

## Übung 8.2: Ja-oder-Nein-Versuch

**Vorbemerkung:** Achtsamkeit zu praktizieren heißt nicht, dass die Herausforderungen des Lebens verschwinden. Bleibt man jedoch bei der Achtsamkeit, wird die Sicht klarer. Gedanken und Emotionen setzen sich, beruhigen sich.

Ein anderes Experiment, das Eltern den Unterschied zwischen einem achtsamen und mitfühlenden Reagieren und einem Verhalten im Modus des Autopilot (Kampf-Flucht-Starre-Zustand) veranschaulicht, ist folgendes:

Sagen Sie mehrmals sehr laut, unfreundlich und schnell „Nein, nein, nein …!"

---

4 Dieses Experiment wird in der Literatur vielfältig beschrieben. Goodman und Siegel nahmen als Zusatz Backpulver, andere Autoren Salz.

Was fühlen Sie dabei? Verweilen Sie einen Moment beim Nachspüren des aufsteigenden Gefühls.

Dann stellen Sie sich vor, wie Sie langsam und sanft: „Ja, ja, ja, ja …" sagen (oder stellen Sie es sich nicht nur vor, sondern sprechen Sie es aus). Was fühlen Sie jetzt? Auch hier einen Moment beim aufsteigenden Gefühl bleiben.

In der Regel werden Eltern mit diesem Experiment die Erfahrung machen, dass „Nein" eher aversive Gefühle (Widerstand, Abwehr, Kampf, Flucht, Erstarren) auslöst bzw. ausdrückt und „Ja" Offenheit, Ruhe und Klarheit (vgl. Goodman, Greenland & Siegel 2014, S. 476 ff.).

**Zusammenfassend bedeutet dies:** Als Therapeut/in können Sie Eltern ermutigen, auf den Wellen des Lebens zu surfen – eine tägliche Herausforderung, immer aufs Neue. Diese Metapher eignet sich gut für diesen Zweck, denn auch das Meer verhält sich von Tag zu Tag, oft von Moment zu Moment anders, unterliegt ständigem Wandel. Hier heißt es, bei sich zu bleiben und nachzuspüren, wie sich der Körper bei den vielfältigen Herausforderungen des Alltags anfühlt, welche Gedanken und Gefühle auftauchen.

Als Therapeuten können wir dazu anregen, den *Atem* zu beachten und nachzuspüren, ob der Autopilot anspringt. Welche Bewertungen und Urteile schleichen sich ein? Oft sind ganz einfache Anregungen sehr hilfreich, wie etwa: Bei Anforderungssituationen tief in den Bauch einatmen und alles, was der unruhige Geist liefert, vorbeiziehen lassen, wie Wolken am Himmel (die Sonne ist immer da). Oder wie die Wellen auf dem Ozean, die je nach Sturm unterschiedliche Formationen annehmen können. In der Tiefe des Ozeans jedoch ist es ruhig und still.

*Innezuhalten (atmen)* schafft Bewusstheit und *Akzeptanz* und ermöglicht es den Eltern, die Dinge so anzunehmen, wie sie eben sind, die Wirklichkeit so zu sehen, wie sie ist, und dabei Lösungswege zu finden; zu *agieren,* ohne automatisch zu reagieren oder zu resignieren. Gelingt das, dann tun sich Möglichkeiten für neue Handlungsmuster und Perspektiven auf.

Auch in der Kommunikation und beim bewussten, aktiven Zuhören helfen Innehalten und Akzeptanz. Dann lernen Eltern, offen und urteilsfrei zuzuhören. Wachsende Empathie macht es immer mehr möglich, eine Konfliktsituation aus der Sichtweise des Gegenübers zu sehen und dem Gesprächspartner offen und respektvoll zu begegnen. Durch ein Achtsamkeits-Training lernen Eltern ebenfalls wahrzunehmen, was durch Körpersprache, Stimmlage und Augenkontakt mitgeteilt wird (vgl. Andersen & Stawreberg 2012, S. 121 ff.).

### 8.5.2 Übungen für Eltern, die ihren eigenen achtsamen Weg suchen

**Cave:** Die folgenden Übungen sollten nur den Eltern vermittelt werden, die wirkliches Interesse und Bereitschaft dafür zeigen.

#### *Grundübungen*

Der Body-Scan kann, besonders in Kurzform, gut in den Alltag integriert werden, etwa im Auto bei einem Stau oder wenn sich Wartezeiten ergeben, beim Abholen der Kinder, beim Friseur oder im Wartezimmer beim Arztbesuch etc. Auch hier können Sie die Eltern zum Experimentieren ermuntern.

#### Übung 8.3: Body-Scan (Variante für Eltern)

Die Anleitung für die Übung ist in Kapitel 5 zu finden, Übung 5.7 (S. 93).

Besonderheiten in der Anwendung mit Eltern: In der Anleitung für Eltern wird das an die Jugendlichen gerichtete „Du“ durch ein „Sie“ ersetzt.

Die Übung kann im Liegen oder Sitzen durchgeführt werden; sie ist hilfreich bei Anspannung oder auch bei Schlafstörungen.

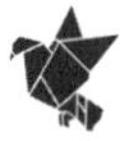

#### Übung 8.4: Geh-Meditation (Variante für Eltern)

**Vorbemerkung:** Die folgende Übung, die Geh-Meditation, ist hilfreich bei innerer Unruhe und kann ebenfalls im Alltag gut eingesetzt werden, etwa beim Treppensteigen, auf dem Weg zum Auto oder zur Bahn, beim Einkaufen, beim Spazierengehen. Immer dann, wenn man zu Fuß unterwegs ist.

Die Anleitung zur Geh-Meditation findet sich in Kapitel 5, Übung 5.9 (S. 95).

**Besonderheiten in der Anwendung mit Eltern:** Auch hier ist darauf zu achten, die Du-Form in die Sie-Form zu verwandeln. Eltern können die Gehmeditation im Freien (beispielsweise im Garten) oder auch drinnen (in einem Zimmer bei sich zu Hause) üben. Möglich ist jeder beliebige Ort, der ruhig ist. Am Anfang genügen wenige Minuten; später können die Eltern den Zeitrahmen beliebig verlängern. Es kann hilfreich sein, zunächst mit kleinen Schritten zu beginnen und später die Schrittlänge zu verändern.

## Übung 8.5: Drei Minuten Atemraum (Variante für Eltern)

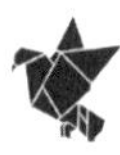

Die Anleitung für diese Übung findet sich in Kapitel 5, Übung 5.10 (S. 97). Auch hier ist die Du- durch die Sie-Form zu ersetzen.

Eltern können die Übung bei Stress- oder Konfliktsituationen oder beim Auftauchen heftiger Emotionen einsetzen.

Eine ganz ähnlich Übung ist die **STOP-Übung**, deren Anleitung ebenfalls in Kapitel 5 (Übung 5.11, S. 98) zu finden ist.

### *Vertiefende Übungen*

Durch die achtsamkeitsbasierte Arbeit mit Kindern und Jugendlichen sind manchmal auch die Eltern motiviert, für sich selbst einen eigenen achtsamen Weg einzuschlagen. Wenn das gewünscht wird, kann der erfahrene Therapeut ihnen Empfehlungen geben, etwa ein Meditationszentrum zu besuchen oder am Wochenende an einem MBSR- oder MBCT-Kurs teilzunehmen. Einige Hinweise hierzu finden sich im Anhang.

Die folgenden Interventionen eigenen sich für die Arbeit mit Eltern, die sich in Achtsamkeit gerne weiterentwickeln möchten.

## Übung 8.6: Sitz-Meditation (Variante für Eltern)

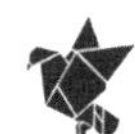

Die Anleitung für die Übung findet sich in Kapitel 5 (Übung 5.2, Seite 88).

Angeleitete Variante: Sie können die Meditation entweder für die Eltern allein anleiten; dann werden aus den Du- wieder Sie-Formen. Es ist aber auch möglich, dass Eltern und Kinder bzw. Jugendliche sich gemeinsam anleiten lassen.

Meditation ohne Anleitung durch den Therapeuten: Hier können Sie den Eltern einige Hinweise mit auf den Weg geben. So ist es z.B. wichtig, sich zum Meditieren einen ruhigen, störungsfreien Raum zu suchen und auch die passende Zeit gut zu wählen. Vielleicht ist es günstig, am frühen Morgen zu meditieren, wenn der Familienalltag noch nicht begonnen hat, oder abends, wenn die Kinder im Bett sind. Für die Familie ist es oft hilfreich, ein Schild mit „Bitte nicht stören“ anzubringen, denn allzu leicht wird – zumindest am Anfang – vergessen, dass ein Familienmitglied meditiert. Es empfiehlt sich, mit einer kurzen Übungszeit zu beginnen und diese dann nach Belieben zu verlängern.

## Übung 8.7: Meditation zum Selbstmitgefühl in Stresssituationen[5]

**Vorbemerkung:** Die folgende Anleitung eignet sich gut für Eltern in Stresssituationen. Sie ist ein achtsamkeitsbasiertes „Tool“, um sich selbst in diesen Situationen mit Freundlichkeit zu begegnen. Die Übung kann im Rahmen von Elterngesprächen durchgeführt werden. Als Therapeut/in können Sie hierfür individuelle stressbesetzte Situationen aus dem Alltag der jeweiligen Familie wählen. Die Situation sollte von mittlerer Schwere sein. Wichtig ist der Austausch am Ende der Übung, zur Stabilisierung und zur weiteren Bearbeitung der jeweiligen stressbesetzten Situation.

Nehmen Sie eine würdevolle Haltung ein und schließen Sie die Augen, wenn es für Sie angenehm ist. Rufen Sie sich dann eine schwierige oder stressige Situation mit Ihrem Kind / Ihrem Jugendlichen in Erinnerung, eine Begebenheit, die nicht so gut verlaufen ist.

Wer war beteiligt? Worum ging es? Wie haben Sie sich verhalten?

Wenn Sie für sich ein klares Bild vor Augen haben, lenken Sie die Aufmerksamkeit auf diesen Moment: Wie geht es Ihnen jetzt im Moment, wie fühlen Sie sich? Nehmen Sie alles wahr, was in Ihnen an Gedanken, Gefühlen und Körperempfindungen auftaucht. Erlauben Sie sich Sätze wie: „Alles darf so sein, wie es ist. Es ist in Ordnung, dass ich jetzt so fühle.“

Nehmen Sie einfach nur wahr, was aufsteigt … Tauchen da kritische und urteilende Gedanken auf? Gibt es Gefühle von Schuld oder Versagen oder Wut? Spüren Sie Spannung im Körper?

Versuchen Sie jetzt, sich selbst mit einer freundlichen und mitfühlenden Haltung zu begegnen. Erkennen Sie den Moment des Leidens und erlauben Sie sich zu trösten. „Ja, das ist wirklich schwierig.“ Oder: „Du bemühst dich, eine gute Mutter / ein guter Vater zu sein, doch manchmal ist es schwierig.“ Wenn Sie mögen, legen Sie zur Unterstützung die Hand auf die Herzgegend und spüren Sie die Wärme der Hand auf Ihrer Brust. Erlauben Sie sich, noch für eine Weile so zu sitzen und zu atmen.

---

5 Modifiziert nach Bögels & Restifo (2014).

## Übung 8.8: Meditation zum Offenen Gewahrsein[6]

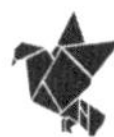

**Vorbemerkung:** Die nun folgende Meditation zum offenen Gewahrsein können Sie als Therapeut/in anwenden, wenn Eltern in reaktiven Erziehungsmustern hängen bleiben und ein Perspektivenwechsel ansteht.

Nehmen Sie eine Haltung ein, die Würde, Wachheit und Präsenz ausstrahlt. Spüren Sie nach, wie Sie sitzen, wie die Füße auf dem Boden stehen / wie sich die Unterlage anfühlt, auf der Sie ruhen. Bleiben Sie eine Weile bei diesen Empfindungen. Lenken Sie dann Ihre Aufmerksamkeit auf den Atem, das Ein- und Ausatmen. Nehmen Sie auch die Atempause dazwischen wahr und folgen Sie Ihrem Atemrhythmus. Bei jedem Atemzug den gegenwärtigen Moment erfahren …

Erlauben Sie sich dann, die Aufmerksamkeit von Moment zu Moment fließen zu lassen. Vielleicht mögen Sie zu den Körperempfindungen wandern oder zu den Gedanken, Gefühlen, Geräuschen oder in die Stille hineinspüren … Erlauben Sie sich von Zeit zu Zeit die Frage: „Was ist das?" Diese Frage kann helfen, dass alles, was auftaucht, im Feld Ihres Gewahrseins erscheinen darf. Sie können alles, was auftaucht, mit Offenheit und Neugierde, mit dem Anfängergeist, erforschen … „Was ist das?"… Und wenn Sie fühlen, dass eine Empfindung Sie überwältigen könnte, dann kehren Sie zu Ihrem Atem und Ihrem Atemankerpunkt zurück, um sich im gegenwärtigen Moment zu verankern. Sie sind im Hier und Jetzt. Erlauben Sie sich dann, wenn es für Sie Zeit ist, die Übung zu beenden.

## Übung 8.9: Meditation bei Konflikten[7]

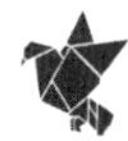

**Vorbemerkung:** In der nun folgenden Meditation bei Konflikten bedarf es eines mitfühlenden und stützenden Mitgehens des Therapeuten, z. B. beim Auftreten des inneren Kritikers. Es ist empfehlenswert, mit Konflikten von mittlerer Intensität zu arbeiten, extreme Situationen empfiehlt es sich eher zu meiden. Auch hier soll am Ende der Übung ein Austausch stattfinden.

Nehmen Sie eine würdevolle Haltung ein und spüren Sie nach, wie sich das Sitzen anfühlt. Folgen Sie Ihrem Atemstrom, nehmen Sie bewusst das Einatmen und das Ausatmen wahr. Lassen Sie nun vor Ihrem inneren Auge eine Situation aufsteigen, in der Sie sehr wütend waren und Sie mit Ihrem Verhalten gar nicht zufrieden waren, weil Sie z. B. die Kontrolle verloren haben oder explodiert sind. Wählen Sie die

6 Modifiziert nach Bögels & Restifo (2014).

7 Modifiziert nach Bögels & Restifo (2014).

Situation, die spontan aufsteigt. Strengen Sie sich nicht an. Sie brauchen nicht auf Suche zu gehen.

Was haben Sie in der Situation, die Sie sich gewählt haben, getan oder gesagt? Was hat Ihr Gegenüber gesagt, Ihr Partner oder Kind? Wie haben Sie sich gefühlt? Welche Körperempfindungen nahmen Sie damals wahr? Welche Gedanken tauchten auf? Welche Handlungsimpulse haben Sie gespürt?

Wenn Sie ein konkretes Bild vor Augen haben, lenken Sie Ihre Aufmerksamkeit auf das Hier und Jetzt: Welche Gedanken, Gefühle und Körperempfindungen tauchen jetzt auf? Können Sie diesen akzeptierend begegnen? Sagen Sie sich: „Was immer es ist, es ist in Ordnung." Heißen Sie jedes Gefühl, ob Trauer, Wut oder Schmerz, willkommen. Lenken Sie dann Ihre Aufmerksamkeit auf den Atem, wie er durch Ihren Körper strömt. Bleiben Sie für einige Atemzüge bei Ihrem Atem und spüren dabei, wie sich Ihr Körper anfühlt. Gibt es irgendwo im Körper eine Spannung?

Und wenn Sie bereit sind, richten Sie Ihre Aufmerksamkeit dann beim nächsten Ausatmen auf die Person, die bei der Auseinandersetzung beteiligt war. Wie mag es der Person ergehen? Welche Gedanken, Gefühle, Körperempfindungen oder Handlungsimpulse könnte sie gerade fühlen? Können Sie der Person erlauben, wütend, traurig, verängstigt oder verletzt zu sein? Können Sie ihr sagen, dass das, was sie fühlt, in Ordnung ist? Können Sie die andere Person in dieser Situation verstehen? Vielleicht können Sie Mitgefühl für diese Person empfinden? Was würden Sie ihm oder ihr mit Verständnis und Mitgefühl gerne sagen? Was sagt Ihnen Ihr Herz?

Vielleicht können Sie das Gegenüber aufrichtig um Entschuldigung bitten? Wenn Sie es nicht können, wie sollte es die andere Person können? Vielleicht stellen Sie sich vor, wie Sie um Entschuldigung bitten, und nehmen wahr, welche Gefühle, Gedanken und Körperempfindungen dabei auftauchen. Lassen Sie dann Ihren Atem noch mal bewusst durch den Körper strömen und beenden Sie dann die Übung in Ihrem eigenen Tempo.

## Übung 8.10: Meditation der liebevollen Güte (Metta-Meditation) für Eltern

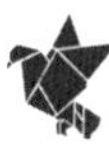

**Vorbemerkung:** Diese Übung können Sie Eltern anbieten, die mehr Freundlichkeit und Güte in das Familienleben bringen wollen. Sie ist für erfahrene und achtsame Eltern geeignet.

Metta ist ein Begriff aus dem Pali, der Sprache zu Lebzeiten Buddhas, und bedeutet liebevolle Güte, Wohlwollen oder auch Freundlichkeit. In der Übungspraxis geht es darum, mit dem eigenen Herzen in Kontakt zu kommen und eine innere liebevolle und gütige Haltung zu entwickeln – zu sich selbst genauso wie auch zu anderen.

Richten Sie sich gut in Ihrer Sitzposition ein. Nehmen Sie den Kontakt zur Unterlage wahr und spüren Sie die Qualität des sich Niederlassens auf Ihrem Platz und die Aufrichtung nach oben, würdevoll und entspannt.

Bringen Sie Ihre Aufmerksamkeit zu Ihrer Herzgegend und lassen Sie Ihren Atem in diesen Raum hineinfließen; spüren Sie für sich nach, ob Sie sich liebevoll mit dem Raum verbinden können. Erspüren Sie den Raum Ihres Herzens, vielleicht ist da Enge, Weite oder liebevolles Gewahrsein … Und wenn es Sie unterstützt, können Sie auch die Hände auf Ihr Herz legen. Spüren Sie nach und verweilen Sie für einige Momente.

Ich lade Sie nun dazu ein, sich aus den folgenden vier Sätzen den Satz zu wählen, der Ihnen am besten zusagt. Und wenn Sie für sich wahrnehmen, dass die Sätze im Moment nicht passen, dann folgen Sie Ihrem Atemfluss und spüren für sich nach, wie sich die Sätze anhören und was in Ihnen auftaucht. Auch hier kann die Hand zur Unterstützung auf dem Herzen liegen. Vielleicht taucht auch ein eigener Satz auf, dann nehmen Sie diesen Satz in Ihrem Herzen auf.

*Möge ich glücklich sein.*
*Möge ich sicher und geborgen sein.*
*Möge ich gesund sein.*
*Möge ich mit Leichtigkeit leben.*

Wählen Sie den Satz, der Ihnen zusagt, und lassen diesen in Ihrem Herzen wirken, und nehmen Sie all das wahr, was in Ihrem Inneren auftaucht. Vielleicht sind da Gedanken, Gefühle, Bilder, Empfindungen. Alles darf da sein. Grübeln Sie nicht nach, folgen Sie dem Satz, der in Ihrem Herzen die größte Resonanz hat. Wenn keiner dieser Sätze für Sie stimmt, können Sie sich entweder mit Ihrem Atem verbinden oder einen für Sie passenden mitfühlenden Satz wählen. Vielleicht bemerken Sie auch, dass Ihr Herz sich diesem Wunsch gerade nicht öffnen kann. Auch das ist in Ordnung. Versuchen Sie dann, so gut es geht, sich diesem Zustand zuzuwenden.

Dehnen Sie nun Ihre Herzenswärme aus auf die Menschen, die Sie lieben, auf Ihr Kind, Ihren Partner. Lassen Sie Ihren Satz in Ihrem Herzen wirken.

*Mögest du / möge mein Kind glücklich sein.*
*Mögest du / möge mein Kind sicher und geborgen sein.*
*Mögest du / möge mein Kind gesund sein.*
*Mögest du / möge mein Kind mit Leichtigkeit leben.*

Öffnen Sie nun Ihr Herz für die Menschen in Ihrer Umgebung und suchen sich für diese einen passenden Satz.

*Mögen alle Menschen glücklich sein.*
*Mögen alle Menschen sicher und geborgen sein.*
*Mögen alle Menschen gesund sein.*
*Mögen alle Menschen mit Leichtigkeit leben.*

Dehnen Sie nun, wenn es Ihnen möglich ist, Ihr Gewahrsein aus auf alle Menschen und Lebewesen dieser Erde.

Kommen Sie nun mit Ihrer Aufmerksamkeit zu Ihrem Körper und zum Atem zurück, lassen Sie die Sätze ausklingen, nehmen Sie Ihr Herz wahr und spüren Sie den aufsteigenden Empfindungen nach.

Zum Abschluss dieser Meditation würdigen Sie Ihr Bemühen, Gutes in die Welt zu bringen. Würdigen Sie das Leben.

### 8.5.3 Selbstfürsorge-Übungen für Eltern

Eltern haben oft einen vollgepackten Alltag und sind voller Fürsorge für andere. Die nachfolgenden Übungen und Anregungen dienen deshalb der Selbstfürsorge. Bei Bedarf können Sie als Therapeut/in den Eltern diese Übungen an die Hand geben.

#### Achtsamkeit im Tagesverlauf

Morgens, wenn Sie aufgewacht sind, können Sie eine Atempause einlegen und nachspüren, wie Sie im Bett liegen, und danach können Sie wahrnehmen, mit welchem Bein Sie aus dem Bett steigen. Dann der Gang ins Bad: Wie gehen Sie?

Wenn Sie sich waschen oder duschen, können Sie sich dabei beobachten: Duschen Sie sich präsent und bewusst, oder sind Sie schon in Gedanken beim Tag, bei anstehenden Gesprächen, Aufgaben, Telefonaten?

Was steht *jetzt* an? Sich zu duschen, wach zu werden und präsent zu werden. Spüren Sie den Wasserstrahl auf der Haut, den Duft des Duschgels. Was nehmen Ihre Sinne wahr?

Wie putzen Sie die Zähne? Wie fühlt sich das Putzen der Zähne an? Sind Sie dabei präsent oder schon im Alltag? Wie ziehen Sie sich an? Sind Sie innerlich beim Sich-Ankleiden oder dabei schon längst im Alltag verfangen?

Beim Frühstück: Nehmen Sie sich Zeit für die Zubereitung; Zeit, um bei dem zu sein, was Sie zu tun haben: Brote für die Pause schmieren, Kinder trösten und sich achtsam morgendlichen Kümmernissen zuwenden; dem Partner ein achtsames Ohr schenken; ein Frühstück einnehmen, ohne Zeitung, Radio, Tablet und Smartphone.

Bemerken Sie *Veränderungen Ihrer Haltung*: Wie stehen Sie? Wie fühlt sich der Wechsel vom Liegen zum Stehen an? Wie vom Sitzen zum Stehen und umgekehrt? Beobachten Sie sich jedes Mal bewusst beim Wechsel der Körperhaltung. Beobachten Sie sich auch beim Gehen. Wie ist Ihr Schritttempo? Wie fühlt sich der Boden an? Wie ist die Haltung beim Gehen?

Beim Spazierengehen das *achtsame Sehen* üben. Was nimmt Ihr Auge wahr? Wie wirkt die Umgebung auf Sie? Versuchen Sie alles wahrzunehmen, ohne das Wahrgenommene zu etikettieren. Anstelle von „ Auto“, „Baum“, „Mensch“ versuchen Sie einmal, die Objekte zu betrachten und deren Formen, Farben, Bewegungen wahrzunehmen. Woran bleibt Ihr Auge hängen? Was könnten Sie leicht übersehen? Vielleicht auch mal nach oben sehen, zum Himmel, zu den Bäumen, zur Decke, zu den Hausdächern. Was fällt Ihnen auf? Wie fühlt es sich an, wenn Sie nach oben schauen? Vielleicht sind da Weite und Offenheit oder eine Veränderung der Sicht, der Perspektive? Entdecken Sie die Welt um Sie herum neu.

Beim *Verlassen des Hauses* nachspüren, wie Sie gehen. Wenn Sie ins Auto steigen, dann nehmen Sie wahr, wie Sie einsteigen. Bei roten Ampeln können Sie versuchen, die Achtsamkeit zum Atem zu lenken, die Wartepause zum Innehalten zu nutzen. Vielleicht versuchen Sie auch, ohne Radio oder Kopfhörer zu fahren.

Bei Ankunft am Zielort: Wie steigen Sie aus dem Auto, dem Bus, dem Zug? Sind Sie bei dem, was Sie tun?

*Am Arbeitsplatz*: Wie fühlt sich die Türklinke an? Wie begrüßen Sie Ihre Kollegen? Wie setzen Sie sich? Wie beginnen Sie die Arbeit? Nehmen Sie Spannungen wahr? Wo spüren Sie diese? Im Nacken, in der Schulter, im Gesicht oder im Magenbereich? Gibt es ein „Eröffnungsritual“? Verfallen Sie dem Multitasking? Welche Automatismen fallen Ihnen auf? Wie fühlt es sich an, die Aufgaben Schritt für Schritt zu erledigen? Erlauben Sie sich auch, sich zwischendurch zu strecken und zu dehnen oder machen Sie kleine Yogaübungen für den Arbeitsplatz.

Beim Hochfahren des PCs eine Atempause einlegen, auch vor dem Abnehmen des Telefons eine kurze Atempause einlegen. Beim Bearbeiten von Mails sich Zeit geben zur Planung. Präsent sein, bei dem, was Sie machen, doch ohne sich beim Abschweifen zu verurteilen – nehmen Sie auch dies wahr.

Versuchen Sie, im Laufe des Tages die *Handlungsübergänge* achtsam zu gestalten. Halten Sie für einen Moment inne und achten Sie auf den Atem, beispielsweise beim Verlassen des Büros, bevor Sie ins Auto steigen, vor dem Nachhause-Kommen, beim Wechsel von einem Zimmer in das andere.

Beim *Essen* achtsam wahrnehmen, was Sie zu sich nehmen, worauf Sie Appetit haben. Wie schmeckt, riecht und sieht das aus, was Sie zu sich nehmen? Was sagt Ihr Magen zu der Nahrung? Fühlen Sie sich bald satt oder haben Sie viel Appetit? Haben andere „Teile" in Ihnen Hunger? Spüren Sie nach, welche das sind.

Beim *Nach-Hause-Fahren* die Autofahrt langsam angehen. Vor dem Betreten des Hauses sich eine Atempause gönnen, um für die Familie da sein zu können. Den Körper spüren: Gibt es Verspannungen? Falls solche spürbar sind, dann in diese hineinatmen und bewusst ausatmen. Und wenn die Verspannungen bleiben, sich auch erlauben, es so sein zu lassen, wie es eben ist.

Nutzen Sie die Zeit des Innehaltens, wenn Sie im Supermarkt an der Kasse oder in einer anderen *Warteschlange* stehen. Spüren Sie den Kontakt zum Boden und spüren Sie Ihrer Haltung nach. Lenken Sie Ihre Aufmerksamkeit auf die Bauchatmung. Sind Sie unruhig oder entspannt?

Am *Tagesende* sich die Muße nehmen und nachforschen, wie der Tag verlaufen ist. Was war positiv, worüber sind Sie dankbar, was könnte verändert werden? Vielleicht mögen Sie auch ein Dankbarkeitstagebuch führen, in dem Sie allabendlich einige Begebenheiten vermerken, für die Sie dankbar sind.

Bei *Schlafstörungen* können Sie die Übung Body-Scan (Seite 93) im Bett machen oder den Atemfluss beobachten und dabei beim Ausatmen länger verweilen; beides ist schlaffördernd.

Täglich auftretende *Geräusche* können Ihnen als *Achtsamkeitsglocke* dienen, wie etwa das Klingeln des Telefons, der Signalton beim Eintreffen einer Mail oder SMS, der Klang der Kirchturmglocke, das Pfeifen des Windes, das Schließen einer Tür.

Beim *Sport* auf den Atem und die Bewegungen achten oder beim *Joggen* die Laufschritte mit dem Atem verbinden und darauf achten, dass das Ausatmen langsam und tief ist.

Auch die *Tätigkeiten im Haushalt*, angenehme oder unangenehme, wie Kochen, Einräumen der Geschirrspülmaschine, Bügeln, Gartenarbeit, Einkaufen, Aufräumen, Putzen und Abfallentsorgen, können zum Innehalten und Nachspüren genutzt werden. Erlauben Sie sich, dem Alltag das allzu rasche Tempo zu nehmen.

Im *Umgang mit den Medien* können Sie versuchen, an einem Tag der Woche oder am Wochenende Smartphone oder Notebook ruhen zu lassen oder ab einer bestimmten Tageszeit keinen Blick mehr ins Internet bzw. auf Mails zu werfen. Wie fühlt sich das an?

*Im Kontakt mit den Kindern:* Mit welchen Augen sehen Sie Ihr Kind? Öfter wohlwollend oder öfter kritisch? Schauen Sie es liebevoll an? Sind Sie bewusst im Blickkontakt? Gibt es da vielleicht versteckte Erwartungen oder Forderungen? Wie reagiert Ihr Kind? Was nehmen Sie in sich wahr?

Hören Sie Ihrem Kind zu? Wie ist Ihr Hören? Hören Sie wirklich aufmerksam zu oder sind Sie gedanklich woanders oder hören Sie nur das, was Sie hören wollen?

Achten Sie darauf, im Alltag jemandem bewusst ein *Lächeln* zu schenken oder das Lächeln von anderen wahrzunehmen. Wie fühlen Sie sich? Was spüren Sie?

### 8.5.4 Übungen zu schwierigen Gefühlen der Eltern

Wie können Eltern mit Gefühlen wie Angst, Ungeduld oder Ärger gut umgehen? Im Alltag mit Kindern ist *Angst* nicht unbekannt: Egal, in welchem Alter die Kinder sein mögen, es gibt immer Situationen, die Eltern ängstigen. Darüber hinaus kann vermehrte oder generalisierte Angst auch ein Persönlichkeitszug eines Elternteils sein. Angst ist häufig abhängig von Gedanken über die Vergangenheit oder die Zukunft. Wenn sie auftritt, kann folgende Anleitung hilfreich sein:

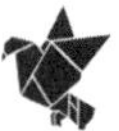

#### Übung 8.11: Sich der Angst bewusst werden

**Ergänzungsmöglichkeit:** Die Übung kann auch gut mit dem *Drei Minuten Atemraum* (Übung 5.10, S. 97) verbunden werden.

Halten Sie inne und werden Sie sich der Angst bewusst. Wann tritt sie auf? Was sind die Auslöser? Mit welchen Gedanken, Gefühlen und Körpersensationen ist die Angst verbunden? Wie lange dauert es, bis sie wieder nachlässt?

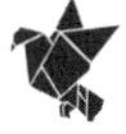

#### Übung 8.12: Ungeduld bewusst wahrnehmen

Wenn im Laufe des Tages *Ungeduld* auftaucht, etwa weil die Kinder / Jugendlichen trödeln, ist es hilfreich, sich dieser bewusst werden und ihre Ursache zu hinterfragen:

Wie fühlt sich Ihr Körper an, wo spüren Sie die Ungeduld? Gibt es ein bestimmtes Verhalten, wie mit den Fingern zu trommeln oder Sätze wie: „Jetzt mach mal hin!"

Was treibt Sie zur Eile? Ist die Eile in dieser Situation wirklich erforderlich und angemessen? Oder machen Sie sich selbst unnötigen Zeitdruck? – Innehalten, atmen, nach innen hören und den Empfindungen nachspüren.

## Übung 8.13: Innehalten[8]

Vorbemerkung: Die folgende Übung unterstützt das Innehalten bei *Ärger* über ein Kind, einen Erwachsenen und/oder über sich selbst. Auch wenn es gilt, Grenzen einzufordern, ist sie geeignet.

Halten Sie inne, sagen Sie sich vielleicht innerlich: „Stopp!"

Legen Sie dann eine Hand auf die Herzgegend und spüren Sie, wie das Herz schlägt. Wo spüren Sie die Erregung? Wie atmen Sie? Welche Gefühle tauchen auf? Können Sie sich auch in Ihr Gegenüber einfühlen? – Nehmen Sie sich einige Atemzüge Zeit.

Welche Handlung bahnt sich bei Ihnen an? Spüren Sie für sich nach, ob die angedachte Handlung im Einklang mit Ihrem Ziel steht. Fragen Sie sich, ob die geplante Handlung (Schimpfen? Anschreien? Türe knallen?) das vermittelt, was Sie Ihrem Gegenüber eigentlich aus der Tiefe Ihres Herzens heraus vermitteln möchten. Wie würde sich Ihr Gegenüber fühlen, würden Sie so handeln, wie Sie es vorhaben? Wie würden Sie sich fühlen, würde Ihr Gegenüber so handeln, wie Sie es vorhaben? Passen das aufkommende Gefühl und das angestrebte Ziel zusammen?

Geben Sie sich Zeit, um andere Handlungsmöglichkeiten zu erwägen. Wenn Sie sich für die geeignetste Handlung entschieden haben, setzen Sie diese um.

8 Modifiziert nach Altner 2009, S. 70 ff.

### 8.5.5 Achtsamkeitspraxis für Eltern und Kinder gemeinsam

In der Elternarbeit können Sie als Therapeut/in Hinweise geben und Brücken bauen, wie Eltern und Kinder oder Jugendliche sich gemeinsam in Achtsamkeit üben und diese Praxis im Alltag einbauen können. Sind die Kinder bereits durch die Therapie mit Achtsamkeitsübungen vertraut, ist es leichter, diese auch im Alltag in der Familie umzusetzen. Das gilt jedoch nur, wenn alle Beteiligten dies auch wollen. Denn: Der Weg der Eltern muss nicht unbedingt der Weg der Kinder sein und umgekehrt. Es soll für jeden einzelnen Weg Raum sein. Auch die Erlaubnis, seinen eigenen Weg gehen zu dürfen, soll spürbar sein.

Die folgenden Anregungen können Sie als Therapeut den Eltern vermitteln, für ein achtsames Miteinander in der Familie.

- Im Alltag *Rituale* mit den Kindern einführen wie etwa ein gemeinsames Essen, vielleicht abends, wenn alle zu Hause sind. Auch ein Ritual beim Zu-Bett-Gehen regelmäßig beibehalten oder einführen. Das abendliche Ritual verändert sich je nach Alter der Kinder, doch auch Jugendliche freuen sich über ein liebevolles „Gute Nacht".
- Tagsüber gemeinsam kochen oder backen, gemeinsam den Tisch decken. Bei Gesprächen am Tisch achtsam zuhören und den Sprechenden nicht unterbrechen.
- Beim gemeinsamen *Spazierengehen* die Art des Gehens verändern: mal rückwärtsgehen, mal auf einem Bein hüpfen oder springen. Wie geht es allen dabei? Welche Gedanken oder Gefühle tauchen dabei auf?
- Die Kinder *abspülen* lassen und sie anleiten, dabei achtsam zu sein. Wie entwickelt sich der Schaum, wie fühlt sich der Schwamm in der Hand an, wie der Teller? Wenn Ablenkungen auftreten, sie anregen, wieder zum Abspülen zurückzukehren und dabei präsent zu sein.
  Thich Nhat Hanh beschreibt dies folgendermaßen: „Spüle das Geschirr entspannt ab, als sei jede Schale Gegenstand deiner Betrachtung. Betrachte jeden Teller als heilig. Folge deinem Atem, damit dein Geist nicht abschweift. Versuche nicht, dich zu beeilen, um die Arbeit hinter dich zu bringen. Betrachte den Abwasch als das Wichtigste auf der Welt. Abwaschen ist Meditation" (Hofmann 2011, S. 178 ff.). Es geht ihm dabei um die Körperlichkeit (Entspannung und Atem), die Wahrnehmung (Betrachtung), den Geist (nicht abschweifen) und den Prozess (sich nicht beeilen, um die Arbeit hinter sich zu bringen).

Beim achtsamen Ausführen von Alltagstätigkeiten ist es hilfreich, sich immer wieder an Grundlegendes zu erinnern:

- Sich immer nur einer Sache widmen,
- ganz bei dem gegenwärtigen Tun zu sein, im Hier und Jetzt sein,
- beim Abschweifen in andere Gedanken immer wieder zu der augenblicklichen Tätigkeit zurückkehren; nachspüren, wie sich die Ablenkung anfühlt, wo diese spürbar ist im Körper, welche Gedanken und Gefühle dazu auftauchen.

**Anregungen für kleinere Kinder, die Sie als Therapeut/in Eltern geben können**

- Beschreiben Sie die Übungen, die das Kind während der Therapiestunden durchgeführt hat, den Eltern, damit sie auch zu Hause geübt werden können.
- Regen Sie die Eltern an, bei einer Atemübung dem Kind ein Kuscheltier auf den Bauch zu legen. Das Kuscheltier „schläft", daher soll das Kind seinen Bauch beim Atmen so bewegen, dass das Kuscheltier sanft gewiegt wird, aber nicht aufwacht. Dies beruhigt unruhige oder überdrehte Kinder.
- Eine weitere Anregung zum Thema Atem: Elternteil und Kind stellen sich vor, sie hätten im Bauch einen Luftballon. Beim Einatmen wird dieser aufgeblasen und beim Ausatmen geht die Luft wieder raus.
- Das Kind wird angeregt, im Körper eine Stelle zu finden, die sich glücklich anfühlt. Und immer, wenn das Kind wütend ist oder sich unglücklich fühlt, kann es sich auf diesen glücklichen Ort im Körper konzentrieren. So kann es Abstand gewinnen und die unangenehmen Gefühle können es weniger überrollen. Dies ist auch eine gute Übung am Tagesende, beim Zu-Bett-Gehen, wenn Eltern und Kinder gemeinsam den Tag in Gedanken noch mal durchgehen.
- Empfehlen Sie Eltern, ein abendliches Ritual zu pflegen, etwa Singen oder Geschichtenvorlesen, Eincremen nach dem Baden, einander die Erlebnisse des Tages erzählen und diese zugewandt anhören, sich liebevoll eine gute Nacht wünschen.
- Spaziergänge in der Natur, zusammen spielen, singen, tanzen, malen oder basteln; die Gemeinsamkeit wahrnehmen und die Freude dabei, oft sind es nur kurze Momente.

## Anregungen für Schulkinder ab sieben Jahren, die Sie als Therapeut/in Eltern geben können

**Cave:** Die Bereitschaft des Kindes bzw. Jugendlichen zu gemeinsamen Übungen ist zu eruieren und zu respektieren. Das Kind / der Jugendliche darf entscheiden, ob die Übungen mit den Eltern zusammen gemacht werden oder ob es / er lieber für sich alleine übt.

- Als Therapeut/in können Sie die Eltern ermuntern, die Übungen der Therapiestunden in den Alltag zu integrieren.
- Die *7/11-Atemübung* – beim Einatmen bis 7 zählen, beim Ausatmen bis 11 – (Übung 5.1, S. 87) können Eltern und Kinder gemeinsam durchführen.
- Der *Body-Scan mit einer Taschenlampe*: Ein Elternteil leuchtet mit einer Taschenlampe von Kopf bis Fuß sehr langsam über den ganzen Körper des Kindes, Körperteil für Körperteil. Jedes angeleuchtete Teil „schläft dann ein" und entspannt sich, das Kind wird ruhig.

Durch die Schulung der Achtsamkeit werden Eltern darin gestärkt, sich gemeinsam mit den Kindern den Herausforderungen des Lebens zu stellen. Eine regelmäßige Übungspraxis erhöht bei den Eltern die eigene Reflexions- und Wahrnehmungsfähigkeit, die Sensibilität für ihre Kinder, das Vertrauen in die eigene Selbstwirksamkeit, das eigene „Bauchgefühl", die Intuition, und fördert eine positive Beziehung zwischen den Eltern und ihren Kindern.

# Anhang

## Weiterführende Literatur für Psychotherapeuten

Die folgenden Literaturangaben sind Empfehlungen und erheben keinen Anspruch auf Vollständigkeit.


ALSLEBEN, H. (2014): *Ein Kurs in Achtsamkeit.* München: Arkana.

ALTNER, N. (2009): *Achtsam mit Kindern leben.* München: Kösel.

ANDERSSEN-REUSTER, U. (2011): *Achtsamkeit in Psychotherapie und Psychosomatik.* Stuttgart: Schattauer.

ANDERSSEN-REUSTER, U. (2012): *Achtsamkeit. Das Praxisbuch für mehr Gelassenheit und Mitgefühl.* Stuttgart: Trias.

ANDERSSEN-REUSTER, U. (2015). *Wie Bindung gut gelingt. Was Eltern wissen sollten.* Stuttgart: Schattauer.

BAYS, J. CH. (2014): *Achtsam durch den Tag.* Oberstdorf: Windpferd.

BODIAN, S. (2011): *Achtsamkeit für Dummies.* Weinheim: Wiley.

BODIAN, S. (2011): *Meditation für Dummies.* Weinheim: Wiley.

BRACH, T. (2013): *Mit dem Herzen eines Buddha.* München: Droemer.

BRACH, T. (2014): *Einführung in die Meditation.* Burgrain: KOHA.

BURKHARD, A. (2007): *Achtsamkeit. Ein Meditationshandbuch für Therapeuten und Klienten.* München: CIP-Medien.

CHÖDRÖN, P. (2013): *Meditieren. Freundschaft schließen mit sich selbst.* München: Kösel.

DAIKER, I. (2010). *Gelassen wie ein Buddha. Meditationen und Achtsamkeitsübungen für 52 Wochen.* München: Gräfe und Unzer.

GERMER, C. & SIEGEL R. (2014): *Weisheit und Mitgefühl in der Psychotherapie.* Freiburg: Arbor.

GERMER, C.; SIEGEL, R. & FULTON, P. (2009): *Achtsamkeit in der Psychotherapie.* Freiburg: Arbor.

GOLDSTEIN, E.& VALENTIN, L. (2010): *@work. Stressbewältigung durch Achtsamkeit im beruflichen Alltag.* Freiburg: Arbor.

GRIJNS, C. (2007): *Relax@work.* Freiburg: Herder.

HEIDENREICH, T. & MICHALAK, J. (2009): *Achtsamkeit und Akzeptanz in der Psychotherapie.* Tübingen: dgvt Verlag.

HUPPERTZ, M. (2009): *Achtsamkeit. Befreiung zur Gegenwart.* Paderborn: Junfermann.

HUPPERTZ, M. (2011): *Achtsamkeitsübungen.* Paderborn: Junfermann.

KABAT-ZINN, J. (2013): *Achtsamkeit für Anfänger.* Freiburg: Arbor.

LEHRHAUPT, L. & MEIBERT, P. (2010): *Stress bewältigen mit Achtsamkeit.* München: Kösel.

LEHRHAUPT, L. (2012): *Die Wellen des Lebens reiten.* München: Kösel.

MAEX, E. (2009): *Mindfulness. Der achtsame Weg durch die Turbulenzen des Lebens.* Freiburg: Arbor.

MANNSCHATZ, M. (2010): *Meditation.* München: Gräfe und Unzer.

MEIBERT, P. (2014): *Der Weg aus dem Grübelkarussell.* München: Kösel.

RAMPE, M. (2014): *Buddha für Pragmatiker.* München: Gräfe und Unzer.

SEIFARTH, R. (2014): *Buddha at home. Anleitungen für ein Retreat zu Hause.* München: Nymphenburger.

Silverton, S. (2012): *Das Praxisbuch der Achtsamkeit. Wirksame Selbsthilfe bei Stress.* München: Kösel.
Snel, E. (2013): *Stillsitzen wie ein Frosch.* München: Goldmann.
Thich Nhat Hanh (2010): *Entdecke den Schatz in deinem Herzen. Geschichten und Übungen zur Achtsamkeit für Kinder.* München: Kösel.
Weiss, H.; Harrer, M. & Dietz, T. (2012): *Das Achtsamkeits-Übungsbuch.* Stuttgart: Klett-Cotta.

## Literaturempfehlungen für Eltern

Altner, N. (2009): *Achtsam mit Kindern leben.* München: Kösel.
Andersen, H. & Stawreberg A. (2012): *Achtsamkeit für Eltern. Mehr Gelassenheit im Alltag.* Freiburg: Kreuz.
Anderssen-Reuster, U. & Mora, E. (2015): *Wie Bindung gut gelingt. Was Eltern wissen sollten.* Stuttgart: Schattauer.
Bögels, S. & Restifo, K. (2014): *Mindful Parenting. Selbstfürsorge und Achtsamkeit für Eltern.* Ein Manual. Freiburg: Arbor.
Greenland, S. (2013): *The Mindful Child.* New York: Atria.
Kabat-Zinn, J. & M. (2009): *Mit Kindern wachsen.* Freiburg: Arbor.
O'Morain, P. (2014): *Mindfulness on the Go.* London: Yellow Kite.
Siegel, D. & Hartzell, M. (2009): *Gemeinsam leben, gemeinsam wachsen.* Freiburg: Arbor.
Valentin, L. & Kunze, P. (2011): *Die Kunst, gelassen zu erziehen.* Freiburg: Arbor.
Valentin, L. (2013): *Achtsame Eltern, glückliche Kinder.* Freiburg: Arbor.

## Literaturempfehlungen für Jugendliche

O'Morain, P. (2014): *Mindfulness on the Go.* London: Yellow Kite.
Winston, D. (2003): *Siddhartha wird erwachsen. Wie man mit Buddhismus die Pubertät überlebt.* München: O. W. Barth.

## CDs und Booklets

Germer, Ch.; Neff, K. & Hölzel, B. (2012): *Achtsames Selbstmitgefühl.* Freiburg: Arbor.
Kabat-Zinn, J. & Kesper-Grossman, U. (2010). *Die heilende Kraft der Achtsamkeit.* Freiburg: Arbor.
Kabat-Zinn, J. (2008): *Achtsamkeit & Meditation im täglichen Leben.* Freiburg: Arbor.
Kabat-Zinn, J. (2009): *Achtsamkeit für Anfänger.* Freiburg: Arbor.
Kornfield, J. (2005): *Meditation für Anfänger.* München: Arkana.
Lehrhaupt, L.; Meibert, P. & Kudrup, K. (2013): *Stress bewältigen mit Achtsamkeit.* München: Kösel.
Mannschatz, M. (2011): *Der Weg der Achtsamkeit.* München: Argon.
Mannschatz, M. (2011): *Fünf Weisheiten für den Alltag.* München: Argon.
Thich Nhat Hanh (2008): *Geh-Meditation.* München: Goldmann Arkana.
Thich Nhat Hanh (2013): *Achtsam arbeiten – achtsam leben.* München: Argon.

## Links

Institut für Achtsamkeit und Stressbewältigung:
↗ http://www.institut-fuer-achtsamkeit.de

MBSR/MBCT-Verband, Berufsverband der MBSR/MBCT-Lehrer und Lehrerinnen:
↗ http://www.mbsr-verband.org

AKiJu-AG für Kinder und Jugendliche:
↗ http://www.akiju.de

Blogs und Kurse im Raum Berlin:
↗ http://www.mindfulnessberlin.de

„Buddhaseite" für Kinder:
↗ http://www.BuddhaKids.de

Meditationsangebote für Jugendliche im Benediktushof, Holzkirchen bei Würzburg:
↗ http://www.benediktushof-holzkirchen.de

## Apps

Für Smartphones, iPhone wie Android, gibt es Apps, wie:
Timer mit Klangschalen; Meditationsuhren und diverse Apps zur Achtsamkeit (kostenlos)

Empfehlenswert ist die folgende App:
„Achtsamkeit" (für iPhone; für Android in Arbeit).

Neu ist außerdem die App
„7Mind – Meditation & Achtsamkeit" (für iPhone und Android).

App als Achtsamkeitsglocke für den Computer:
↗ http://www.mindfulnessdc.org/mindfulclock.html.

## Meditationszentren

### Deutschland

Benediktushof

Seminar- und Tagungszentrum GmbH, Klosterstraße 10, 97292 Holzkirchen (Unterfranken)

↗ http://www.benediktushof-holzkirchen.de

Haus der Stille e.V., Mühlenweg 20, 21514 Roseburg

↗ http://www.hausderstille.org

Seminarhaus Engl e.V., Engl 1, 84339 Unterdietfurt

↗ http://www.seminarhaus-engl.de

### Schweiz

Meditationszentrum Beatenberg, Waldegg, 3803 Beatenberg

↗ http://www.karuna.ch

### Österreich

Buddhistisches Zentrum Scheibbs, Ginselberg 12, 3270 Scheibbs / Neustift

↗ http://www.bzs.at

# Verzeichnis aller Übungen

An der Übungsnummer erkennen Sie, für welche Zielgruppe die jeweilige Übung gedacht ist.

Kapitel 4 (Übungen 4.1 usw.): für Kinder

Kapitel 5 (Übungen 5.1 usw.) für Jugendliche

Kapitel 6: Hier finden sich Übungen zu einzelnen Störungsbildern, für Kinder und Jugendliche. Deshalb finden Sie bei den Übungen 6.1 usw. jeweils Angaben zu Zielgruppe und Störungsbild.

Kapitel 7 (Übungen 7.1 usw.) für Therapeutinnen und Therapeuten

Kapitel 8 (Übungen 8.1 usw.) für Eltern

---

**Bildnachweis:**

# Literatur


Allen, J. & Fonagy, P. (2006): *Mentalisierungsgestützte Therapie.* Stuttgart: Klett-Cotta.

Alsleben, H. (2014): *Ein Kurs in Achtsamkeit.* München: Arkana.

Althaus, D.; Niedermeier, N. & Niescken, S. (2008): *Zwangsstörungen. Wenn die Sucht nach Sicherheit zur Krankheit wird.* München: Beck.

Altner, N. (2009): *Achtsam mit Kindern leben.* München: Kösel.

Andersen, H. & Stawreberg, A. (2012): *Achtsamkeit für Eltern.* Freiburg: Kreuz.

Anderssen-Reuster, U. (2011): *Achtsamkeit in Psychotherapie und Psychosomatik.* Stuttgart: Schattauer.

Anderssen-Reuster, U. (2013) *Achtsamkeit.* Stuttgart: Trias.

Anderssen-Reuster, U. (2015): *Wie Bindung gut gelingt. Was Eltern wissen sollten.* Stuttgart: Schattauer.

Anderssen-Reuster, U.; Meibert, P. & Meck, S. (2013): *Psychotherapie und buddhistisches Geistestraining.* Stuttgart: Schattauer.

Baer, R. (2006): *Mindfulness-Based Approaches to Eating Disorders.* New York: Guilford Press.

Baer, R.; Fischer, S. & Huss, D.B. (2006): Mindfulness and acceptance in the treatment of disordered eating. *Journal of Rational-Emotive & Cognitive-Behavior Therapy.* DOI: 10.1007/s10942-005-0015-9.

Barnow, S. & Lotz, J. (2009): *Stabilisierung und Affektregulation. In: Maercker, A. (Hrsg.): Posttraumatische Belastungsstörungen.* Heidelberg: Springer.

Bateman, A. & Fonagy, P. (2001): Treatment of borderline personality disorder with psychoanalytically oriented partial hospitalization: An 18-month follow-up. *American Journal of Psychiatry* 158 (1), S. 36–42.

Bateman, A., & Fonagy, P. (1999): Effectiveness of partial hospitalization in the treatment of borderline personality disorder: A randomized controlled trial. *American Journal of Psychiatry* 156, S. 1563–1569.

Bays, J. (2009): *Achtsam essen.* Freiburg: Arbor.

Bays, J. (2013). *Achtsam durch den Tag.* Oberstdorf: Windpferd.

Bigal, M.E. & Lipton, R.B. (2006): Modifiable risk factors for migraine Progression. *Headache* 46, S. 1334–1343.

Bishop, S.R. & Lau, M.A. (2004): Mindfulness: A Proposed Operational Definition. In: *Clinical Psychology: Science and Practice* 11 (3), S. 230–241.

Black, D.S.; Millam, J. & Sussman, S. (2009): Sitting-meditation interventions among youth. *Pediatrics* 124 (3), S. 532–541.

Blair, C. & Diamond, A. (2008): Biological processes in prevention and intervention: The promotion of self-regulation as a means of preventing school failure. *Dev. Psychopathol.* 20 (3), S. 899–911.

Boardman, H.F.; Thomas, E.; Millson, D.S. & Croft, P.R. (2005): Psychological, sleep, lifestyle, and comorbid associations with headache. *Headache* 45, S. 657–669.

Bögels, S. & Restifo, K. (2014): *Mindful Parenting. Ein Manual.* Freiburg: Arbor.

Bohus, M. & Huppertz, M. (2006): Wirkmechanismen achtsamkeitsbasierter Psychotherapie. *Zeitschrift für Psychiatrie, Psychologie und Psychotherapie* 54, S. 265–276.

Bohus, M. & Wolf, M. (2009): *Interaktives SkillsTraining für Borderline-Patienten.* Stuttgart: Schattauer.

Bohus, M. (2002): *Borderline-Störungen. Fortschritte der Psychotherapie.* Göttingen: Hogrefe.

Bohus, M.; Schmahl, C.H. & Lieb, K. (2004): New developments in the neurobiology of borderline personality disorder. *Curr. Psychiatry Rep.* 6 (1), S. 43–50.

Born, A. & Oehler, C. (2004): *Lernen mit ADS-Kindern. Ein Praxishandbuch für Eltern, Lehrer und Therapeuten.* Stuttgart: Kohlhammer, 3. Auflage.

Brantley, J. (2009): *Der Angst den Schrecken nehmen: Achtsamkeit als Weg zur Befreiung von Ängsten.* Freiburg: Arbor.

Brown, K.W. & Ryan, R.M. (2003): The benefit of being present: Mindfulness and its role in psychological well-being. *Journal of Personality and Social Psychology* 84 (4), S. 822–842.

Bruce, B. & Agras, W.S. (1992): Binge Eating in Females: A population-based investigation. *International Journal of Eating Disorders* 12, S. 365–374.

Brunsting, M. (2009): *Lernschwierigkeiten. Wie exekutive Funktionen helfen können.* Bern: Haupt Verlag.

Brunsting, M.; Nakamura, Y. & Simma, C. (2013): *Wach und präsent – Achtsamkeit in Schule und Therapie.* Bern: Haupt Verlag.

Bundesverband Elterninitiativen zur Förderung hyperaktiver Kinder e.V. (BV-Ah) (1996): Unser Kind ist hyperaktiv – was nun? Forchheim; aktualisiert von Skrodzki, K. (2014). ↗ http://www.adhs-deutschland.de/Home/ADHS/ADHS-ADS/Das-Hyperkinetische-Syndrom-5.aspx; letzter Zugriff: 23.08.15.

Burggraf, F. (2001): *The CAMP System. Learning to live in balance and harmony with food.* Birmingham: EBSCO Media.

Cheron, D.M.; Ehrenreich, J.T. & Pincus, D.B. (2009): Assessment of parental experiential avoidance in a clinical sample of children with anxiety disorders. *Child Psychiatry and Human Development,* 40, S. 383–403.

Cegla, T. & Gottschalk, A. (2008): *Schmerztherapie.* Stuttgart: Thieme.

Ceming, K. (2013): *Grundkurs Buddhismus.* Katholische Akademie München.

Chang, V.Y. et al. (2004): The effects of a mindfulness-based stress reduction program on stress, mindfulness self-efficacy, and positive states of mind. *Stress and Health* 20, S. 141–147.

Chiesa, A. & Serretti, A. (2009): Mindfulness-based stress reduction for stress management in healthy people: a review and meta-analysis. *Journal of alternative and complementary medicine* 15 (5), S. 593–600.

Claar, R.L.; Walker, L.S. & Smith, C.A. (1999): Functional disability in adolescents and young adults with symptoms of irritable bowel syndrome: the role of academic, social, and athletic competence. *Journal Pediatr. Psychol.* 24, S. 271–280.

Clarkin, J.; Foelsch, P.A. & Levy, K.N. et al. (2001): The development of a psychodynamic treatment for patients with borderline personality disorder: a preliminary study of behavioral change. *Journal of Personal Disorders* 15, S. 487–495.

Clarkin, J.F.; Yeomans, F.E. & Kernberg, O.F. (2001): *Psychodynamische Therapie der Borderline-Persönlichkeit. Manual zur Transference Focused Psychotherapy (TFP).* Stuttgart: Schattauer.

Classen, M. (2011): Funktionelle Bauchschmerzen bei Kindern und Jugendlichen. *Pädiatrie hautnah* 23 (6), S. 473–481.

Cloitre, M. et al. (2002): Skills training in affective and interpersonal regulation followed by exposure: A phase-based treatment for PTBS related to childhood abuse. *Journal of Consulting and Clinical Psychology,* 70 (5), S. 1067–1074.

Cohen, J.A.; Mannarino, A.P. & Deblinger, E. (2006): *Treating trauma and traumatic grief.* New York: Guilford.

Cohen, J. A.; Mannarino, A. P. & Deblinger, E. (2009): *Traumafokussierte Kognitive Verhaltenstherapie bei Kindern und Jugendlichen.* Heidelberg: Springer.

Coyne, L.; Cheron, D. & Ehrenreich, J. (2011): Messung von Akzeptanz- und Achtsamkeitsprozessen bei jungen Menschen. In: Greco, L. & Hayes, S. (Hrsg.): *Akzeptanz und Achtsamkeit in der Kinder- und Jugendlichenpsychotherapie.* Weinheim: Beltz.

Copeland, W. E.; Keeler, G.; Angold, A. & Costello, E.J. (2007): Traumatic events and posttraumatic stress in childhood. *Archives of General Psychiatry,* 64, S. 577–584.

Craighead, L. W. & Allen, H. N. (1995): Appetite awareness training: A cognitive behavioral intervention for binge eating. *Cognitive and Behavioral Practice* 2, S. 249–270.

Crushell, E.; Rowland, M. & Doherty, M. et al. (2003): Importance of parental conceptual model of illness in severe recurrent abdominal pain. *Pediatrics* 112, S. 1368–1372.

Daiker, I. (2010): *Gelassen wie ein Buddha. Meditationen und Achtsamkeitsübungen für 52 Wochen.* München: Gräfe und Unzer.

Delorme, R.; Golmard, J. L. & Chabane, N. et al. (2005): Admixture analysis of age at onset in obsessive-compulsive disorder. *Psychol. Med.* 35, S. 237–243.

Diamond, A.; Barnett, W. S.; Thomas J. & Munro, S. (2007): Preschool Program improves cognitive control. *Science* 30:318 (5855), S. 1387–1388.

Dobe, M. & Zernikow, B. (2012): *Therapie von Schmerzstörungen im Kindes- und Jugendalter.* Heidelberg: Springer.

Dobe, M. & Zernikow, B. (2014): *Rote Karte für den Schmerz: Wie Kinder und Eltern aus dem Teufelskreis chronischer Schmerzen ausbrechen.* Heidelberg: Carl Auer Verlag.

Dolan, Y. (1999): *Resolving Sexual Abuse. Solution focused therapy and Ericksonian hypnosis for adult survivors.* New York: W.W. Norton & Company.

Döpfner, M.; Schürmann, S. & Frölich, J. (2007): *Therapieprogramm für Kinder mit hyperkinetischem und oppositionellem Problemverhalten (THOP).* Weinheim: Beltz, 4. Auflage.

Döpfner, M.; Schürmann, S. & Lehmkuhl, G. (1999): *Wackelpeter und Trotzkopf. Hilfen bei hyperkinetischem und oppositionellem Verhalten.* Weinheim: Beltz.

DSM-IV and ICD-10 Modules (1999): Odesse, FL: Psychological Assessment Resources.

Dumas, J. E. (2005): Mindfulness-based parent training: strategies to lessen the grip of automaticity in families with disruptive children. *Journal Clin. Child Adolesc. Psychol.* 34(4), S. 779–791.

Ehlers, A. & Clark, D. M. (2000): A cognitive model of posttraumatic stress disorder. *Behavior Research and Therapy,* 38, S. 319–345.

Eifert, G. H. (2011): *Akzeptanz- und Commitment-Therapie (ACT).* Göttingen: Hogrefe.

Ellert, U.; Neuhauser, H. & Roth-Isigkeit, A. (2007): Schmerzen bei Kindern und Jugendlichen in Deutschland: Prävalenz und Inanspruchnahme medizinischer Leistungen. Ergebnisse des Kinder- und Jugendgesundheitssurveys (KiGGS). *Bundesgesundheitsblatt – Gesundheitsforschung – Gesundheitsschutz* 50, S. 711–717, DOI 10.1007/s00103-007-0232-8.

Essau, C. A.; Conradt, J. & Petermann, F. (1999): Häufigkeit der Posttraumatischen Belastungsstörung bei Jugendlichen. Ergebnisse der Bremer Jugendstudie. *Zeitschrift für Kinder- und Jugendpsychiatrie und Psychotherapie,* 27, S. 37–45.

Falkai P. & Wittchen H. U. et al. (Hrsg.) (2015): *Diagnostisches und Statistisches Manual Psychischer Störungen, DSM-5.* Göttingen: Hogrefe.

Fendrich, K.; Vennemann, M.; Pfaffenrath, V.; Evers, S. & May, A. et al. (2007): Headache prevalence among adolescents – the German DMKG headache study. *Cephalalgia* 27, S. 347–354.

First, M. B.; Spitzer, R. L.; Gibbon, M. & Williams, J. B. W. (1996): *User's guide for the structured clinical interview for DSM-IV personality disorders (SCID-II).* Washington, D.C.: American Psychiatric Press.

Fleischhaker, C.; Sixt, B. & Schulz, E. (2011): *DBT-A: Dialektisch-behaviorale Therapie für Jugendliche: Ein Therapiemanual mit Arbeitsbuch auf CD.* Heidelberg: Springer.

Fontana, D. & Slack, I. (2009): *Mit Kindern meditieren. Lebensfreude, Konzentration und Heilung für Kinder und Jugendliche.* München: O. W. Barth.

Freud, S. (1913): Zur Einleitung der Behandlung. In: Freud S. Gesammelte Werke, Bd. VIII. Frankfurt a.M.: Fischer.

Gard, T.; Hölzel, B.K.; Sack, A. T.; Hempel, H.; Lazar, S. W. & Vaitl, D. et al. (2011): Pain attenuation through mindfulness is associated with decreased cognitive control and increased sensory processing in the brain. *Cerebral Cortex, doi:* 10.1093/cercor/bhr352.

Geller, D. A.; Biedermann, J.; Jones, J.; Shapiro, S.; Schwartz, S. & Park., K. S. (1998): Obsessive-compulsive disorder in children and adolescents: a review. *Harv. Rev. Psychiatry* 5, S. 260–278.

Gerber, W.-D.; Gerber-von Müller, G.; Stephani, U. & Petermann, F. (2010): *Kopfschmerzen bei Kindern und Jugendlichen. Das MIPAS-Family-Programm.* Göttingen: Hofgrefe.

Gerlinghoff, M. & Backmund, H. (2001): *Der heimliche Heißhunger.* München: dtv.

Germer, C. (2005): Mindfulness. What is it? What does it matter? In: Germer, C. K. et al.: *Mindfulness and psychotherapy.* New York: Guilford Press.

Germer, C. & Siegel R. (2014): *Weisheit und Mitgefühl in der Psychotherapie.* Freiburg: Arbor.

Germer, C.; Siegel, R. & Fulton, P. (Hrsg.) (2009): *Achtsamkeit in der Psychotherapie.* Freiburg: Arbor.

Gilboa-Schechtman, E.; Foa, E. B.; Shafran, N.; Aderka, I. M.; Powers, M. B. & Rachamin, L. et al. (2010): Prolonged Exposure Versus Dynamic Therapy for Adolescent PTSD: A Pilot Randomized Controlled Trial. *Journal of the American Academy for Child and Adolescent Psychiatry,* 49, S. 1034–1042.

Goldstein, E. & Valentin, L. (2010): *@work, Stressbewältigung durch Achtsamkeit im beruflichen Alltag.* Freiburg: Arbor.

Goodman, T. (2009): Mit Kindern arbeiten. In: Germer Ch.; Siegel R. & Fulton P. (Hrsg.): *Achtsamkeit in der Psychotherapie.* Freiburg: Arbor.

Goodman, T.; Greenland, S. & Siegel, D. (2014): Achtsame Kindererziehung als ein Weg zu Weisheit und Mitgefühl. In: Germer, Ch. & Siege In: Germer, Ch. & Siegel, R. (Hrsg.): *Weisheit und Mitgefühl in der Psychotherapie.* Freiburg: Arbor.

Graham, L. (2014): *Der achtsame Weg zu Resilienz und Wohlbefinden.* Freiburg: Arbor.

Grijns, Ch. (2010): *Relax@work. Achtsam und entspannt im Berufsalltag.* Freiburg: Herder.

Gross, M., & Warschburger, P. (2012): *Chronische Bauchschmerzen im Kindesalter.* Göttingen: Hogrefe.

Grossman, P. (2008): On measuring mindfulness in psychosomatic and psychological research. *Journal of Psychosomatic Research,* 64, S. 405–408.

Grossmann, P. et al. (2004): Mindfulness-based stress reduction and health benefits: A meta-analysis. *Journal of psychosomatic research,* 37, S. 35–43.

Hayes, S., & Greco, L. (2011): Akzeptanz und Achtsamkeit für Kinder und Jugendliche: Die Zeit ist reif. In: Greco, L. & Hayes, S. (Hrsg.): *Akzeptanz und Achtsamkeit in der Kinder- und Jugendlichenpsychotherapie.* Weinheim: Beltz.

Hayes, S.C. & Smith, S. (2007): *In Abstand zur inneren Wortmaschine: Ein Selbsthilfe- und Therapiebegleitbuch auf der Grundlage der Akzeptanz- und Commitment-Therapie (ACT).* Tübingen: dgvt-Verlag.

Hayes, S.C.; Strosahl, K. & Wilson, K.G. (1999): *Acceptance and Commitment Therapy: An Experimental Approach to Behavior Change.* New York: Guilford Press.

Headache Classification Subcommittee of the International Headache Society (2004): The International Classification of Headache Disorders, 2nd edition. *Cephalalgia* 24 (Suppl. 1), S. 9–160.

Heatherton, T.F. & Baumeister, R.F. (1991): Binge eating as escape from self-awareness. *Psychological Bulletin* 110, S. 86–108.

Heffner, M. et al. (2002): Acceptance and commitment therapy in the treatment of an adolescent female with anorexia nervosa: A case example. *Cognitive and Behavioral Practice,* 9, S. 232–236.

Heidenreich, T. & Michalak, J. (Hrsg.) (2004): *Achtsamkeit und Akzeptanz in der Psychotherapie.* Tübingen: dgvt-Verlag.

Heidenreich, T.; Ströhle, G. & Michalak, J. (2006): Achtsamkeit: Konzeptuelle Aspekte und Ergebnisse zum Freiburger Achtsamkeitsfragebogen. *Verhaltenstherapie* 16 (1).

Herman, C. & Polivy, J. (1980): Restrained eating. In: Stunkard, A. (Hrsg.): *Obesity.* Philadelphia: Saunders.

Hick, S. & Bien, T. (2010): *Achtsamkeit in der therapeutischen Beziehung.* Freiburg: Arbor.

Hinsch, R. & Pfingsten, U. (2007): *Gruppentraining sozialer Kompetenzen.* Weinheim: Beltz.

Hölzl, B. & Brähler, Ch.: (2015): *achtsamkeit. mitten im leben. Anwendungsgebiete und wissenschaftliche Perspektiven.* S. 43–77. München: O.W. Barth.

Hofmann, C. (2011): *Achtsamkeit als Lebenskunst.* Bergisch-Gladbach: EHP.

Hoppe, G. (1995): *Mit Kindern meditieren.* München: Don Bosco Verlag.

Hülsheger, U.R.; Alberts, H.; Feinholdt, A. & Lang, J. (2013): Benefits of Mindfulness at Work: The Role of Mindfulness in Emotion Regulation, Emotional Exhaustion, and Job Satisfaction. *Journal of Applied Psychology,* 98 (2), S. 310–325.

Huppertz, M. (2009): *Achtsamkeit. Befreiung zur Gegenwart.* Paderborn: Junfermann.

Huppertz, M. (2011): *Achtsamkeitsübungen.* Paderborn: Junfermann.

Husmann, B. & Nass, O. (2015): Spannungsregulation und Achtsamkeitsförderung sind zentrale psychotherapeutische Kompetenzen. *Psychotherapeuten-Journal,* März.

Irving, J.A.; Dobkin, P.L. & Park, J. (2009): Cultivating mindfulness in health care. Complement Ther. *Clin. Pract.,*15 (2), S. 61-66.

Jacobi, C. (2000): Beeinträchtigungen des Selbstkonzepts bei Essstörungen. *Zeitschrift für Klinische Psychologie und Psychotherapie* 29.

Jacobi, C.; Thiel, A. & Paul, T. (1996): *Kognitive Verhaltenstherapie bei Anorexia und Bulimia nervosa.* Weinheim: Psychologie Verlags Union.

Jacobs, C. & Petermann, F. (2008): *Training für Kinder mit Aufmerksamkeitsstörungen. Das neuropsychologische Gruppenprogramm ATTENTIONER.* Göttingen: Hogrefe.

Junker, H. (2013): *Intersubjektivität und implizites Gedächtnis.* Frankfurt a.M.: Brandes & Apsel.

Kabat-Zinn, J. (1990): *Full catastrophe living: Using the wisdom of your mind and body to face stress, pain, and illness.* New York: Delacorte.

Kabat-Zinn, J. (1999): *Full catastrophe living: The program of the stress reduction clinic at the university of Massachusetts medical center.* New York: Delta.

Kabat-Zinn, J. (1999): *Stressbewältigung durch die Praxis der Achtsamkeit.* Freiburg: Arbor.

Kabat-Zinn, J. (2001): *Im Alltag Ruhe finden. Das umfassende praktische Meditationsprogramm.* Freiburg: Herder.

Kabat-Zinn, J. (2003): Mindfulness interventions in context: Past, present and future. *Journal of Clinical Psychology* 10, S. 144–156.

Kabat-Zinn, J. (2006): *Gesund durch Meditation. Das große Buch der Selbstheilung.* Frankfurt a.M.: Fischer.

Kabat-Zinn, J. (2006): *Zur Besinnung kommen. Die Weisheit der Sinne und der Sinn der Achtsamkeit in einer aus den Fugen geratenen Welt.* Freiburg: Arbor.

Kabat-Zinn, J. (2009): *108 Momente der Achtsamkeit.* Freiburg: Arbor.

Kabat-Zinn, J. et al. (1992): Effectiveness of a meditation-based stress reduction program in the treatment of anxiety disorder. *American Journal of Psychiatry* 149, S. 936–943.

Kabat-Zinn, J.; Lipworth, L. & Burney, R. (1985): The clinical use of mindfulness meditation for the self-regulation of chronic pain. *Journal of Behavioral Medicine,* 8, S. 163–190.

Kabat-Zinn, J. & M. (2009): Mit Kindern wachsen. Freiburg: Arbor.

Kaltwasser, V. (2008): *Achtsamkeit in der Schule. Stille-Inseln im Unterricht – Entspannung und Konzentration.* Weinheim: Beltz.

Kessler, R.C.; Chiu, W.T.; Demler, O; Merikangas, K.R. & Walters, E.E. (2005): Prevalence, severity, and comorbidity of 12-month DSM-IV disorders in the National Comorbidity Survey Replication. *Arch. Gen. Psychiatry* 62.

KiGGS-Basispublikation (2007): Studie zur Gesundheit von Kindern und Jugendlichen in Deutschland. *Bundesgesundheitsblatt.*

Kinzl, J.F. et al. (1999): Binge eating disorder in females: A population-based investigation. *International Journal of Eating Disorders,* 25, S. 287–292.

Kohls, N. & Sauer, S. (2012): *Wissenschaftlicher Bericht: AISCHU® Achtsamkeit in der Schule (Published online).* Bad Tölz: GRP.

König, J.; Resick, P.; Karl, R. & Rosner, R. (2012): *Posttraumatische Belastungsstörung. Ein Manual zur Cognitive Processing Therapy.* Göttingen: Hogrefe.

Kristeller, J.L. & Marlatt, A. (1999): Mindfulness and Meditation. In: Miller, W. (Hrsg.): *Integrating spirituality into treatment.* Washington D.C.: American Psychological Association.

Kristeller, J.L. & Hallett, C.B. (1999): An Exploraty Study of a Meditation-Based Intervention for Binge Eating Disorder. *Journal of Health Psychology 4* (3), S. 357–363.

Kristeller, J.L. (2003): Mindfulness, Wisdom and Eating: Applying a Multi-Domain of Meditation Effects. *Journal of Constructivism in the Human Sciences* 8 (2), S. 107–118.

Kristeller, J.L. (2007): Mindfulness Meditation. In: Lehrer, P.; Woolfolk, R.L. & Sime, W.E. (Hrsg.): *Principles and Practice of Stress Management.* New York: Guilford Press.

Kristeller, J.L.; Baer, R. & Quillian-Wolever, R. (2006): Mindfulness-based approaches to eating disorders. In: Baer, R. (Hrsg.): *Mindfulness and acceptance-based interventions: Conceptualization, application, and empirical support.* San Diego: Elsevier.

Kristeller, J.; Rhodes, M. & Cripe, L. (2005): Oncologist Assisted Spiritual Intervention Study (OASIS): Patient acceptability and initial evidence of effects. *International Journal of Psychiatry in Medicine.*

Kröner-Herwig, B.; Heinrich, M. & Morris, L. (2007): Headache in German children and adolescents: a population-based epidemiological study. *Cephalalgia* 27, S. 519–527.

Krowatschek, D.; Albrecht, S. & Krowatschek, G. (2004): *Marburger Konzentrationstraining (MKT) für Schulkinder.* Dortmund: Borgmann, 6. Auflage.

Krüger, A. & Reddemann, L. (2007): *Psychodynamisch Imaginative Traumatherapie für Kinder und Jugendliche. PITT-KID. Das Manual.* Stuttgart: Klett-Cotta.

Kürten, F. (2001): *Chronischer Schmerz.* Bonn: Broschüre des BMBF.

Lammers, C-H. & Stiglmayer, C. (2004): Achtsamkeit und Akzeptanz in der DBT. In: Heidenreich, T. & Michalak, J. (Hrsg.): *Achtsamkeit und Akzeptanz in der Psychotherapie. Ein Handbuch.* Tübingen: dgvt-Verlag, S. 247–293.

Laurell, K.; Larsson, B. & Eeg-Olofsson, O. (2004): Prevalence of headache in Swedish schoolchildren, with a focus on tension-type headache. *Cephalalgia* 24, S. 380–388.

Lauth, G.W. & Schlottke, P.F. (1993): *Training mit aufmerksamkeitsgestörten Kindern.* Weinheim : Beltz.

Leitlinien zu Diagnostik und Therapie von psychischen Störungen im Säuglings-, Kindes- und Jugendalter (2003): *Depressive Episoden und rezidivierende depressive Störungen.* Köln: Deutscher Ärzte-Verlag.

Linehan, M. (1993): *Cognitive-Behavioral Treatment of Borderline Personality Disorder.* New York: Guilford Press.

Linehan, M. (1993): *Skills Training Manual for Treating Borderline Personality Disorder.* New York: Guilford Press.

Linehan, M. (1994): Acceptance and change: The central dialectic in psychotherapy. In: Hayes et al. (1994): *Acceptance and Change: Content and Context in Psychotherapy.* Reno: Context Press, S. 73–86.

Linehan, M. (1996): *Dialektisch Behaviorale Therapie der Borderline-Persönlichkeitsstörung.* München: CIP-Medien.

Linehan, M. (1996): *Trainingsmanual zur Dialektisch Behavioralen Therapie der Borderline-Persönlichkeitsstörung.* München: CIP-Medien.

Lohmann, B. & Annies, S. (2013): *Achtsamkeit in der Verhaltenstherapie. Interventionen und praktische Übungen.* Köln: Deutscher Ärzte-Verlag.

Loranger, A.W. (1999): *International Personality Disorder Examination (IPDE): DSM IV and ICD 10 modules.* Odessa, FL: Psychological Assessment Resources.

Lowe, M.R. & Capputo, G. (1991): Binge eating in obesity: Toward the specification of predictors. *International Journal of Eating Disorders,* 10, S. 49–55.

Lowe, M.R. (1993): The effects of dieting on eating behavior: A three-factor model. *Psychological Bulletin II* 4, S. 100–121.

Lysack, M. (2010): Achtsame Beziehung und dialogischer Raum in der Familientherapie. In: Hick, S. & Bien, T. (Hrsg.): *Achtsamkeit in der therapeutischen Beziehung.* Freiburg: Arbor.

Ma, S.M. & Teasdale, J.D. (2004): Mindfulness-Based Cognitive Therapy for Depression: Replication and Exploration of Differential Relapse Prevention Effects. *Journal of Consulting and Clinical Psychology* 72, 1, S. 31–40.

Marlatt, A. & Gordon, J. (1985): *Determinants of relapse: Implications for the maintenance of behavior change.* New York: Brunner Mazel.

Marlatt, A. (1994): Addiction, mindfulness, and acceptance. In: Hayes et al.: Acceptance and Change: Content and Context. In: *Psychotherapy. Reno: Context Press,* S. 175–197.

Matousek, R.H. & Dobkin, P.L. (2010): Weathering storms: a cohort study of how participation in a mindfulness-based stress reduction program benefits women after breast cancer treatment. *Current Oncology* 17 (4), S. 62–70.

McKay, M. & Fanning, P. (1999): *Seifenblasen im Spülwasser. Achtsamkeitsübungen gegen den alltäglichen Stress.* Braunschweig: Kamphausen.

McKay, M.; Woo, J.C. & Brantley, J. (2008): *Starke Emotionen meistern. Wege zu mehr Achtsamkeit, Stresstoleranz und einer besseren Beziehungsfähigkeit.* Paderborn: Junfermann.

Mehler-Wex, C. (2007): *Depressionen bei Kindern und Jugendlichen. Fortbildungsinstitut für Kinder- und Jugendpsychologie,* LPK Rheinland-Pfalz (www.fkjp.de).

Meibert, P. (2014). *Der Weg aus dem Grübelkarussell.* München: Kösel.

Meyer, A. (2010): *Dufte Schule: Leichter lernen mit Duft-Essenzen.* München: Kösel.

Michal, M. (2004): *Achtsamkeit und Akzeptanz in der Psychoanalyse.* In: Heidenreich, T. & Michalak, J. (Hrsg.): *Achtsamkeit und Akzeptanz in der Psychotherapie.* Tübingen: dgvt-Verlag.

Milde-Busch, A.; Heinrich, S.; Thomas, A.; Kühnlein, A. & Radon, K. et al. (2010): Quality of life in adolescents with headache – Results from a population-based survey. *Cephalalgia* 30 (6), S. 713–721.

Mitchell, J.E. et al. (1985): Characteristics of 275 patients with bulimia. *American Journal of Psychiatry,* 142, S. 482–485.

Mitchell, J.E. et al. (1999): Hedonics of binge eating in women with bulimia nervosa and binge eating disorder. *International Journal of Eating Disorders* 26, S. 165–170.

Moritz, S. (2009): *Assoziationsspaltung. Leitfaden zur Reduktion von Zwangsgedanken.* Frankfurt a.M.: Campus.

Moritz, S. (2010): *Erfolgreich gegen Zwangsstörungen. Metakognitives Training.* Berlin: Springer.

Munsch, S. (2003): *Binge Eating.* Weinheim: Beltz.

O'Morain, P. (2014): *Mindfulness on the Go.* London: Yellow Kite.

Ott, U. (2010): *Meditation für Skeptiker.* München: O. W. Barth.

Pynoos, R.S.; Steinberg, A.M. & Piacentini, J.C. (1999): A developmental psychopathology model of childhood traumatic stress and intersection with anxiety disorders. *Biol. Psychiatry;* 46, S. 1542-54

Pynoos, R.S.; Steinberg, A.M. & Wraith, R. (1995): A developmental model of childhood traumatic stress. In: Cicchetti, D. (Hrsg.): *Developmental Psychopathology, Band 2.* New York: Wiley.

Reddemann, L. (2003): Die psychodynamisch imaginative Traumatherapie (PITT). *Zeitschrift für Psychotraumatologie & Psychologische Medizin* 1 (2).

Reddemann, L. (2004), *Psychodynamisch imaginative Traumatherapie – PITT. Das Manual.* Stuttgart: Klett-Cotta.

Reddemann, L. (2005): *Psychodynamisch Imaginative Traumatherapie – PITT. Das Manual.* Stuttgart: Klett-Cotta, 3. Auflage.

Reddemann, L. (2009): Psychodynamisch imaginative Traumatherapie. In: Maercker, A. (Hrsg.): *Posttraumatische Belastungsstörungen.* Heidelberg: Springer.

Reinecker, H. (1994): *Zwänge. Diagnose, Theorien und Behandlung.* Bern: Hans Huber, 2. Auflage.

Reinecker, H. (2009): *Zwangshandlungen und Zwangsgedanken.* Göttingen: Hogrefe.

Rosner, R. & Steil, R. (2013): Posttraumatische Belastungsstörung bei Kindern und Jugendlichen. *DNP – Der Neurologe und Psychiater* 14 (1).

Roth, B. & Creaser, T. (1997): Mindfulness-based stress reduction: Experience with a bilingual inner-city program. *Nurse Practitioner* 22, S. 150–176.

Roth, G. & Strüber, N. (2014): *Wie das Gehirn die Seele macht.* Stuttgart: Klett-Cotta.

Safer, D.L.; Teich, C.F. & Agras, W.S. (2000): Dialectical behavior therapy adapted for bulimia: A case report. *International Journal of Eating Disorders* 30, S. 101–106.

Safer, D. L.; Teich, C. F. & Agras, W. S. (2001): Dialectical behavior therapy for bulimia nervosa. *American Journal of Psychiatry* 158, S. 632–634.

Safran, J. & Reading, R. (2010): Achtsamkeit, Metakommunikation und Affektregulierung in der psychoanalytischen Behandlung. In: Hick, S. & Bien, T. (Hrsg.): *Achtsamkeit in der therapeutischen Beziehung.* Freiburg: Arbor.

Salkovskis, P. M. & Kirk, J. (1989): Obsessional disorders. In: Hawton, K.; Salkovskis, P. M.; Kirk, J. & Clard, D. M. (Hrsg.): *Cognitive-behaviour therapy for psychiatric problems.* New York: Oxford University Press.

Saltzman, A. & Goldin, P. (2011): Achtsamkeitsbasierte Stressreduktion für Kinder im Schulalter. In: Greco, L. & Hayes, S. (Hrsg.): *Akzeptanz und Achtsamkeit in der Kinder- und Jugendlichenpsychotherapie.* Weinheim: Beltz.

Sauer, S. (2009): *Wirkfaktoren von Achtsamkeit: Wirkt Achtsamkeit durch Verringerung der affektiven Reaktivität?* Dissertation am Fachbereich Psychologie der Universität Koblenz-Landau.

Sauer, S. et al. (2011): Dialectics of mindfulness: implications for western medicine. *Philos Ethics Humanit Med.* 17, S. 6-10, doi: 10.1186/1747-5341-6-10.

Sauer, S.; Walach, H.; Offenbächer, M.; Lynch, S. & Kohls, N. (2011): Measuring Mindfulness: A Rasch Analysis of the Freiburg Mindfulness Inventory. *Religions,* 2, S. 693–706.

Schneider, M. (2012): *Stressfrei durch Meditation.* München: O. W. Barth.

Schneider, S. (2004): *Angststörungen bei Kindern und Jugendlichen. Grundlagen und Behandlung.* Heidelberg: Springer.

Schulte-Markwort, M. (2007): Depression und Suizidalität. In: Hopf, H. & Windaus, E. (Hrsg.): *Lehrbuch der Psychotherapie. Band 5.* München: CIP-Medien, S. 311–321.

Segal, Z.V.; Williams, M. & Teasdale, J. (2008): *Die achtsamkeitsbasierte kognitive Therapie der Depression. Ein neuer Ansatz zur Rückfallprävention.* Tübingen: dgvt-Verlag.

Seifarth R. (2014): *Buddha at home. Anleitungen für ein Retreat zu Hause.* München: Nymphenburger.

Seiffge-Krenke, I. (2015): Psychoanalyse der weiblichen Identität, Teil 1. *Analytische Kinder- und Jugendlichen-Psychotherapie,* 165 (1), S. 31.

Semple, R. J. & Lee, J. (2011): Behandlung von Angststörungen durch Achtsamkeit: Achtsamkeitsbasierte kognitive Therapie für Kinder. In: Greco, L. A. & Hayes, S. C. (Hrsg.): *Akzeptanz und Achtsamkeit in der Kinder- und Jugendlichenpsychotherapie.* Weinheim: Beltz, S. 72–98.

Semple, R. J. & Lee, J. (2014): *Achtsamkeitsbasierte Therapie für Kinder mit Angststörungen. Ein Handbuch.* Paderborn: Junfermann.

Sendera, A. & Sendera, M. (2007): *Skills-Training bei Borderline- und Posttraumatischer Belastungsstörung.* Wien: Springer, 2. Auflage.

Shapiro, S. L. et al. (2008): Cultivating mindfulness: effects on well-being. *Journal of Clinical Psychology* 64 (7), S. 840–862.

Shapiro, S. L.; Carlson, L.E.; Astin, J. A. & Freedman, B. (2006): Mechanisms of Mindfulness. *Journal of Clinical Psychology* 62 (3), S. 373–386.

Siegel, D. (2007): *Das achtsame Gehirn.* Freiburg: Arbor.

Siegel, D. & Hartzell, M. (2009): *Gemeinsam leben, gemeinsam wachsen.* Freiburg: Arbor.

Sillanpää, M. & Anttila, P. (1996): Increasing prevalence of headache in 7-year-old schoolchildren. *Headache* 36, S. 466–470.

Silverton, S. (2012): *Das Praxisbuch der Achtsamkeit.* München: Kösel.

Simonton, C. (2001): *Wieder gesund werden.* Reinbek: Rowohlt.

Sipos, V. & Schweiger, U. (2011): *Therapie der Essstörung durch Emotionsregulation.* Stuttgart: Kohlhammer.

Snel, E. (2013): *Stillsitzen wie ein Frosch. Kinderleichte Meditationen für Groß und Klein.* München: Goldmann.

Steil, R.; Dyer, A.; Priebe, K. & Bohus, M. (2016): *Dialektisch behaviorale Therapie für Patienten mit schwerer PTBS nach sexuellem Missbrauch in der Kindheit.* Stuttgart: Kohlhammer.

Steil, R. & Rosner, R. (2009): *Posttraumatische Belastungsstörung.* Göttingen: Hogrefe.

Steil, R. & Rosner, R. (2009): Posttraumatische Belastungsstörung bei Kindern und Jugendlichen. In: Maercker, A. (Hrsg.): *Posttraumatische Belastungsstörungen.* Heidelberg: Springer.

Steketee, G.S. (1993): *Treatment of obsessive compulsive disorder.* New York: Guilford Press.

Stern, D. (2005): *Der Gegenwartsmoment.* Frankfurt a.M.: Brandes & Apsel.

Straube, A.; Heinen, F.; Ebinger, F. & von Kries, R. (2013): Kopfschmerzen bei Schülern: Prävalenz und Risikofaktoren. *Deutsches Ärzteblatt* 110 (48).

Strobel, A.; Beauducel, A; Debener, S. & Brocke, B. (2001): Eine deutschsprachige Version des BIS/BAS-Fragebogens von Carver und White. *Zeitschrift für Differenzielle und Diagnostische Psychologie* 22, 3, S. 216–227.

Suzuki, S. (2011): *Zen-Geist – Anfänger-Geist.* Freiburg: Herder.

Tamme, P. & Tamme, I. (2010): *Frei sein im Schmerz.* Norderstedt: BoD.

Teasdale, J. D. et al. (2000): Prevention of relapse / recurrence in major depression by mindfulness-based cognitive therapy. *J. Consult. Clin. Psychol.* 68, S. 615–623.

Teasdale, J. D.; Segal, Z. & Williams, J. M. (1995): How does cognitive therapy prevent depressive relapse and why should attentional control (mindfulness) training help?: *Behav. Res. Ther.* 33, S. 25–39.

Telch, C. F., et al. (1990): Group cognitive-behavioral therapy for the nonpurging bulimic: An initial evaluation. *Journal of Consulting and Clinical Psychology* 58, S. 629–635.

Telch, C. F. & Agras, W. S. (1996): Do emotional states influence binge eating in obese? *International Journal of Eating Disorders,* 20, S. 271–279.

Telch, C. F.; Agras, W. S. & Linehan, M. M. (2000): Group dialectical behavior therapy for binge-eating disorder: A preliminary, uncontrolled trial. *Behavior Therapy* 31, S. 569–582.

Thich Nhat Hanh (1992): *Ich pflanze ein Lächeln.* München: Goldmann.

Thich Nhat Hanh (1996): *Zeiten der Achtsamkeit.* Herder: Freiburg, 8. Auflage.

Thich Nhat Hanh (1997): *Das Glück, einen Baum zu umarmen.* München: Goldmann.

Thich Nhat Hanh (1998): *Lächle deinem eigenen Herzen zu. Wege zu einem achtsamen Leben.* Freiburg: Herder.

Thich Nhat Hanh (1998): *Schritte der Achtsamkeit. Eine Reise an den Ursprung des Buddhismus.* Freiburg: Herder.

Thich Nhat Hanh (1999): *Klar wie ein stiller Fluss.* Heidelberg: Kristkeitz.

Thich Nhat Hanh (2000): *Der Duft von Palmenblättern.* Freiburg: Herder.

Thich Nhat Hanh (2001): *Das Wunder der Achtsamkeit. Einführung in die Meditation.* Berlin: Theseus Verlag, 10. Auflage.

Thich Nhat Hanh (2002): *Ärger: Befreiung aus dem Teufelskreis destruktiver Emotionen.* München: Goldmann.

Thich Nhat Hanh (2003): *Aus Angst wird Mut. Grundlagen buddhistischer Psychologie.* Berlin: Theseus Verlag.

Thich Nhat Hanh (2004): *Wahren Frieden schaffen.* München: Goldmann.

Thich Nhat Hanh (2006): *Im Hier und Jetzt Zuhause sein.* Berlin: Theseus Verlag.

THICH NHAT HANH (2013): *Achtsam arbeiten, achtsam leben.* München: O. W. Barth.

THICH NHAT HANH (2015): *Jeden Augenblick genießen. Übungen zur Achtsamkeit.* Freiburg: Herder.

THOMSON, S. & DANCEY, C. P. (1996): Symptoms of irritable bowel in school children: prevalence and psychosocial effects. *Journal Pediatric Health Care* 10, S. 280–285.

TURNER S.M. & BEIDEL, D.C. (1988): *Treating obsessive-compulsive disorder.* New York: Pergamon Press. Valentin, L. & Kunze, P. (2011): Die Kunst, gelassen zu erziehen. München: Gräfe und Unzer.

VALENTIN, L. (2013): *Achtsame Eltern, glückliche Kinder.* Freiburg: Arbor.

VALENTIN, L. & KUNZE, P. (2011): *Die Kunst, gelassen zu erziehen.* München: Gräfe und Unzer.

WALITZA, S.; MELFSEN, S.; JANS, T.; ZELLMANN, H.; WEWETZER, C. & WARNKE, A. (2011): Obsessive-compulsive disorder in children and adolescents. *Deutsches Ärzteblatt Int.* 108 (11), S. 173–179. DOI: 10.3238 / arztebl.2011.0173.

WALKER, L. S.; GUITE, J. W. & DUKE, M., et al. (1998): Recurrent abdominal pain: a potential precursor of irritable bowel syndrome in adolescents and young adults. *Journal Pediatr.* 132.

WALKER, L. S.; WILLIAMS, S. E. & SMITH, C. A. et al. (2006): Parent attention versus distraction: impact on symptom complaints by children with and without chronic functional abdominal pain. *Pain* 122, S. 43–52.

WEIDENFELLER S. (2014): *Wissenschaftlicher Nachweis der Methode Stressbewältigung durch Achtsamkeit.* Berlin: Paper des MBSR-MBCT-Verbandes.

WEISS, H.; HARRER, M. & DIETZ, T. (2010): *Das Achtsamkeitsbuch.* Stuttgart: Klett-Cotta.

WEISS, H.; HARRER, M. & DIETZ, T. (2012): *Das Achtsamkeits-Übungsbuch.* Stuttgart: Klett-Cotta.

WELWOOD, J. (2010): *Psychotherapie & Buddhismus.* Freiburg: Arbor.

WEWETZER, C. & HEMMINGER, U. (2006): Zwangsstörungen bei Kindern und Jugendlichen. In: Matejat, F. (Hrsg.): *Verhaltenstherapie mit Kindern, Jugendlichen und ihren Familien.* München: CIP-Medien.

WEWETZER, C. & WEWETZER, G. (2012): *Zwangsstörungen bei Kindern und Jugendlichen.* Göttingen: Hogrefe.

WICKSELL, R. & GRECO, L. (2011): Akzeptanz- und Commitmenttherapie bei Kindern und Jugendlichen mit chronischen Schmerzen. In: Greco, L. & Hayes, S. (Hrsg.): *Akzeptanz und Achtsamkeit in der Kinder- und Jugendlichenpsychotherapie.* Weinheim: Beltz. WILLIAMS, M. & PENMAN, D. (2011): *Meditationen für den Alltag.* München: Arkana.

WILLIAMS, M.; TEASDALE J.; SEGAL, Z. V. & KABAT-ZINN, J. (2009): *Der achtsame Weg durch die Depression.* Freiburg: Arbor.

WILSON, G. T. (1996): Acceptance and change in the treatment of eating disorders and obesity. *Behavior Therapy* 27, S. 417–439.

WILSON, G. T.; NONAS, C. A. & ROSENBLUM, G. D. (1993): Assessment of binge eating disorder in obese patients. *International Journal of Eating Disorder* 13 (1), S. 25–33.

WINSTON, D. (2003): *Siddharta wird erwachsen. Wie man mit Buddhismus die Pubertät überlebt.* München: O. W. Barth.

WOLF, M.; LIMBERGER, M. & KLEINDIENST, N. et al. (2009): Kurzversion der Borderline-Symptom-Liste (BSL-23): Entwicklung und Überprüfung der psychometrischen Eigenschaften. *Psychother, Psychosom und Med Psychol* 9, PMID: 19274605.

WÖLK, C.; SEEBECK, A. & BRAINY (2002): *Das Anti-Zwangs-Training.* Lengerich: Pabst.

WURL, P. (2011): Achtsamkeit als therapeutische Grundhaltung. In: Anderssen-Reuster, U. (Hrsg.): *Achtsamkeit in Psychotherapie und Psychosomatik.* Stuttgart: Schattauer.

Young, J. E. (1999): *Cognitive therapy for personality disorders: A schema-focused approach.* Sarasota, FL: Professional Resource Press, 3. Auflage.

Zanarini, M. C.; Williams, A. A.; Lewis, R. E. & Reich, R. B. (1997): Reported pathological childhood experiences associated with the development of borderline personality disorder. *American Journal of Psychiatry* 154, S. 1101–1006.

Zwiebel, R. (2013): Was macht einen guten Psychoanalytiker aus? Stuttgart: Klett-Cotta.

Zylowska, L.; Ackerman, D. L.; Yang, M.; Futrell, J.; Horton, N. L.; Hale, T. S.; Pataki, C. & Smalley, S.L. (2008): Mindfulness meditation training in adults and adolescents with Attention Deficit Hyperactivity Disorder – A feasibility study. *Journal of Attention Disorders* 11 (6), S. 737–746.

# Zu den Autorinnen


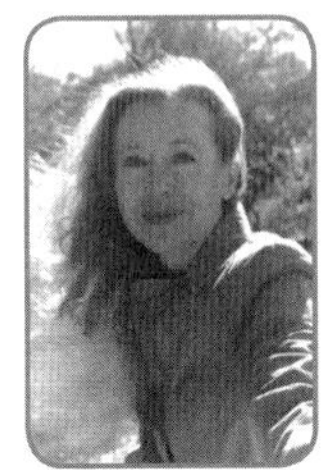

**Dr. Ursula Geisler,** Psychotherapeutin (Verhaltenstherapie) für Kinder, Jugendliche und junge Erwachsene in eigener Praxis in München; Tätigkeit als Lehrbeauftragte der Hochschule München, Dozentin an Ausbildungsinstituten für Psychotherapeuten.

*Kontakt:* dr.geisler-praxis.psychotherapie@web.de

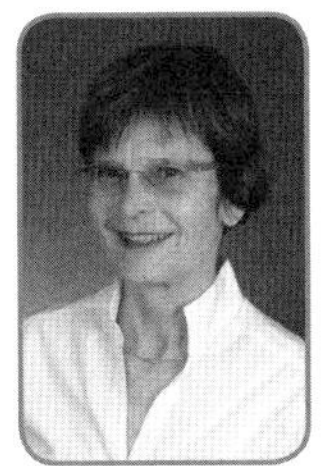

**Dr. Jutta Muttenhammer,** Ärztin für psychotherapeutische Medizin, Psychoanalyse für Erwachsene, Kinder und Jugendliche in eigener Praxis in Augsburg. Sie ist zudem MBSR-MBCT-MBCL-Lehrerin.

*Kontakt:* info@praxis-muttenhammer.de